Fallbuch ET 6-6-R

Thorsten Macha
Franz Petermann

Fallbuch ET 6-6-R

Der Entwicklungstest für Kinder
von sechs Monaten bis sechs Jahren in der Praxis

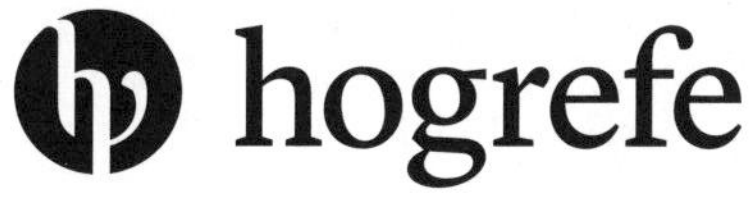

Dr. phil. Thorsten Macha, geb. 1965. Seit 2000 tätig am Zentrum für Klinische Psychologie und Rehabilitation der Universität Bremen. Arbeitsschwerpunkte in den Bereichen der Klinischen Psychologie des Kindes- und Jugendalters, Entwicklungsdiagnostik, Testkonstruktion.

Prof. Dr. phil. Franz Petermann, geb. 1953. Seit 1991 Lehrstuhl für Klinische Psychologie an der Universität Bremen und seit 1996 Direktor des Zentrums für Klinische Psychologie und Rehabilitation der Universität Bremen. Arbeitsschwerpunkte: Psychologische Diagnostik, Behandlung von Entwicklungs- und Verhaltensstörungen im Kindes- und Jugendalter.

Bibliografische Information der Deutschen Nationalbibliothek

Die Deutsche Nationalbibliothek verzeichnet diese Publikation in der Deutschen Nationalbibliografie; detaillierte bibliografische Daten sind im Internet über http://dnb.dnb.de abrufbar.

Hogrefe Verlag GmbH & Co. KG
Merkelstraße 3
37085 Göttingen
Tel.: +49 551 999 50 0
Fax: +49 551 999 50 111
E-Mail: verlag@hogrefe.de
Internet: www.hogrefe.de

Satz: Matthias Lenke, Weimar
Druck: Hubert & Co., Göttingen
Printed in Germany
Auf säurefreiem Papier gedruckt

1. Auflage 2016

(E-Book-ISBN [PDF] 978-3-8409-2554-2; E-Book-ISBN [EPUB] 978-3-8444-2554-3)
ISBN 978-3-8017-2554-9
http://doi.org/10.1026/02554-000

Vorwort

Der Entwicklungstest für Kinder von sechs Monaten bis sechs Jahren – Revision (ET 6-6-R) wurde von uns in der Nachfolge des ET 6-6 im März 2013 veröffentlicht. Nach drei Jahren liegen umfangreiche Erfahrungen aus verschiedenen Anwendungsgebieten vor, die sich in einer Auswahl in diesem Fallbuch wiederfinden.

Bei der Gestaltung des Fallbuchs verfolgten wir mehrere Ziele: Wir wollten sowohl die Altersspanne, in der der ET 6-6-R eingesetzt werden kann, als auch seine vielfältigen Anwendungsfelder abbilden. Dabei mussten wir jedoch eine Auswahl treffen. Da der ET 6-6-R in erster Linie als klinischer Test konzipiert wurde, greift dieses Fallbuch überwiegend auch klinische Fragestellungen auf. Drei der sieben Fälle behandeln typische Fragestellungen aus dem Bereich der Frühförderung und veranschaulichen den Einsatz des ET 6-6-R zu verschiedenen Lebensalters-Zeitpunkten der Kinder. Zwei weitere Fälle arbeiten die Einsatzmöglichkeiten des ET 6-6-R in der Sozialpädiatrie heraus. Ein Fall zeigt den Einsatz des ET 6-6-R im Kontext einer komplexen medizinischen Ausgangslage auf, ein weiterer Fall dokumentiert die Anwendung des ET 6-6-R bei gravierenden Verhaltensproblemen eines Kindes. Zusätzlich greift dieses Fallbuch zwei Fälle aus der klinischen Forschung auf: In einem Fall konnte über mehrere Jahre hinweg der Entwicklungsverlauf nach einem frühkindlichen Schlaganfall verfolgt werden. In einem weiteren Fall wird ein typisches Anwendungsproblem des ET 6-6-R beschrieben und hierfür eine ergänzende diagnostische Strategie aufgezeigt.

Da wir die diagnostischen Befunde unserer Kooperationspartner zunächst nur „einsammelten“, standen wir vor der Aufgabe, das verfügbare Material selbst nach einem einheitlichen Schema aufzuarbeiten. Uns war es dabei wichtig, sowohl das Entwicklungs-Screening↑ als auch die umfassende Entwicklungsdiagnostik mit dem ET 6-6-R in der Status- und Verlaufsdiagnostik zu veranschaulichen. Zudem wollten wir auch die Möglichkeiten des Auswertungsprogramms illustrieren. Aus diesem Grund ist das vorliegende Fallbuch kein „Herausgeberbuch“, sondern wir als ET 6-6-R-Autoren übernehmen die Rolle als Autoren der Fallberichte. Die Materialien zu den Falldarstellungen steuerten folgende Kolleginnen und Kollegen bei:

- Priv.-Doz. Dr. Monika Daseking (Universität Bremen),
- Dr. med. Reiner Hasmann (Sozialpädiatrisches Zentrum in der Marienhausklinik St. Josef Kohlhof, Neunkirchen) sowie
- B.A. Soz.-Päd. Elke Hettrich (ehemals Caritas-Förderzentrum Paul Josef Nardini, Zweibrücken).

Der Verlag Pearson Assessment & Information GmbH aus Frankfurt am Main erlaubte uns den Abdruck von Testmaterialien sowie von Ansichten der Protokolleingabe und der Entwicklungsprofile↑ auf Basis des Auswertungsprogramms zum ET 6-6-R.

Ein Fallbuch soll die Aussagekraft eines diagnostischen Erhebungsverfahrens illustrieren und verdeutlichen. Unsere Aufgabe war es zu zeigen, in welcher Form unser ET 6-6-R ökonomisch, das heißt auf der Basis der Grenzsteine↑, und inhaltlich differenziert, nämlich als Breitband-Diagnostikum↑ auf der Basis der Entwicklungsprofile↑, eingesetzt werden kann. Wir wünschen uns im Rahmen dieser Diskussion im Kontext der Anwendung des ET 6-6-R in der Praxis auch weiterhin Rückmeldungen und Anregungen von unserer Leserschaft (macha@uni-bremen.de; fpeterm@uni-bremen.de).

Bremen, im März 2016 *Thorsten Macha* und *Franz Petermann*

Inhaltsverzeichnis

Allgemeine Hinweise zur Verwendung dieses Fallbuchs

Für die Arbeit mit diesem Fallbuch formulieren wir folgende Hinweise:

1. *Stichworte*, zu denen im *Glossar* Erläuterungen formuliert wurden, sind mit dem Symbol „↑“ gekennzeichnet, beispielsweise „Entwicklungsprofil↑“.
2. Angaben zum *Alter der Kinder* werden in folgender Form notiert:
   - Anna, 8 Monate alt = Anna (0;8 J.);
   - Ludwig, 4 Jahre und 11 Monate alt = Ludwig (4;11 J.).
3. Die *Altersbereiche* werden in diesem Buch wie folgt festgelegt:
   - Säuglingsalter: 0 bis 18 Monate;
   - Kleinkindalter: 18 bis 36 Monate;
   - Vorschulalter: 36 bis 72 Monate.
4. Einige *Diagnosen* in diesem Buch sind nach dem Multiaxialen Klassifikationsschema für psychische Störungen des Kindes- und Jugendalters nach ICD-10 der WHO (Remschmidt, Schmidt & Poustka, 2012) angegeben. Hierbei folgen wir der Systematik aus Tabelle 1:

Tabelle 1: Multiaxiale Diagnosen (Schema)

Achse I	*Klinisch-psychiatrisches Syndrom* (psychische Symptomatik nach ICD-10, Kap. V, exklusiv F7 und F8)
Achse II	*Umschriebene Entwicklungsstörungen* (ICD-10, Kap. V, F8)
Achse III	*Intelligenzniveau* (einschließlich ICD-10, Kap. V, F7)
Achse IV	*Körperliche Symptomatik* (umfasst alle ICD-10-Kategorien außer Kap. V)
Achse V	*Assoziierte aktuelle psychosoziale Belastungen* (falls für psychische Störung und Therapieplanung relevant)
Achse VI	*Globalbeurteilung der psychosozialen Anpassung* (nur Funktionsbeeinträchtigungen infolge der Diagnosen aus den Achsen I bis III)

5. Die *spezifischen Diagnosen* sind grundsätzlich nach dem ICD-10 (Deutsches Institut für medizinische Dokumentation und Information, 2014; Dilling, Mombour & Schmidt, 2013) codiert und bezeichnet. Anschließend folgen eventuell fallspezifische *Zusatzbeschreibungen* (vgl. Tabelle 2).

Tabelle 2: Multiaxiale Diagnosen (Beispiel)

Achse I	*Psychische Symptomatik:* Nicht näher bezeichnete Verhaltensstörung mit Beginn in der Kindheit (F98.9); leichte Verweigerungshaltung bei fremdbestimmten, wenig lustbetonten Anforderungen
Achse II	*Umschriebene Entwicklungsstörungen:* Globale Entwicklungsverzögerung (F89); insbesondere stärkergradige expressive Sprachstörung (F80.1)

Tabelle 2: Fortsetzung

Achse III	*Intelligenzniveau:* Nach klinischer Einschätzung vermutlich mittelgradige Intelligenzminderung (F71)
Achse IV	*Körperliche Symptomatik:* Generalisierte Epilepsie mit myoklonisch-astatischen[†] Anfällen (G40.4); Hypothyreose[†] (E03.9); Hypoplasie des Kleinhirnwurmes
Achse V	*Assoziierte aktuelle psychosoziale Belastungen:* Nicht bekannt
Achse VI	*Globalbeurteilung der psychosozialen Anpassung:* Ernsthafte und durchgängige soziale Beeinträchtigungen in den meisten Bereichen (5)

6. Die *Grafiken* und *Abbildungen* zu den Testergebnissen im ET 6-6-R wurden mit dem Auswertungsprogramm (Lenhard & Lenhard, 2013) erstellt, das als Zusatzmaterial zum ET 6-6-R erhältlich ist. Aus diesem Grund weichen die Darstellungen geringfügig von den Protokollbögen aus dem Testsatz ab, der grundsätzliche Charakter bleibt jedoch erhalten. Bei einigen Fallbeispielen ist der Entwicklungsverlauf mehrerer diagnostischer Erhebungen in einer Profilvorlage dargestellt.

I ET 6-6-R:
Grundlagen und Auswertung

1 Einführung in den ET 6-6-R

1.1 ET 6-6-R: Grundlagen

Der ET 6-6-R (Petermann & Macha, 2013, 2015) wurde als allgemeiner Entwicklungstest↑ und als Breitband-Diagnostikum↑ für Kinder im Alter von sechs Monaten bis sechs Jahren konzipiert. Der ET 6-6-R kann in einer Kurzversion (Entwicklungs-Screening↑) oder in einer Langversion durchgeführt werden. Durch seinen Inventar↑-Charakter weist der ET 6-6-R eine besonders große inhaltliche Bandbreite auf, das heißt er überprüft eine große Anzahl verschiedenartiger Leistungen. Die wichtigsten Informationen zum ET 6-6-R sind in Tabelle 3 zusammengestellt.

Tabelle 3: Steckbrief zum ET 6-6-R

Allgemeine Testinformationen	Autoren	Franz Petermann und Thorsten Macha
	Erscheinungsjahr	2013 (Manual: 2., korr. Aufl. 2015)
	Verlag	Pearson Assessment
	Altersbereich	0;6 bis 6;0 Jahre
	Durchführungszeit	Je nach Alter 20 bis 50 Minuten
	Setting	Einzeltest
	Entwicklungsbereiche	– Körpermotorik – Handmotorik – kognitive Entwicklung – Sprachentwicklung – sozial-emotionale Entwicklung (Elternfragebogen) – Untertest Nachzeichnen (ab 42 Monaten)
	Untertests	13 altersbezogene Testvarianten
Auswertung	Verfügbare Werte	– EQ-Werte (MW = 10; SD = 3) – Prozentränge
Normstichprobe	Stichprobenumfang	1.053
	Zeitraum der Datenerhebung	Mai 2011 bis August 2012
	Stichprobenbeschreibung: Schichtungsvariablen	– Alter – Geschlecht (515 Mädchen, 538 Jungen) – Geografische Region (Niedersachsen und Bremen, Saarland, Sachsen, Bayern, Nordrhein-Westfalen) – Regionale Lage (Stadt, urbane Randlage, ländlich) – Rekrutierung: Kinderärzte, Kinderzentren, Kinderkrippen und Kindergärten, freie Rekrutierung per Aufruf – Muttersprache (Deutsch, entwicklungsrelevant mehrsprachig: 12 %) – Quoten zu Entwicklungsrisiken: Frühgeburt, geringes Geburtsgewicht, Vorsorgeuntersuchung auffällig, chronische Erkrankung

Tabelle 3: Fortsetzung

Testmaterial	Manual	– Grundlagen – Normierung und Testgütekriterien – Aufgabenkatalog – Durchführung, Auswertung, Interpretation – Normtabellen – Fallbeispiele
	Heft „Durchführungshilfe"	Durchführungs- und Bewertungskriterien aller Aufgaben kompakt
	Protokollbogen	13 verschiedene Bögen für die unterschiedlichen Altersgruppen, Protokollierung der Testleistungen, Erstellung des Entwicklungsprofils; zusätzlich Elternfragebögen
	Testmaterial	Sehr umfangreicher und vielfältiger Materialsatz, unter anderem bestehend aus Bildkarten und Puzzleteilen, Kugeln und Würfeln in verschiedenen Größen, Stoffschlangen und einem großen Schaumstoffball
	Auswertungsschablone	Schablone zur Auswertung des Untertests Nachzeichnen
	Zusatzmaterial	– DVD-Tutorial: Durchführung, Auswertung und Interpretation im Vorschulalter (80 Min.) – Computer-Auswertungsprogramm – Grenzsteinposter und Grenzsteinprotokollbogen – türkischsprachige Elternfragebögen

Der Altersbereich von sechs Monaten bis sechs Jahren ist in 13 Altersgruppen unterteilt. Hierdurch sind für die Kinder einer Altersgruppe immer dieselben Testaufgaben durchzuführen, was zu einer besonders guten Vergleichbarkeit der Testergebnisse von Kindern der gleichen Altersgruppe führt. Hierin besteht ein wesentlicher Unterschied zu Entwicklungs-Stufenleitern↑ oder Entwicklungs-Testbatterien↑, bei denen der individuelle Testverlauf bei verschiedenen Kindern derselben Altersstufe stark variieren kann, da hier jeweils nach dem Entwicklungsstand des Kindes adaptive Einstiegs- und Abbruchregeln zu beachten sind. Das Altersgruppenkonzept des ET 6-6-R führt somit auch dazu, dass die Testdauer bei verschiedenen Kindern vergleichbar ist und somit ähnliche Ausgangsbedingungen für die Konzentration und Aufmerksamkeitsanforderungen gewährleistet sind (vgl. Petermann & Macha, 2015).

Inhaltlich gliedert sich der ET 6-6-R in die Bereiche
- Körpermotorik und
- Handmotorik,
- kognitive Entwicklung und
- Sprachentwicklung,

- sozial-emotionale Entwicklung sowie den
- Untertest Nachzeichnen (ab 42 Monaten).

Der Bereich der *sozial-emotionalen Entwicklung* wird durch einen Elternfragebogen erfasst, die übrigen Bereiche werden vollständig durch einen Untersucher erhoben.

Für den gesamten Altersbereich stellt der ET 6-6-R 166 Testaufgaben und 79 Elternfragen zur Verfügung. Aus dieser Aufgabenmenge wird in jeder der 13 Altersgruppen eine aussagekräftige Auswahl zusammengefasst, diese Aufgabenzusammenstellungen sind grundsätzlich vollständig durchzuführen.

87 der Testaufgaben fungieren als Grenzsteine↑ der Entwicklung. Es handelt sich um inhaltlich besonders aussagekräftige, prognostisch belastbare Testaufgaben, die von einem Kind zu definierten Alterszeitpunkten gelöst werden sollten. Der ET 6-6-R überprüft Grenzsteine↑ für die Bereiche Körpermotorik, Handmotorik, kognitive Entwicklung und Sprachentwicklung, und zwar jeweils für die Alterszeitpunkte 6, 7½, 9, 12, 15, 18, 21, 24, 30, 36, 42, 48 , 60 und 72 Monate. Verpasst ein Kind einen Grenzstein, wird dies bereits als Entwicklungsverzögerung definiert. Die Grenzstein-Aufgaben des ET 6-6-R sind auf den Protokollbögen gekennzeichnet und werden in den einzelnen Altersgruppen automatisch mitgetestet. Sie können jedoch auch isoliert im Rahmen einer verkürzten Testung als Grenzstein-Screening überprüft werden.

1.2 ET 6-6-R: Die Durchführung

Die Durchführung des ET 6-6-R erfolgt als Einzeltest, gegebenenfalls in Anwesenheit eines Elternteils oder einer Begleitperson. Die durchschnittliche Durchführungsdauer beträgt im Säuglingsalter etwa 20 bis 25 Minuten, im Kleinkindalter etwa 25 bis 35 Minuten und im Vorschulalter etwa 45 bis 50 Minuten.

Zur Vorbereitung der Testung sind angemessene Rahmenbedingungen zu gewährleisten; dies bezieht sich auf die folgenden Punkte (vgl. Petermann & Macha, 2015, S. 43 ff.):

- *Vorbereitung des Raums:* Der Untersuchungsraum sollte warm, hell und freundlich sowie angemessen möbliert sein. Säuglinge können auf einem Untersuchungstisch oder auch auf einer Krabbeldecke getestet werden, ab dem Kleinkindalter sind ein kindgerechter Stuhl und ein passender Tisch erforderlich. Zusätzlich sollte der Untersucher eine Uhr zur Abmessung von Sekundenzeiträumen zwischen 5 und 60 Sekunden einsehen können.
- *Reizarme Umgebung:* Die Testumgebung sollte wenig ablenkende Reize aufweisen, dies bezieht sich sowohl auf die Einrichtung des Raumes selbst als auch den Untersuchungstisch. Es sollten keine Spielzeuge oder Therapiematerialien sichtbar sein, auf dem Testtisch sollten sich nur die unmittelbar benötigten Materialien befinden.
- *Anwesenheit weiterer Personen:* Es empfiehlt sich, den ET 6-6-R im Säuglings- und Kleinkindalter in Anwesenheit eines Elternteils durchzuführen, damit das Kind sich in der Untersuchungssituation sicher fühlt. Ab dem Vorschulalter ist die Anwesenheit von Begleitpersonen nicht mehr unbedingt erforderlich, aber häufig sinnvoll. Die Eltern müssen gut instruiert sein, damit sie in die Testung nicht eingreifen.

- *Sitzordnung:* Es hat sich bewährt, sich mit dem Kind über Eck zu setzen. Auf diese Weise können die zahlreichen organisatorischen Belange während der Testung bestmöglich organisiert werden.
- *Tageszeit:* Damit das Kind leistungsfähig ist, sollten jüngere Säuglinge und Kleinkinder etwa eine Stunde nach der letzten Schlafphase untersucht werden, für Vorschulkinder, die keinen regelmäßigen Tagesschlaf mehr halten, wird für die Testung der Zeitraum von 8 Uhr bis 12 Uhr (Testende) empfohlen.
- *Alter des Kindes und Alterskorrektur↑:* Im Regelfall wird die Altersgruppe des ET 6-6-R ausgewählt, die dem Lebensalter des Kindes entspricht. Bei Frühgeborenen↑ ist in den ersten drei Lebensjahren auf jeden Fall eine Alterskorrektur↑ vorzunehmen, auch nach dem dritten Lebensjahr ist dies weiterhin zulässig. Im Einzelfall kann sich die Auswahl der Altersgruppe auch am Entwicklungsstand des Kindes orientieren (s. Kap: 1.4: *Änderung der Altersgruppe*).
- *Standardisierung:* Der ET 6-6-R ist hochstandardisiert, das heißt es liegt ein einheitlicher Materialsatz vor, und es sind präzise Anleitungen zur Durchführung sowie zur Bewertung der Leistungen eines Kindes formuliert. Eine Abweichung von der Standardisierung beeinträchtigt die Aussagekraft des ET 6-6-R erheblich und ist daher grundsätzlich nicht zulässig.
- *Einschränkungen:* Gelegentlich weisen Kinder Erkrankungen auf, welche die Durchführung des ET 6-6-R einschränken oder gar verhindern können. Neben schweren kognitiven Beeinträchtigungen bezieht sich dies insbesondere auf motorische Beeinträchtigungen (z. B. Lähmungen oder Spastiken↑) und auf ausgeprägte Sprachstörungen.

1.3 ET 6-6-R: Auswertung und Interpretation

1.3.1 Vollständige Testung

Wurde der ET 6-6-R vollständig durchgeführt, umfasst seine Auswertung folgende Schritte:

1. Ermittlung der *Entwicklungsquotienten*↑ (EQ) und Erstellung des *Entwicklungsprofils*↑: Zunächst wird die Anzahl der vom Kind gelösten Aufgaben in jedem Entwicklungsbereich ermittelt (Rohwerte). Anschließend werden die Rohwerte anhand altersspezifischer Normtabellen (Petermann & Macha, 2015, S. 227 ff.) in Entwicklungsquotienten↑ (MW↑: 10; SD↑: 3) umgewandelt und in einem Entwicklungsprofil grafisch veranschaulicht. Abbildung 1 liefert hierfür ein Beispiel. Dabei gelten folgende Interpretationsregeln: Ein Entwicklungsquotient zwischen 1 und 4 wird als „gravierende Entwicklungsdefizite" interpretiert, im EQ-Bereich von 5 bis 7 liegt der „Risikobereich" und ab einem EQ-Wert größer oder gleich 8 liegt ein unauffälliges Ergebnis vor.
2. Auch nach einer vollständigen Testung wird grundsätzlich überprüft, ob das Kind die altersrelevanten *Grenzsteine*↑ erreicht hat. In jeder Altersgruppe wird für jeden vom Untersucher getesteten Bereich (Körper- und Handmotorik, kognitive Entwicklung und Sprachentwicklung) kontrolliert, ob die Grenzsteine für den Alterszeitpunkt erfüllt wurden, der den Anfang einer Altersgruppe markiert. Das Kind aus Abbildung 1 wurde in der Altersgruppe „12 bis 15 Monate" getestet, das heißt, es sollte die Grenzsteine↑ für das Alter „12 Monate" erreicht haben.

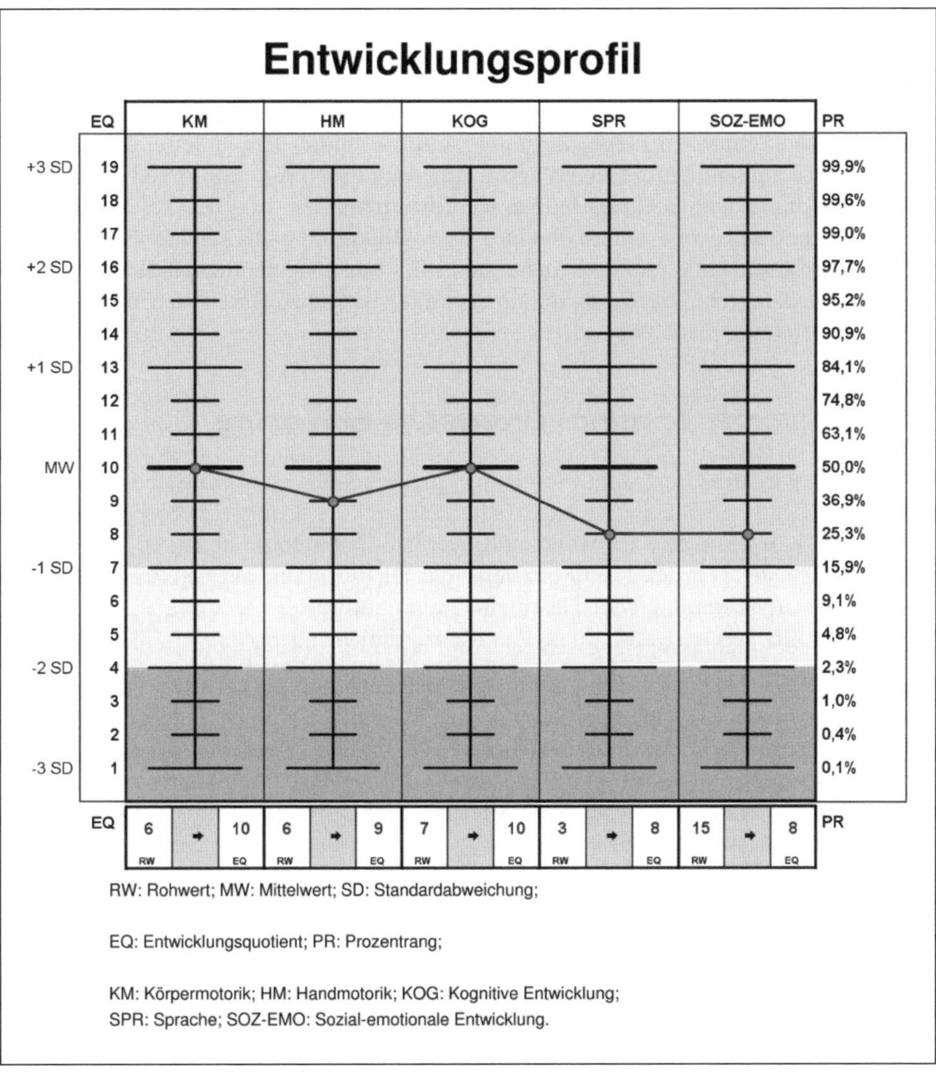

Abbildung 1: Entwicklungsprofil eines unauffälligen Kindes (1;0 J.), ermittelt für Kinder der Altersgruppe von 12 bis 15 Monaten. Die Testung erforderte 25 Minuten. Alle Entwicklungsquotienten (EQ) befinden sich im unauffälligen (grünen) Bereich.

Anmerkung: Die Abbildung wurde mit der Auswertungssoftware zum ET 6-6-R (Copyright © 2013 Pearson Assessment & Information GmbH, Frankfurt/M. Alle Rechte vorbehalten.) erstellt.

3. Im nächsten Schritt wird das Entwicklungsprofil↑ auf das Vorliegen *kritischer Differenzen*↑ überprüft. Im Entwicklungsprofil des ET 6-6-R liegt eine kritische Differenz dann vor, wenn die Differenz zwischen dem geringsten und dem höchsten EQ-Wert fünf oder sogar mehr EQ-Punkte beträgt. In diesem Fall liegt ein *heterogenes Entwick-*

lungsprofil vor, das als eine unausgewogene Entwicklung interpretiert werden kann. Im Beispiel aus Abbildung 1 beträgt die maximale Differenz lediglich zwei EQ-Punkte, deshalb liegen ein *homogenes Entwicklungsprofil* und somit eine ausgewogene Entwicklung vor.

4. Im nächsten Schritt wird eine *qualitative Analyse* auf der Ebene der einzelnen Testaufgaben vorgenommen. Anhand auffälliger *Aufgaben-Lösungsmuster* können vielfach spezifische Entwicklungsdefizite identifiziert werden. In einem solchen Fall hat ein Kind beispielsweise innerhalb eines Entwicklungsbereichs schwierige Aufgaben lösen aber gleichzeitig einfache Aufgaben nicht lösen können, oder ein Kind hat mehrere Aufgaben nicht lösen können, die einem thematischen Bereich zugeordnet werden können (z. B. Gedächtnis).

1.3.2 Verkürzte Testung: Grenzstein-Screening

Im Regelfall wird ein Grenzstein↑-Screening so durchgeführt, dass alle Grenzsteine des letzten vom Kind erreichten Grenzstein-Alterszeitpunkt (s. Kap. 1.1) überprüft werden. Ist ein Kind beispielsweise 13 Monate alt, werden die Grenzsteine für den Alterszeitpunkt „12 Monate“ getestet. Die Grenzsteine des ET 6-6-R sind auf den Protokollbögen gekennzeichnet, es werden jedoch auch ein Grenzstein-Poster sowie spezifische Grenzstein-Protokollbögen (vgl. Abb. 2) als Zusatzmaterialien angeboten.

Die Grenzsteine↑ des ET 6-6-R eignen sich jedoch auch, um bei geringen Vorinformationen zum untersuchten Kind oder bei unklarer Befundlage eine erste Schätzung seines Entwicklungsstandes vorzunehmen. Dabei werden für den Testeinstieg zunächst Grenzsteine eines Alterszeitpunktes überprüft, die das Kind sicher lösen kann und im Weiteren die Grenzsteine der darauffolgenden Alterszeitpunkte so lange überprüft, bis das Kind sie nicht mehr lösen kann. Die letzten vom Kind noch absolvierten Grenzsteine bilden einen Anhaltspunkt für die Feststellung eines Entwicklungsalters↑.

1.3.3 Auswertung mit dem Computer-Auswertungsprogramm des ET 6-6-R

Im Anschluss an eine Testung mit dem ET 6-6-R können

- die Ergebnisse des Kindes bei den einzelnen Testaufgaben sowie
- die Elternantworten auf dem Elternfragebogen

in das Computer-Auswertungsprogramm übertragen werden. Dies erfordert im Regelfall etwa drei Minuten.

Im Anschluss daran erzeugt das Programm

- ein vollständiges Entwicklungsprofil↑,
- eine Tabelle, in der verpasste Grenzsteine↑ aufgeführt sind sowie
- einen bereits ausformulierten kurzen Ergebnisbericht zum Entwicklungsprofil↑.

Der Einsatz des Programms ist ökonomisch und beugt typischen Fehlern bei der Protokollierung (z. B. der Altersberechnung) und der Auswertung (z. B. Ablese-Fehlern in den

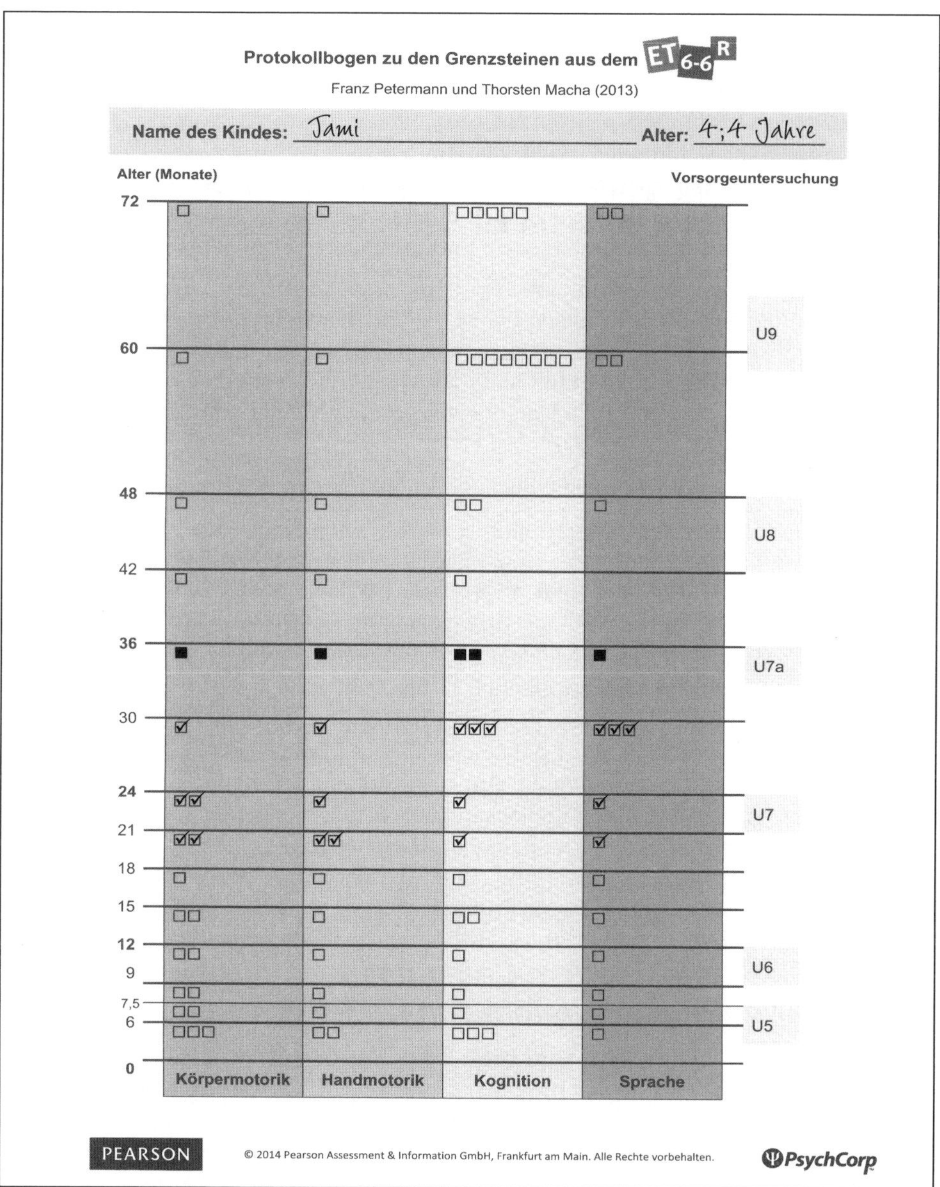

Abbildung 2: Screening-Ergebnis: Grenzstein-Profil von Tami (4;4 J. (52 Monate): deutlich entwicklungsverzögert) mit Testung der Grenzsteine von 21 bis 36 Monaten. Es wurden alle Grenzsteine bis 30 Monate erfüllt und alle Grenzsteine für den Alterszeitpunkt 36 Monate nicht erfüllt. Das Entwicklungsalter ist somit ≤ 30 Monate zu schätzen.

Anmerkungen: ☑: überprüft und gekonnt; ■: überprüft und nicht gekonnt; □: nicht überprüft. Die Abbildung wurde mit dem Grenzstein-Protokollbogen des ET 6-6-R (Copyright © 2014 Pearson Assessment & Information GmbH, Frankfurt/M. Alle Rechte vorbehalten.) erstellt.

Normtabellen) vor. In diesem Fallbuch wurden zahlreiche Abbildungen mit dem Computerprogramm des ET 6-6-R erstellt, sodass dadurch die Aussagekraft des Vorgehens veranschaulicht werden kann.

1.4 FAQ: Häufig gestellte Fragen und Stichworte für die Praxis mit dem ET 6-6-R

Anmerkungen: Kursiv gesetzte Stichworte (z. B. *„Alterskorrektur"*) verweisen auf weitere Einträge innerhalb dieses Kapitels 1.4. Mit „↑" markierte Stichworte (z. B. „Entwicklungstest↑") verweisen auf Einträge im allgemeinen Glossar, das sich im Anhang des Bandes befindet. Einige der hier aufgeführten Stichworte (z. B. *„Grenzsteine↑"*) finden sich in beiden Verzeichnissen und sind dann doppelt gekennzeichnet.

Altersgruppen. *Wie ist der Altersbereich des ET 6-6-R gegliedert?*

Der ET 6-6-R stellt für den Altersbereich von sechs Monaten bis sechs Jahren 13 verschiedene, altersbezogene Aufgabenzusammenstellungen zur Verfügung. Die Altersgruppen im Säuglingsalter umfassen kurze Altersintervalle, zunächst sechs Wochen, nämlich 6 bis 7,5 Monate und 7,5 bis 9 Monate und danach drei Monate, nämlich 9 bis 12 Monate, 12 bis 15 Monate, 15 bis 18 Monate. Im Kleinkindalter werden die Intervalle etwas größer, zunächst noch drei Monate, nämlich 18 bis 21 Monate und 21 bis 24 Monate, danach sechs Monate, nämlich 24 bis 30 Monate und 30 bis 36 Monate. Im Vorschulalter sind es dann die Intervalle 36 bis 42 Monate, 42 bis 48 Monate, 48 bis 60 Monate sowie 60 bis 72 Monate. Mit dieser Staffelung wird einerseits dem höheren Reifungs- und damit Entwicklungstempo in den frühen Lebensmonaten Rechnung getragen und andererseits wird ein Auflösungsgrad erzielt, der in jedem Altersbereich (vgl. Macha, Proske & Petermann, 2005, S. 151) eine präzise Entwicklungsbeschreibung ermöglicht. Bei der Auswahl einer Altersgruppe sind ggf. eine Frühgeburt↑ (vgl. *Alterskorrektur↑*) und die diagnostische Fragestellung (vgl. *Änderung der Altersgruppe*) zu berücksichtigen.

Alterskorrektur↑. *Worauf ist bei Frühgeburt im ET 6-6-R zu achten?*

Als klinischer Entwicklungstest↑ wird der ET 6-6-R in den meisten Fällen mit Kindern durchgeführt, die Entwicklungsauffälligkeiten aufweisen. Viele diese Kinder sind auch Frühgeborene↑, das heißt, die Schwangerschaft war deutlich verkürzt und die Kinder wurden unreif geboren. Von einer Frühgeburt↑ wird gesprochen, wenn das Kind vor der vollendeten 37. Schwangerschaftswoche geboren wurde. Frühgeborene weisen gegenüber termingeborenen Kindern einen Reifungsrückstand auf, das heißt, dass beispielsweise ihr Nervensystem und ihre Organe noch nicht wie bei termingeborenen Kindern ausgebildet sind. Frühgeborene müssen diese noch nicht absolvierten Reifungsprozesse nach der Geburt nachholen. Bei der Testung mit dem ET 6-6-R ist zu berücksichtigen, dass sich aus Gründen der Testfairness die Altersbestimmung eines frühgeborenen Kindes nicht an seinem Geburtsalter, sondern grundsätzlich an seinem korrigierten Lebensalter (s. Lebensalter, korrigiertes↑) orientieren soll. Wurde ein Kind beispielsweise zwei Monate zu früh geboren, so sind diese zwei Monate von seinem Geburtsalter abzuziehen.

Im ET 6-6-R kann diese Alterskorrektur zur Folge haben, dass das Kind in eine andere Altersgruppe „rutscht“. Aus diesem Grund ist es notwendig, dass der Untersucher die Information zu einer eventuellen Frühgeburt bereits vor der Testung einholt, damit das passende Material der Altersgruppe ausgewählt und auf dieser Basis die Testung erfolgen kann (vgl. Petermann & Macha, 2015, S. 46f.). Das Vorgehen bei der Alterskorrektur wird in diesem Buch anhand der Fälle Kira und Robin (Kap. 2.1 und Kap. 2.2) sowie Roxana (Kap. 4.1) veranschaulicht.

Analyse, qualitative. *Wie lassen sich mit dem ET 6-6-R Kinder mit sehr spezifischen Entwicklungsstörungen identifizieren?*

Bei der qualitativen Analyse handelt es sich um einen Auswertungsaspekt des ET 6-6-R, bei dem auf der Ebene einzelner Testaufgaben das Vorliegen spezifischer Entwicklungsprobleme überprüft wird. Es ist im Einzelfall möglich, dass ein Kind beispielsweise in der kognitiven Entwicklung einen unauffälligen Entwicklungsquotienten↑ erzielt sowie alle *Grenzsteine*↑ im kognitiven Bereich für sein Alter absolviert hat, und dennoch Entwicklungsprobleme im Sinne einer Teilleistungsschwäche vorliegen. Diese werden häufig dadurch identifiziert, dass das Kind innerhalb eines Entwicklungsbereichs schwierige Aufgaben gelöst und gleichzeitig leichte Aufgaben nicht gelöst hat. Die nicht gelösten einfachen Aufgaben sind häufig einem einheitlichen thematischen Bereich (z. B. visuelle Analyse – Raumlagebeziehungen – räumlich-konstruktive Leistungen) zuzuordnen oder sie erfordern zumindest gemeinsame Grundfertigkeiten in einem umschriebenen Themenkomplex (vgl. Petermann & Macha, 2015, S. 193).

Änderung der Altersgruppe. *Muss der ET 6-6-R grundsätzlich in der Altersgruppe durchgeführt werden, die dem Lebensalter des Kindes entspricht?*

Häufig liegen bereits vor einer Entwicklungsdiagnostik Hinweise vor, dass bei einem Kind deutliche Entwicklungsverzögerungen bestehen. Bei der Auswahl der Altersgruppe sind nun zwei unterschiedliche Entscheidungen möglich. In einem Fall wird derjenige Altersgruppen-Test des ET 6-6-R durchgeführt, der dem Lebensalter bzw. korrigierten Lebensalter↑ des Kindes entspricht. Das Kind wird dann nur wenige oder vielleicht sogar überhaupt keine Aufgaben lösen können und im Entwicklungsprofil↑ dann Entwicklungsquotienten↑ erzielen, die deutlich nach unten vom Altersdurchschnitt abweichen. Auf diese Weise werden die Entwicklungsverzögerungen prägnant beschrieben (defizitorientierte Sichtweise), das heißt es werden noch nicht absolvierte Entwicklungsschritte abgebildet. Aus der Förderperspektive heraus ist es vielfach jedoch wichtiger zu erheben, welche Entwicklungsschritte vom Kind bereits absolviert wurden. Dies gelingt mit dem ET 6-6-R dadurch, dass zunächst eine Schätzung seines Entwicklungsalters↑ anhand der *Grenzsteine*↑ vorgenommen wird. Hierfür wählt man zum Einstieg in jedem Entwicklungsbereich unterfordernde Grenzstein-Aufgaben aus, die das Kind lösen kann und prüft dann die nächstfolgenden Grenzsteine, bis das Kind sie nicht mehr lösen kann. Beispielsweise werden mit einem vierjährigen Kind zunächst die Grenzstein-Aufgaben für 18 Monate überprüft. Wenn diese erfolgreich bewältigt wurden, werden die Grenzstein-Aufgaben für 21 Monate überprüft, danach für 24 Monate usw. Hierfür bieten die zum ET 6-6-R angebotenen Zusatzmaterialien (s. Grenzstein-Poster, Grenzstein-Protokollbogen) eine nützliche Arbeitshilfe. Es gilt die Empfehlung, denjenigen Altersgruppen-Test durchzuführen, dessen Alters-Untergrenze den schwierigsten absolvierten Grenzsteinen entspricht: Löst das Kind beispielsweise die Grenzsteine von 18, 21 und 24 Monaten, jedoch die Grenzsteine für die nächstfolgende Altersstufe 30 Monate nicht mehr, sollte der Altersgruppen-Test „24–30 Monate" durchgeführt werden. Innerhalb dieser Altersgruppe wird das Kind dann mit einer hohen Wahrscheinlichkeit ein unauffälliges Testergebnis erzielen, was indirekt dennoch die Entwicklungsverzögerungen abbildet: Das vierjährige Kind erreichte in der Altersgruppe für zwei- bis zweieinhalbjährige Kinder durchschnittliche Leistungen (vgl. Petermann & Macha, 2015, S. 47). Eine Änderung der Altersgruppe wird in diesem Buch bei dem Fall von Emma (Kap. 4.3) beschrieben.

Änderungen im ET 6-6-R. s. *Neuerungen im ET 6-6-R*

Anwesenheit der Eltern. s. *Eltern, Anwesenheit*

Aufgabenverweigerungen. *Wie handle ich als Untersucher, wenn das Kind im ET 6-6-R die Bearbeitung von Testaufgaben verweigert?*

Um eine Skala des ET 6-6-R sinnvoll auswerten zu können, ist eine vollständige Bearbeitung aller Aufgaben durch das Kind erforderlich. Werden eine oder mehrere Aufgaben einer Skala vom Kind verweigert, kann beispielsweise kein Entwicklungsquotient↑ ermittelt werden, und die Aussagemöglichkeiten des Testergebnisses sind stark eingeschränkt. Dabei sind zwei Verweigerungsmuster denkbar. Zum einen zeigen viele Kinder eine eher globale Verweigerungshaltung, das heißt, sie verhalten sich scheu nach Aufforderungen durch den Untersucher, andere Kinder lenken wiederholt und nachhaltig vom Testgeschehen ab, wieder andere Kinder verhalten sich offen oppositionell. Ein solches Verhalten lässt sich vielfach vermeiden, wenn der Untersucher vor dem Testbeginn so lange wartet, bis sich eine angemessene *Interaktion zwischen dem Untersucher und dem Kind* eingestellt hat. Bei scheuen Kindern sollte abgewartet werden, bis das Kind einen angemessenen Blickkontakt herstellt und aufrechterhält, bis es auf Ansprache und aus eigener Motivation mit dem Untersucher spricht und bis es, falls möglich, durch einen kleinen Scherz zu einem Lächeln zu bewegen ist. Bei verdeckt oder offen oppositionellen Kindern können angemessene Verhaltensweisen dadurch überprüft und eingeübt werden, dass dem Kind zunächst kleine Aufträge angetragen werden, für die es nach erfolgter Bearbeitung positiv bekräftigt wird. Verhaltensstörungen treten vielfach auch situativ auf, beispielsweise an die *Anwesenheit der Eltern* gebunden. In solchen Fällen sollte das Kind ohne Eltern untersucht werden. Ein anderes Verweigerungsmuster besteht darin, dass ein Kind zwar insgesamt den Test gut motiviert absolviert, aber wiederholt einige wenige Aufgaben verweigert. Dies geschieht häufig sehr charmant ausweichend, sodass dieses Verhalten nur schwierig als „Verweigerung" interpretiert werden kann. Für diesen Fall gilt folgende Daumenregel: Verweigert ein Kind bei insgesamt guter Kooperation wiederholt einige wenige (maximal drei) Testaufgaben, so sind diese Aufgaben vom Untersucher als „nicht gekonnt" zu bewerten. Es ist in einer solchen Situation mit sehr hoher Wahrscheinlichkeit davon auszugehen, dass die Verweigerungen auf ein tatsächliches Nichtkönnen und somit auf noch nicht absolvierte Entwicklungsschritte zurückzuführen sind (vgl. Petermann & Macha, 2015, S. 56). Der

Umgang mit Aufgabenverweigerungen wird in diesem Buch anhand des Falls Roxana (Kap. 4.1) beschrieben.

Aufteilung der Testung auf mehrere Termine. *Darf der ET 6-6-R an einem Folgetermin fortgesetzt werden, weil die Testung innerhalb einer Sitzung nicht gelingt?*

Je länger eine Diagnostik mit dem ET 6-6-R dauert, desto stärker wird das Kind bezüglich seiner Konzentrationsfähigkeit und Aufmerksamkeitsleistungen und in der Folge auch seiner Motivation belastet. Es besteht dadurch die Gefahr, dass das Testergebnis nicht mehr die tatsächliche Leistungsfähigkeit des Kindes abbildet, sondern durch die situativen Einflüsse verzerrt wird. Der ET 6-6-R ist so konzipiert, dass er von unauffälligen Kindern wie auch von den meisten entwicklungsverzögerten Kindern innerhalb einer Sitzung absolviert werden kann. Sollte jedoch das Kind nicht mehr in der Lage sein, den Aufgabenstellungen des ET 6-6-R in angemessener Weise zu folgen, kann eine Fortsetzung der Testung an einem anderen Tag erwogen werden. Es ist jedoch zu gewährleisten, dass die Fortsetzung der Testung innerhalb weniger Tage erfolgt, damit in der Zwischenzeit keine bedeutsamen Entwicklungsschritte vom Kind absolviert wurden. Als Empfehlung gilt, dass die erste und die letzte Teil-Testung nicht länger als 14 Tage auseinander liegen sollen. Außerdem sollte sich das Alter des Kindes bei der ersten und der letzten Testung in demselben Altersgruppen-Intervall des ET 6-6-R befinden (vgl. Petermann & Macha, 2015, S. 52).

Auswahl der Altersgruppe. s. *Änderung der Altersgruppe*; s. a. *Alterskorrektur*↑

Auswertungsprogramm zum ET 6-6-R. *Welche Möglichkeiten bietet das Computer-Auswertungsprogramm des ET 6-6-R?*

Für den ET 6-6-R steht ein Computer-Auswertungsprogramm zur Verfügung, das den Einsatz des Tests vereinfacht, zahlreichen Auswertungsfehlern vorbeugt und zusätzliche Möglichkeiten gegenüber der Papier-Version des Verfahrens bietet. Das Computerprogramm wird nicht bereits während der Testung eingesetzt: Während der Untersuchung protokolliert der Tester die Ergebnisse des Kindes grundsätzlich auf den Protokollbögen des Testsatzes. Im Anschluss kann ein Übertrag der Ergebnisse in das Computerprogramm vorgenommen werden, was etwa drei Minuten in Anspruch nimmt. Danach ist eine sofortige Erstellung des Entwicklungsprofils↑ möglich und es wird zusätzlich ein kurzer ausformulierter Bericht zu den Testleistungen des Kindes geliefert. Außerdem können bei mehrfacher Testung die Testergebnisse verschiedener Untersuchungszeitpunkte in einem einzigen Entwicklungsprofil dargestellt werden und auf diese Weise Entwicklungs- bzw. Förderverläufe abgebildet werden. Es finden sich hierfür zahlreiche Beispiele in den Abbildungen zu den Fallbeispielen in diesem Buch.

Computerprogramm. s. *Auswertungsprogramm zum ET 6-6-R*

Differenzen, kritische↑. *Welches Ausmaß an Schwankungen innerhalb eines Entwicklungsprofils ist normal?*

Innerhalb eines Entwicklungsprofils↑ des ET 6-6-R liegen kritische Differenzen vor, wenn die Differenz zwischen dem geringsten und dem höchsten erzielten *Entwick-*

lungsquotienten↑ eines Kindes fünf oder mehr als fünf EQ-Punkte beträgt. Eine so große Differenz ist sehr selten und liefert zur Beschreibung einer Entwicklungsauffälligkeit neben den *Entwicklungsquotienten* und den *Grenzsteinen*↑ oft nützliche Zusatzinformationen für eine unausgewogene Entwicklung.

Einschulung. s. *Schulreife*

Elternauskunft. *Welchen Anteil erhält die Elternauskunft im ET 6-6-R? Welche Probleme können auftreten und wie kann sich der Untersucher behelfen?*

Im Gegensatz zum ET 6-6 nimmt der ET 6-6-R eine klarere Trennung zwischen Testergebnissen und Elternauskünften vor. Die Bereiche der Motorik, der kognitiven Entwicklung und der Sprachentwicklung werden vollständig vom Untersucher getestet, der Bereich der sozial-emotionalen Entwicklung wird über den Elternfragebogen abgefragt. Dabei zeigen sich die meisten Eltern kooperativ und liefern zuverlässige Angaben. Nach unserer Erfahrung dürfte dies für etwa 80 % aller bearbeiteten Elternfragebögen gelten. Gelegentlich jedoch erscheint die Zuverlässigkeit der Elternauskunft eingeschränkt, hierfür können unterschiedliche Gründe vorliegen. Etwa 12,5 % der erwachsenen Bevölkerung in Deutschland weisen beispielsweise keine ausreichenden Lesefertigkeiten auf, um den Fragebogen korrekt bearbeiten zu können. Einige Eltern beobachten ihre Kinder nicht auf die Weise, wie es die Bearbeitung des Fragebogens erfordern würde. Im Einzelfall treten auch bewusste Verzerrungen der Eltern auf, beispielsweise um das Kind vor einer Stigmatisierung zu schützen oder um den Erhalt einer Therapiemaßnahme sicherzustellen. In einigen Fällen kann ein Elternteil aufgrund einer eigenen psychischen Erkrankung keine zuverlässigen Beobachtungen vornehmen oder Angaben machen. Bestehen deutliche Inkonsistenzen zwischen dem klinischen Eindruck des Kindes in der Untersuchungssituation und den Elternangaben, so kann versucht werden, den Elternfragebogen des ET 6-6-R zusätzlich von einer anderen Personen ausfüllen zu lassen, die das Kind aufgrund von Alltagsbeobachtungen gut einschätzen kann. Dies können nahe Verwandte des Kindes, wie beispielsweise die Großeltern sein, aber auch Fachpersonen, beispielsweise eine pädagogische Fachkraft aus dem Kindergarten des Kindes oder Therapeuten, die das Kind schon eine Weile kennen, beispielsweise aus einer Frühförderung oder einer Ergotherapie (vgl. Petermann & Macha, 2015, S. 53 f.).

Eltern, Anwesenheit. *Sollte der ET 6-6-R eher mit oder ohne Eltern durchgeführt werden?*

Bei Säuglingen und Kleinkindern bis zum vollendeten dritten Lebensjahr ist zu empfehlen, die Eltern grundsätzlich in die Testsituation einzubeziehen. Jüngere Kinder benötigen die Eltern in der Regel zur emotionalen Stabilisierung und lassen sich mit einem fremden Untersucher häufig nur sehr eingeschränkt auf eine Testung ein. Im Säuglingsalter kann es darüber hinaus sehr hilfreich sein, die Eltern direkt in die Aufgaben einzubeziehen, beispielsweise in der Form, dass die Mutter mit dem Kind einen sprachlichen Dialog initiiert und der Untersucher auf diese Weise die Reaktionen des Kindes und seine Sprachproduktion protokollieren kann. Nach dem vollendeten zweiten Lebensjahr erfordert die Standardisierung der Aufgaben des ET 6-6-R es jedoch zumeist, dass das Kind keine inhaltliche Unterstützung mehr durch andere Personen erhält, weder durch Wiederholung oder Ergänzung der Instruktionen noch durch gezielte Hilfestellungen bei den Aufgabenlösungen. Um sicherzustellen, dass anwesende Eltern sich angemessen zurückhalten, sollten diese nicht unmittelbar am Tisch, sondern in einiger Distanz im Raum schräg hinter dem Kind sitzend platziert werden. So unterbleibt normalerweise die regelmäßige Kontaktaufnahme, dennoch können die Eltern auf diese Weise das Testgeschehen beobachten und im Anschluss an die Durchführung des ET 6-6-R noch wichtige Hinweise und Ergänzungen zu den Verhaltensweisen des Kindes vornehmen. Um zu verhindern, dass sich die Eltern in das Testgeschehen einbringen, sollten sie hinsichtlich ihrer Rolle als ausschließliche Beobachter gut instruiert werden. Sollten Eltern sich dennoch während der Untersuchung wiederholt direkt an das Kind oder den Untersucher wenden, sollte zur Gewährleistung der Zuverlässigkeit der Testergebnisse der Test kurz unterbrochen und im Anschluss ohne die Anwesenheit des Elternteils fortgesetzt werden (vgl. Petermann & Macha, 2015, S. 53 f.). Als Daumenregel kann gelten: Die Eltern sollten zu Testbeginn gut instruiert werden. Bei einem erstmaligen Einbringen der Eltern in den Test sollte eine weiterer deutlicher Hinweis des Untersuchers erfolgen. Sobald die Eltern ein weiteres Mal die Testdurchführung stören, sollte das Setting der Testung geändert, beispielsweise die Familie zurück ins Wartezimmer begleitet und die Testung nach kurzer Pause allein mit dem Kind fortgesetzt werden. Die Anwesenheit der Eltern bei der Testung hat grundsätzlich auch einen besonderen Vorteil: Sie ermöglicht es, dass die Eltern das Verhalten ihres Kindes selbst beobachten können und bei der Mitteilung des Testbefundes durch den Untersucher nicht allein anhand von Schilderungen des Untersuchers sowie Zahlenwerten wie *Entwicklungsquotienten*↑ oder Prozenträngen↑ informiert werden müssen.

Elternfragebögen, türkischsprachige. *Liegen die Elternfragebögen auch in anderen Sprachen vor?*

Für den ET 6-6-R liegen alle 13 Altersgruppen-Elternfragebögen auch in türkischer Sprache vor. Es hat sich gezeigt, dass diese Bögen sehr hilfreich sein können, wenn eine Elternauskunft in deutscher Sprache nicht möglich ist. In solchen Fällen haben sich die türkischsprachigen Bögen auch als „Eisbrecher“ bewährt, die Unsicherheit und Skepsis aufseiten der Eltern abbauen und eine gute Kooperationsbereitschaft einleiten können. Dies wird in diesem Buch anhand des Falls von Emre (Kap. 3.2) veranschaulicht. Sollte sich der nachhaltige praktische Bedarf übersetzter Elternfragebögen bestätigen, werden Übersetzungen in weitere Sprachen erfolgen.

Entwicklungsalter↑. *Warum wird im ET 6-6-R kein Entwicklungsalter berechnet?*

Der ET 6-6-R sieht keine Berechnung eines globalen oder bereichsspezifischen Entwicklungsalters↑ vor. Dies lässt sich gut begründen, denn die Berechnungswege von Entwicklungsaltern sind entwicklungspsychologisch zumeist nicht gestützt. Dennoch wird in der Praxis die Bewilligung einer Förderleistung vielfach immer noch von einem in Lebensmonaten ausgedrückten Entwicklungsrückstand↑ abhängig gemacht, also der Differenz aus dem (ggf. korrigierten) Lebensalter↑ und dem Entwicklungsalter eines Kindes. Um dem Anwender in diesem Dilemma Handlungsalternativen aufzuzeigen, sind mit dem ET 6-6-R zwei Wege zur Schätzung eines Entwicklungsalters möglich. Der erste Weg besteht darin, dass innerhalb eines Entwicklungsbereichs die (mindestens drei) schwierigsten Aufgaben, die das untersuchte Kind gelöst hat, identifiziert werden. Mithilfe der Aufgabenschwierigkeiten↑ in Tabelle 1 des Manuals (Petermann & Macha, 2015, S. 219 ff.) kann nun für diese Aufgaben der Alterszeitpunkt geschätzt werden, zu dem etwa 50 % aller Kinder diese Aufgaben lösen können. Für die Aufgabe „Fädelt drei Perlen auf" (T067) ist dies beispielsweise für etwa 32 bis 33 Monate der Fall (vgl. Petermann & Macha, 2015, S. 220). Der gemittelte 50-Prozent-Zeitpunkt über alle so betrachteten Aufgaben liefert einen Anhaltspunkt für das Entwicklungsalter. Die auf diese Weise vorgenommene Berechnung des Entwicklungsalters sollte immer bereichsspezifisch sein, das heißt für jede Skala des ET 6-6-R einzeln erfolgen (vgl. Petermann & Macha, 2015, S. 193 f.). Eine andere Möglichkeit, das Entwicklungsalter zu schätzen, besteht in der Überprüfung der *Grenzsteine*↑ (vgl. *Grenzstein-Poster*). Es werden die Grenzstein-Aufgaben bereichsspezifisch so weit durchgeführt, bis ein Kind sie nicht mehr lösen kann. Danach wird überprüft, bis zu welchem Alterszeitpunkt das Kind sämtliche Grenzsteine lösen konnte. Liegt dieser Alterszeitpunkt im Säuglings- und Kleinkindalter, dann sind eineinhalb, liegt er im Vorschulalter, dann sind zwei Alterszeitpunkt-Grenzen des ET 6-6-R abzuziehen. Hierzu zwei Beispiele: Löst ein Kind die Grenzsteine der Körpermotorik bis 24 Monate (Altersgrenzen darunter: 18 und 21 Monate), so beträgt sein geschätztes Entwicklungsalter in diesem Bereich etwa 19,5 Monate (eineinhalb Zeitpunkte unter 24 Monaten). Löst ein Kind die Grenzsteine der kognitiven Entwicklung bis 48 Monate (Alterszeitpunkte darunter: 36 und 42 Monate), so beträgt das geschätzte kognitive Entwicklungsalter etwa 36 Monate (zwei Zeitpunkte unter 48 Monate). Sowohl die Orientierung an den Aufgabenschwierigkeiten↑ als auch an den *Grenzsteinen*↑ stellen sehr grobe Näherungen dar und sollten nur im Ausnahmefall angewandt werden. Eine Schätzung des Entwicklungsalters↑ anhand von Aufgabenschwierigkeiten wird in diesem Buch anhand des Falls Emma veranschaulicht (Kap. 4.3).

Entwicklungsquotient↑. *Welche Bedeutung haben die Entwicklungsquotienten des ET 6-6-R?*

Im ET 6-6-R bildet der Entwicklungsquotient (Abk.: EQ, auch EQ-Wert) eine zentrale Ergebnisgröße. Entwicklungsquotienten werden für die Körper- und Handmotorik, die kognitive Entwicklung und Sprachentwicklung sowie die sozial-emotionale Entwicklung (Elternauskunft) ermittelt. Ergänzend wird ab dem Alter von 42 Monaten auch das Ergebnis im Untertest Nachzeichnen dargestellt. Die Visualisierung sämtlicher EQ-Werte erfolgt im Entwicklungsprofil↑. Die Entwicklungsquotienten des ET 6-6-R ergeben sich aus den normenbasierten Standardwerten↑ mit einem Mittelwert↑ von 10 und einer Standardabweichung↑ von 3.

Entwicklungsverlaufskontrolle. *Was ist bei einer Entwicklungsverlaufskontrolle mit dem ET 6-6-R zu beachten?*

Da der ET 6-6-R das große Altersintervall von sechs Monaten bis sechs Jahren abdeckt, bietet er sich gut zur Kontrolle eines Entwicklungsverlaufs an. Wird der ET 6-6-R zu mehreren Alterszeitpunkten durchgeführt, liefern die Veränderungen im Entwicklungsprofil↑ mit fortschreitendem Lebensalter beispielsweise nützliche Hinweise auf einen Förder- oder Therapieerfolg oder auf das Aufholen von Entwicklungsrückständen↑ eines

Kindes ohne eine Therapie. Bei der wiederholten Durchführung des ET 6-6-R sind jedoch zwei Aspekte besonders zu berücksichtigen. Bekommt ein Kind wiederholt die gleichen Materialien oder sogar identische Testaufgaben präsentiert, können Lern↑- und Erinnerungseffekte↑ auftreten. Diese Effekte können dazu führen, dass das Kind bei einer wiederholten Testung von seinen Erfahrungen mit den Materialien und Aufgaben profitiert und somit erleichterte Startbedingungen erhält. Um diese Lerneffekte auszuschalten, ist vor einer wiederholten Testung genügend zeitlicher Abstand zu gewährleisten. Als Daumenregeln gelten folgende Abstände: im Säuglingsalter etwa acht Wochen, im Kleinkindalter etwa drei bis vier Monate und im Vorschulalter mindestens ein halbes Jahr (vgl. Petermann & Macha, 2015, S. 53). Außerdem sollte ein Kind bei einer Entwicklungsverlaufskontrolle immer in verschiedenen Altersgruppen untersucht werden, und zwar innerhalb der Altersintervalle jeweils zu vergleichbaren Zeitpunkten. Hierzu ein Beispiel: Fand die erste Testung mit 41 Monaten statt, also gegen Ende der Altersgruppe „36 bis 42 Monate“, so sollte die nächste Testung frühestens am Ende der nächsten Altersgruppe „42 bis 48 Monate“, also etwa mit 47 Monaten erfolgen (vgl. Petermann & Macha, 2015, S. 52 f.). Beispiele für eine Entwicklungsverlaufskontrolle liefern in diesem Buch die Fälle Robin (Kap. 2.2), Adem (Kap. 3.1) sowie Roxana (Kap. 4.1) und Alessandro (Kap. 4.2).

Erleben des Kindes. *Wie erleben die Kinder den ET 6-6-R?*

Es ist im Regelfall nicht erforderlich, ein Kind für die Untersuchung mit dem ET 6-6-R „besonders zu motivieren“, da es ja eine „Leistung“ erbringen muss. Durch seine interessanten Materialien und seinen abwechslungsreichen Testverlauf trägt der ET 6-6-R ausreichend motivierende Merkmale in sich, sodass bei freundlicher, wertschätzender *Interaktion des Untersuchers mit dem Kind* ein aussagekräftiges Testergebnis erzielt wird. Es ist wichtig, dass der Untersucher auf diese günstigen Eigenschaften des ET 6-6-R vertraut und somit während der Testung authentisch agieren kann. Die Kinder erleben den ET 6-6-R im Normalfall wie folgt: Ein freundlicher Untersucher präsentiert bei ungeteilter Aufmerksamkeit für das Kind eine Spielsitzung lang interessante Materialien (vgl. Petermann & Macha, 2015, S. 45). Dadurch wird die Untersuchung vom Kind als angenehme, neue Erfahrung erlebt.

Grenzsteine↑. *Welche Aufgaben kommen den Grenzsteinen im ET 6-6-R zu?*

Insgesamt 87 Aufgaben aus dem ET 6-6-R fungieren als Grenzsteine↑, das heißt es sind Alterszeitpunkte definiert, zu denen diese Grenzstein-Aufgaben spätestens gekonnt werden müssen, um noch von einer normalen Entwicklung auszugehen. In jeder der 13 Altersgruppen (z. B. 24 bis 30 Monate) finden sich sowohl für das Startalter (24 Monate) als auch für das späteste Alter (30 Monate) für jeden der Entwicklungsbereiche Körpermotorik, Handmotorik, kognitive Entwicklung und Sprachentwicklung mindestens ein Grenzstein, oft aber auch mehrere Grenzsteine. Bei der Auswertung des ET 6-6-R wird das Verpassen eines Grenzsteins für sich schon als Entwicklungsverzögerung definiert. Dies tritt typischerweise in Kombination mit auffälligen Entwicklungsquotienten↑ auf, kommt aber auch bei unauffälligen Entwicklungsquotienten vor. Im zweiten Fall liefert ein verpasster Grenzstein dann einen Hinweis auf eine spezifische Entwicklungsverzögerung in einem Entwicklungsbereich, beispielsweise der Grafomotorik innerhalb der

Handmotorik. Die Grenzsteine des ET 6-6-R können auch als Kurzvariante des Tests angewendet werden. Hierfür werden aus der dem Lebensalter eines Kindes entsprechenden Altersgruppe nur diejenigen Grenzstein-Aufgaben durchgeführt, die dem Altersbeginn der Altersgruppe (z. B. in der Altersgruppe „24 bis 30 Monate" die Grenzsteine für 24 Monate) zugeordnet sind. Die Grenzstein-Aufgaben sind auf den Protokollbögen des ET 6-6-R ausgewiesen. Eine übersichtliche Auflistung sämtlicher 87 Grenzsteine, die nach dem Lebensalter und den Zeitpunkten der U-Untersuchungen↑ geordnet sind, liefert das *Grenzstein-Poster*, das als Zusatzmaterial zum ET 6-6-R erhältlich ist. Zur ökonomischen Protokollierung sind ebenfalls spezifische *Grenzstein-Protokollbögen* als Zusatzmaterial erhältlich.

Grenzstein-Poster. *Wozu lässt sich das Grenzstein-Poster verwenden?*

Das Grenzstein-Poster listet sämtliche 87 *Grenzsteine*↑ aus dem ET 6-6-R im DIN-A1-Format auf. Darauf werden wichtige Wegmarken der normalen Entwicklung beschrieben und nach Entwicklungsbereich und Lebensalter geordnet. Die Durchführung der Grenzstein-Aufgaben erfolgt standardisiert, das heißt, es sind für viele Aufgaben die Materialien aus dem Testsatz des ET 6-6-R notwendig. Das Poster ist nicht im Testsatz enthalten, sondern kann zusätzlich beim Testverlag erworben werden. Es liefert dem geschulten Untersucher wichtige Orientierungspunkte während eines *Grenzstein-Screenings*.

Grenzstein-Protokollbögen. *Werden für das Grenzstein-Screening zusätzliche Protokollbögen benötigt?*

Bei den Grenzstein-Protokollbögen handelt es sich um Verbrauchsmaterial zum *Grenzstein-Screening* des ET 6-6-R. Die Bögen sind entsprechend dem *Grenzstein-Poster* gestaltet und ihr Einsatz ist für ein Screening ökonomischer als die Verwendung eines vollständigen Protokollbogens aus dem Testsatz des ET 6-6-R. Die Grenzstein-Protokollbögen sind nicht im Testsatz enthalten, sie können als Zusatzmaterial zum ET 6-6-R beim Testverlag erworben werden. Beispiele für die Anwendung liefern in diesem Buch die Fälle Adem (Kap. 3.1) und Emma (Kap. 4.3).

Grenzstein-Screening. *Die Durchführung des kompletten ET 6-6-R erfordert vielfach mehr Zeit als zur Diagnostik zur Verfügung steht. Kann der ET 6-6-R auch in einer Kurzvariante durchgeführt werden?*

Das Grenzstein-Screening nimmt eine isolierte Überprüfung der altersrelevanten *Grenzsteine*↑ aus dem ET 6-6-R im Sinne eines Kurztests vor. Das Grenzstein-Screening bietet eine zeitökonomische Alternative, entwicklungsauffällige Kinder zu identifizieren. Es sind für Säuglinge etwa 5 bis 10 Minuten, für Kleinkinder 10 bis 15 Minuten und für Vorschulkinder 15 bis 25 Minuten für ein vollständiges Grenzstein-Screening zu veranschlagen. Dies orientiert sich beispielsweise auch am Zeitbudget im Rahmen der U-Untersuchungen↑. Die Durchführung des Grenzstein-Screenings kann durch die Zusatzmaterialien *Grenzstein-Poster* und *Grenzstein-Protokollbögen* erleichtert werden. Durch ein erweitertes Grenzstein-Screening ist auch eine grobe Schätzung eines *Entwicklungs-*

alters[↑] möglich, auch kann es dazu herangezogen werden, um beim Einsatz des ET 6-6-R eine *Änderung der Altersgruppe* zu begründen. Ein Grenzstein-Screening wird in diesem Buch im Rahmen der Fälle Adem (Kap. 3.1) und Emma (Kap. 4.3) durchgeführt.

Interaktion zwischen Untersucher und Kind. *Was ist im Umgang mit dem Kind zu beachten?*

Der Interaktion während der Testung kommen verschiedene Aufgaben zu. Zunächst einmal gilt es, das Kind generell mit der Testsituation vertraut zu machen und zur Bearbeitung der Aufgaben zu motivieren. Hierdurch lassen sich vielfach Verweigerungshaltungen des Kindes vermeiden und somit aussagekräftige Testergebnisse generieren. Während der Testdurchführung sollte das Kind durch Lob und Bekräftigung motiviert werden, jedoch nicht nur im Fall einer gelösten Aufgabe, sondern grundsätzlich immer dann, wenn es bereit ist, sich bei einer Aufgabe anzustrengen (vgl. Petermann & Macha, 2015, S. 45). Auch bei einer nicht gekonnten Aufgabe kann der Untersucher einen bekräftigenden Übergang zur nächsten Testaufgabe gestalten, indem er positiv wertschätzende Rückmeldungen wie etwa „Prima, das haben wir probiert, dann schauen wir uns nun etwas Neues an!“ formuliert. Auch nichtsprachliche Signale des Untersuchers können die Qualität der Interaktion und somit die Motivation und Leistungsfähigkeit des Kindes gravierend beeinflussen. Zum einen ist es möglich, dass ein Untersucher eine Skepsis gegenüber der Durchführung des ET 6-6-R aufweist. Dies geht mit der Gefahr einher, dass der Test nur verhalten präsentiert wird, was beim Kind Unsicherheit erzeugen kann. Zum anderen ist es möglich, dass ein Untersucher im Testverlauf Überraschung, Bedauern oder gar Entsetzen über unerwartete Testleistungen oder Verhaltensweisen eines Kindes zeigt. Es ist Bestandteil der Professionalität, solche Regungen ausreichend zu reflektieren und zu kontrollieren, sodass sie das Interaktionsverhalten des Untersuchers nicht beeinträchtigen. Außer durch berufliche Erfahrung lässt sich dies durch Supervision erzielen.

kritische Differenzen. s. *Differenzen, kritische*[↑]

Mehrsprachigkeit. s. *Sprachgebundenheit*

Motivierung des Kindes. s. *Interaktion zwischen Untersucher und Kind*

Milde-Tendenz (auch Milde-Fehler). s. *Untersuchereinflüsse*

Neuerungen im ET 6-6-R. *Was ist beim Umstieg vom ET 6-6 auf den ET 6-6-R zu beachten?*

Der ET 6-6-R weist zahlreiche Aufgaben auf, die teilweise identisch, teilweise aber auch abweichend standardisiert im Vorläuferverfahren ET 6-6 enthalten waren. Beim Umstieg vom ET 6-6 auf den ET 6-6-R ist es darum erforderlich, alle Aufgaben bezüglich ihrer Standardisierung noch einmal in Augenschein zu nehmen und ggf. die neuen Aufgaben-Varianten einzuüben (vgl. Petermann & Macha, 2015, S. 49).

qualitative Analyse. s. *Analyse, qualitative*

Schulreife. *Kann der ET 6-6-R auch als Einschulungstest eingesetzt werden?*

Der ET 6-6-R versteht sich nicht als Einschulungstest, zumal der Test auch keine expliziten inhaltlichen Annahmen dazu formuliert, durch welche Merkmale (Kriterien) eine Schulreife gegeben ist. Gleichwohl findet der ET 6-6-R vielfach Anwendung im Zusammenhang mit Fragestellungen zur Einschulung, hierfür gelten die folgenden Hinweise: Die Einschulung erfolgt in Deutschland im Regelfall zum sechsten Geburtstag eines Kindes bzw. dem nachfolgenden nächsten Schuljahresbeginn im Sommer. Diese Praxis impliziert, dass ein erfolgreicher Schulbesuch als Regelkind den Entwicklungsstand eines etwa Sechsjährigen erfordert. Hierzu lassen sich wiederum Aussagen mit dem ET 6-6-R ableiten: Wenn ein Kind (unabhängig von seinem Lebensalter) in der letzten Altersgruppe des ET 6-6-R (60 bis 72 Monate) ein halbes Jahr vor der geplanten Einschulung ein unauffälliges Testergebnis erzielt, liegen aus entwicklungsdiagnostischer Sicht keine Bedenken hinsichtlich einer regulären Einschulung vor. Das Testergebnis in der Altersgruppe 60 bis 72 Monate bezieht sich auf eine Vergleichsstichprobe mit dem durchschnittlichen Lebensalter von 66 Monaten. So ist bei einem unauffälligen Testergebnis mit hoher Wahrscheinlichkeit davon auszugehen, dass sich die relative Position eines Kindes im Altersvergleich ein halbes Jahr später, also zum Zeitpunkt der geplanten Einschulung (fiktives Referenzalter dann 72 Monate = 6 Jahre), nicht wesentlich geändert hat. Mit dem ET 6-6-R ist es im Rahmen der Einschulung möglich, verschiedene Risiken zu dokumentieren, die gegen eine erfolgreiche Regelbeschulung sprechen (vgl. insbes. *Analyse, qualitative*). Fragestellungen zur Einschulung werden in diesem Buch im Rahmen der Fälle Robin (Kap. 2.2) und Emma (Kap. 4.3) aufgegriffen.

Schulung zum ET 6-6-R. s. *Untersucherschulung*

Schulungsvideo. s. *Tutorial zum ET 6-6-R*

Sprachgebundenheit. *Der ET 6-6-R wird sprachgebunden durchgeführt, welche Probleme können daraus entstehen?*

Zahlreiche Aufgaben des ET 6-6-R werden dem Kind sprachgebunden vermittelt, das heißt, das Kind muss verbale Instruktionen verstehen, um die Aufgaben bearbeiten zu können. Einige wenige Leistungen müssen vom Kind auch sprachlich erbracht werden. Dies führt dazu, dass bei Kindern mit Sprachstörungen oder bei Kindern mit geringen Kenntnissen der deutschen Sprache die Aussagekraft des ET 6-6-R eingeschränkt ist. Wird eine Aufgabe nicht gekonnt, ist nicht eindeutig, ob das Kind die Instruktion nicht verstanden hat oder ob es tatsächlich die Leistung nicht erbringen kann. Der Anteil an Kindern in der Gesamtbevölkerung, bei denen die Sprachbeeinträchtigung das Testergebnis des ET 6-6-R verzerren kann, lässt sich auf etwa 20 % schätzen. Obwohl es sich beim ET 6-6-R um einen sprachgebundenen Test handelt, wurden zahlreiche Vorkehrungen getroffen, um bei dem untersuchten Kind (außerhalb der Aufgaben zur Sprachentwicklung) nur geringe Sprachkenntnisse voraussetzen zu müssen. So sind sprachliche Instruktionen grundsätzlich kurz gehalten und es wird ein einfaches Vokabular verwendet. Die aktive Sprache des Kindes erfordert in den meisten Fällen für die Aufgabenlösungen lediglich Ein-Wort-Sätze. Im ET 6-6-R können bei vorliegenden Sprachproblemen folgende Daumenregeln gelten: Bis zum Alter von drei Jahren ist die Sprachkomponente außerhalb der Skala zur Sprachentwicklung so gering, dass der Test in den allermeisten Fällen aussagekräftig gelingt. Ab dem Alter von drei Jahren ist nach Skalen zu differenzieren: In den Skalen der Körper- und Handmotorik dürfen (und teilweise müssen) die Aufgaben grundsätzlich durch Vormachen des Untersuchers vermittelt werden, hier gelingt die Durchführung meist auch ohne Sprache problemlos. Auch die Skala zur Sprachentwicklung kann und sollte mit sprachauffälligen Kindern durchgeführt werden. Im Testergebnis zeigt sich dann zumeist das Ausmaß der vorliegenden sprachlichen Beeinträchtigungen. Problematisch ist die Skala der kognitiven Entwicklung: Hier ist ab drei Jahren die Überprüfung kognitiver Leistungen mit dem Sprachverständnis eng verknüpft, sodass Verzerrungen des Testergebnisses entstehen können. Generell gilt, dass gelöste Aufgaben auch tatsächlich die kognitive Entwicklung abbilden und der kognitive *Entwicklungsquotient*↑ somit auch als „Mindest-Entwicklungsquotient↑" interpretiert werden kann, der jedoch möglicherweise den tatsächlichen kognitiven Entwicklungsstand unterschätzt (vgl. Petermann & Macha, 2015, S. 54 ff.). Es ist ausdrücklich davon abzuraten, die Durchführung in diesem Fall unter Abänderung der Instruktionen und etwa durch zusätzliche gestische Hinweise unterstützt vorzunehmen. Vielmehr empfiehlt es sich dann, zur Ergänzung der Entwicklungsdiagnostik einen sprachungebundenen kognitiven Leistungstest (i. d. R. Intelligenztest) durchzuführen. Ab dem Alter von etwa drei Jahren ermöglicht dies der SON-R 2½-7 (Tellegen, Laros & Petermann, 2007) und ab dem Alter von vier Jahren auch die deutsche Version der Wechsler Nonverbal Scale of Ability (WNV; Petermann, 2014). Dieses Vorgehen wird in diesem Buch anhand des Falls von Emre (Kap. 3.2) veranschaulicht.

Standardisierung. *Worin genau besteht die Standardisierung des ET 6-6-R? Darf von den Vorgaben abgewichen werden?*

Ein besonderes Qualitätsmerkmal des ET 6-6-R ist sein hoher Standardisierungsgrad, das heißt, neben der Vereinheitlichung des Testmaterials liegen eine präzise Anleitung zur Aufgabendurchführung und entsprechend präzise Bewertungskriterien der Ergebnisse vor. Dies sind genau die Kriterien, die auch bei der Normierung des Tests angewendet wurden und die zur Aussagekraft des Testergebnisses unbedingt eingehalten werden müssen. Die standardisierte Durchführung eines Tests ist eine notwendige Voraussetzung für seine Objektivität und für die Vergleichbarkeit von Befunden (vgl. Macha & Petermann, 2013). Im Einzelfall stößt die Einhaltung der Standardisierung jedoch auf Probleme, beispielsweise bei sprachlichen Beeinträchtigungen eines Kindes (vgl. *Sprachgebundenheit*). In solchen Fällen entsteht die Versuchung, die Standardisierung zu umgehen. Gelegentlich sind es auch persönliche Merkmale des Untersuchers (z. B. Milde-Tendenzen; vgl. *Untersuchereinflüsse*), welche die standardisierte Durchführung eines Tests gefährden. Problemen in der praktischen Durchführung eines standardisierten Tests sollte grundsätzlich mit einer Änderung (vgl. *Änderung der Altersgruppe*) oder Ergänzung (vgl. *Sprachgebundenheit*) der diagnostischen Strategie begegnet werden. Eine Aufweichung der Standardisierung reduziert zumeist die Zuverlässigkeit eines Ergebnisses erheblich.

Tageszeit. *Was gilt es beim Testzeitpunkt zu berücksichtigen?*

Der ET 6-6-R sollte dann durchgeführt werden, wenn die Grundbedürfnisse des Kindes erfüllt sind und das Kind erholt ist. Bei Säuglingen und Kleinkindern, die einen regelmäßigen Tagesschlaf halten, sollte die Testung im günstigsten Fall etwa eine Stunde (Säuglinge) bis maximal zwei Stunden (Kleinkinder) nach der letzten Schlafphase beginnen. Bei Vorschulkindern empfiehlt sich die Tageszeit von 8 Uhr bis spätestens 11 Uhr für den Testbeginn, bei erfolgtem Mittagsschlaf kann ein Vorschulkind auch am Nachmittag aussagekräftig getestet werden (vgl. Petermann & Macha, 2015, S. 44).

Türkischsprachige Elternfragebögen. s. *Elternfragebögen, türkischsprachige*

Tutorial zum ET 6-6-R. *Kann zum Einüben des ET 6-6-R eine Testdurchführung angeschaut werden?*

Ergänzend zum ET 6-6-R ist ein Tutorial („Schulungsvideo") beim Testverlag erhältlich, das die vollständige Testung eines 4;0 Jahre alten Mädchens (50 Minuten) sowie eine vollständig kommentierte Auswertung einschließlich des Untertests Nachzeichnen, der Erstellung des Entwicklungsprofils↑ und der Überprüfung der Grenzsteine↑ (30 Minuten) demonstriert. Hiermit gelingt eine anschauliche Illustration der Durchführung, Auswertung und Interpretation des ET 6-6-R, wodurch sich die Einarbeitungszeit verkürzen lässt.

Untersuchereinflüsse. *Welche Untersucherfertigkeiten müssen zur Anwendung des ET 6-6-R vorhanden sein?*

Obwohl der ET 6-6-R ein hochstandardisierter Test ist, besteht die Gefahr, dass die Aussagekraft eines Testergebnisses durch persönliche Merkmale des Untersuchers und durch den Untersuchungsstil eingeschränkt wird. Gelegentlich ist zu beobachten, dass eine Testdurchführung mehrfach in ein freies Spiel abgleitet, weil das Kind mit dem Testmaterial Dinge ausprobieren möchte oder eine nicht gekonnte Aufgabe unbedingt noch weiter zu lösen versuchen möchte. Hier ist Fingerspitzengefühl des Untersuchers gefordert, denn einerseits soll das Kind nicht frustriert, sondern motiviert werden, aber andererseits besteht die Gefahr einer erheblich verlängerten Testdauer, wodurch gegen Testende mit gesteigerter Erschöpfung und somit geringerer Leistungsfähigkeit des Kindes zu rechnen ist. Eine weiteres Problem kann darin bestehen, dass ein Kind wiederholt die geforderte Testleistung nur knapp verfehlt und durch diese Tatsache der Untersucher (entgegen der Standardisierung) eine Aufgabe als gekonnt bewertet (Milde-Tendenz). Dies kann in der Konsequenz nachteilige Folgen für das Kind haben, da der Untersucher durch fortgesetzte Milde eventuell das Testergebnis so weit in Richtung „unauffällig" manipuliert, dass dem Kind eine Förderung oder Therapie vorenthalten wird (vgl. Petermann & Macha, 2015, S. 44 f.). Für solche Gefahren kann eine qualifizierte *Untersucherschulung* sensibilisieren.

Untersucherschulung. *Wie lässt sich die Einarbeitung in den ET 6-6-R zusätzlich unterstützen?*

Die Testung von Kindern in den ersten Lebensjahren gehört zu den anspruchsvollsten Aufgaben in der Testdiagnostik. Der Untersucher muss eine angemessene *Interaktion mit dem Kind* entwickeln, gleichzeitig ist zur objektiven Durchführung des ET 6-6-R die präzise Einhaltung der *Standardisierung* zu gewährleisten. Zusätzlich müssen ein Testprotokoll erstellt werden und eventuell *Untersuchereinflüsse* kontrolliert werden, die der Objektivität des Tests zuwiderlaufen können. Diesbezüglich bestehen bei verschiedenen Tests spezifische Gefahren und Probleme, in die ein erfahrener Tester einführen kann. Zum ET 6-6-R werden im gesamten deutschen Sprachraum zertifizierte Schulungen angeboten, welche eine sachgerechte Anwendung unterstützen und dem Testanwender inhaltliche und juristische Sicherheit im Umgang mit dem ET 6-6-R vermitteln können.

Verweigerungen. s. *Aufgabenverweigerungen*

Vorbereitungen vor der Testung. *Welche Rahmenbedingungen sind vor der Durchführung des ET 6-6-R sicherzustellen?*

Der Untersuchungszeitpunkt für den ET 6-6-R sollte so gewählt werden, dass das Kind erholt ist (vgl. *Tageszeit*) und seine Grundbedürfnisse erfüllt sind. Des Weiteren ist darauf zu achten, dass das Kind die in den Aufgabenstandardisierungen beschriebenen Körperhaltungen oder Sitzpositionen einnimmt. Bei vielen Testaufgaben ist die Schwierigkeit[↑] maßgeblich von günstigen Voraussetzungen zur motorischen Ausführung abhängig: So müssen Säuglinge einige Aufgaben unbedingt stabil auf dem Schoß der Begleitperson sitzend durchführen, während Vorschulkinder angemessenes Mobiliar vorfinden müssen. Der Untersuchungsraum und -tisch sollten dabei reizarm gestaltet sein, aber auch hier gilt es zu differenzieren: Während es bei der Testung im Säuglingsalter zu empfehlen ist, zunächst einige wenige Gegenstände zur Anregung des Spontanverhaltens des Kindes in dessen Nähe zu platzieren, ist das Gebot der Reizarmut im Kleinkind- und Vorschulalter strikter anzuwenden, um Ablenkungen zu vermeiden. Eine Uhr zur Messung von 5, 10, 30 oder 60 Sekunden sollte außerhalb des Sichtfeldes des Kindes, am besten als Wanduhr angebracht sein. Die Sitzordnung sollte ab dem Vorschulalter über Eck an einem Tisch organisiert werden, da auf diese Weise die im Testverlauf sinnvollen und teils notwendigen gegenseitigen Körperhaltungen zueinander (teilweise kurz gegenübersitzend, teilweise die gleiche Perspektive auf das Material einnehmend) zügig realisiert werden können. Gleichzeitig wird dem Kind durch diese Sitzordnung ein guter Kompromiss zwischen Nähe und Distanz zur fremden Person des Untersuchers ermöglicht. Für den zügigen Wechsel der Materialien hat sich die Vorbereitung auf einer Ablage oder in einem kleinen Regal bewährt, sodass die Materialien unterhalb des Tisches und somit außerhalb des Blickfeldes des Kindes platziert werden können (vgl. Petermann & Macha, 2015, S. 43 f.). Dabei ist die Einleitung und Fortführung einer günstigen *Interaktion zwischen dem Untersucher und dem Kind* zu gewährleisten.

Wiederholung der Testung. s. *Entwicklungsverlaufskontrolle*

II Fallbeispiele

2 Säuglingsalter (0 bis 18 Monate)

2.1 Fallbeispiel 1: Kira, 1;0 Jahre, Entwicklungsverzögerung nach Frühgeburt, Abklärung heilpädagogischen Förderbedarfs

2.1.1 Vorgeschichte

Problembereich. Kira wird von ihrem Vater wenige Tage nach ihrem ersten Geburtstag (Lebensalter 1;0 Jahre) in einem Frühförderzentrum vorgestellt. Sie wurde in der 25. Schwangerschaftswoche entbunden und fünf Monate in der Kinderklinik versorgt. Infolge der komplizierten postpartalen↑ Anpassungsphase zeigt Kira Entwicklungsauffälligkeiten. Die Eltern wünschen sich für ihre Tochter professionelle Entwicklungsbegleitung in der Form heilpädagogischer Frühförderung, damit Kira die Entwicklungsrückstände↑ aufholen und sich altersgerecht entwickeln kann.

Familiäre und soziale Rahmenbedingungen. Kira lebt zusammen mit ihrem Vater im Haus der Großeltern väterlicherseits. Der Vater befindet sich noch für einige Wochen in Elternzeit und betreut Kira. Die Eltern leben derzeit getrennt, die gemeinsame elterliche Sorge besteht fort, Geschwister gibt es keine. Kira hat eine gute Bindung zu beiden Elternteilen und ihre Mutter besucht sie an mindestens fünf Tagen in der Woche. Die Großeltern unterstützen die Eltern bei der Betreuung Kiras. Der Vater geht täglich mit Kira spazieren und besucht einmal in der Woche einen Baby-Schwimmkurs. In wenigen Tagen ist der Beginn der Eingewöhnungsphase in einer Kinderkrippe geplant.

Zusammenfassung der Vorbefunde. Nach zunächst unauffälliger Schwangerschaft wurde bei einer Routineuntersuchung eine Plazentainsuffizienz↑ festgestellt. Es erfolgte eine stationäre Aufnahme der Mutter und eine einmalige Durchführung einer Lungenreifeförderung↑. Nach eingehender Bewertung der Risikolage erfolgte in der 25. Schwangerschaftswoche (24+4 SSW↑) der Entschluss zur Sectio↑. Das Geburtsgewicht betrug 475 Gramm, die Körperlänge und der Kopfumfang bei der Geburt wurden nicht vermerkt, betrugen jedoch nach vier Wochen 32 cm (P↑3–5) sowie 20,5 cm (P5). Der APGAR↑ betrug nach einer, fünf bzw. zehn Minuten 3/8/8 und für den Nabelschnur-pH↑-Wert wurden 7,20 ermittelt. Im Anschluss erfolgte ein fünfmonatiger stationärer Aufenthalt Kiras in der Neonatologie. Hierbei ergaben sich insbesondere Komplikationen in Form von rezidivierenden Pneumothoraces↑, die eine Langzeitbeatmung und wiederholte Pleuradrainagen↑ erforderlich machten. Die Spontanhaltung und -motorik wurde als hyperton↑ beschrieben, in Rückenlage fiel eine deutliche Prädilektionshaltung↑ nach rechts auf. Der Nahrungsaufbau gelang ohne Komplikationen, ebenfalls konnten sonografisch↑ keine Hirnblutungen nachgewiesen werden. Etwa dreieinhalb Monate nach der Geburt wurde beidseits eine Leistenhernien↑-Operation durchgeführt. Nach der Entlassung erhielt Kira bis zum Alter von etwa sechseinhalb Monaten eine

Sauerstofftherapie und bis zum Ende des ersten Lebensjahres erfolgte eine Monitorüberwachung. Eine abschließende Herz-Ultraschall-Untersuchung lieferte einen Normalbefund, bislang verabreichte unterstützende Herz-Kreislauf-Medikamente konnten abgesetzt werden. Kira durchlebte einige leichtere Infekte der oberen Atemwege und neigte wiederholt zu atopischen Ekzemstellen↑ und leichtem Hautausschlag, der mit Pflegecremes gut behandelbar war. Eine Frühgeborenen-Retinopathie↑ infolge der künstlichen Beatmung hat sich zurückgebildet, Kira befindet sich unter regelmäßiger augenärztlicher Kontrolle. Das postpartale↑ Hörscreening ergab beidseits einen unauffälligen Befund, weitere Hör- und Sehtests waren altersbedingt bislang nicht möglich. Es liegen bislang jedoch keine Anzeichen für eine alltagsrelevante Einschränkung des Hörvermögens vor. Kira erhält regelmäßige zweimal pro Woche eine Physiotherapie.

Bei der kürzlich durchgeführten Kinder-Vorsorgeuntersuchung U6 wurden ihre Körpergröße mit 69 cm (alterskorrigiert↑ P50), ihr Körpergewicht mit 7.930 g (alterskorrigiert P10–25) sowie ihr Kopfumfang mit 42 cm (alterskorrigiert P10) notiert. Der Kinderarzt beschrieb Kira als freundliches Kind, das deutlich jünger als seinem Alter entsprechend wirkte. Als auffällige Befunde wurden ein leicht abgeflachter rechter Hinterkopf sowie eine eher schwache Muskulatur der unteren Extremitäten diagnostiziert. Bei seitengleichen Reflexen nahmen die unteren Extremitäten eine eher hypertone↑ Spontanhaltung ein. Die Entwicklungsbereiche wurden wie folgt beschrieben:

- *Motorik:* Kira kann sich problemlos vom Bauch auf den Rücken und vom Rücken auf den Bauch drehen, in Bauchlage beherrscht sie den Armstütz auf den offenen Händen. Sie versucht, vorwärts zu robben, was ihr jedoch noch nicht gelingt. Sie kann sich im Liegen um die eigene Achse drehen und Schaukelbewegungen durchführen. Beim Hochziehen zum Sitzen hat Kira eine gute Kopfkontrolle und hilft aktiv beim Hochsetzen mit. Das Sitzen gelingt nur mit Unterstützung. Eine Bereitschaft zum Stehen zeigt Kira noch nicht. Trotz der hypertonen↑ und angewinkelten Spontanhaltung der Beine im Sitzen ist eine passive Streckung gut möglich. Die Grobmotorik entspricht einem geschätzten Entwicklungsalter↑ von sechs bis sieben Monaten. Kira kann außerdem Gegenstände greifen und zwischen den Händen wechseln. Auch Dinge außerhalb ihrer Reichweite versucht sie zu erreichen; dabei bevorzugt sie stark die rechte Greifhand. Sie greift überwiegend im Faustgriff, ein Daumen-Finger-Griff ist in Ansätzen zu beobachten. Der Kinderarzt schätzt das handmotorische Entwicklungsalter auf etwa sieben bis acht Monate.
- *Sprache:* Kira wendet sich nach einer Stimme, sie lacht, quietscht und macht Lautverdopplungen. Dies entspricht einem Entwicklungsalter von etwa sieben bis acht Monaten.
- *Kognition und Sozialverhalten:* Kira ist zu Beginn der Untersuchung scheu gegenüber der fremden Person, im Verlauf lacht sie jedoch aktiv. Nach Angaben des Vaters mag sie Versteckspiele. Bei Wegnahme eines Spielzeugs zeigt Kira keinen Widerstand, macht jedoch deutlich, dass sie den Gegenstand wiederhaben möchte. Sie trinkt noch überwiegend aus der Flasche mit Sauger, beim Füttern möchte sie hin und wieder helfen, indem sie nach dem Löffel greift. Klatschen oder Winken zeigt sie noch nicht. Insgesamt liegt das Sozialalter bei etwa sieben Monaten.

In der Zusammenfassung der Befunde wurde Folgendes aufgeführt:

- extremes Frühgeborenes↑ der 24+4 SSW↑ (P07.2)
- im Zustand nach rezidivierenden Pneumothoraces↑, Langzeitbeatmung und Leistenhernien↑-Operation beidseits bei
- globaler Entwicklungsverzögerung mit Schwerpunkt im motorischen und sprachlichen Bereich (F83).

2.1.2 Entwicklungsdiagnostik mit dem ET 6-6-R (Lebensalter: 1;0 Jahre)

Zur Ermittlung eines differenzierten Entwicklungsprofils↑ wurde vom Frühförderzentrum eine Testung mit dem ET 6-6-R veranlasst und im Haus der Großeltern durchgeführt. Aufgrund der extremen Frühgeburt in der 25. Schwangerschaftswoche ist eine Alterskorrektur↑ um 16 Wochen (~4 Monate) angemessen. Hiernach liegt ein korrigiertes Lebensalter↑ von etwa 8 Monaten vor, weshalb der ET 6-6-R in der Altersgruppe „7,5 bis 9 Monate“ durchgeführt wurde. Der Test konnte in der Tageszeit von 10.30 Uhr bis 11.00 Uhr, also innerhalb einer halben Stunde, vollständig absolviert werden. Kira wurde von der Untersucherin als interessiert und wach beschrieben, dabei schätzte sie

- die *Motivation* sowie die Qualität der *sozialen Interaktion* als „sehr gut“ sowie
- die *Konzentration/Aufmerksamkeit* als „unproblematisch“ ein;
- der Bereich *Motorik und Tonus* wurde aufgrund des deutlichen Hypertonus↑ als „leicht beeinträchtigt“ eingeschätzt,
- das *Sprachverständnis* wurde nicht bewertet (mit einem Fragezeichen versehen).

Abbildung 3 zeigt Kiras Entwicklungsprofil↑, das sie im Lebensalter von 1;0 Jahren (korrigiertes Lebensalter↑ etwa 0;8 Jahre) in der Altersgruppe „7,5 bis 9 Monate“ erzielte. Die wichtigsten Ergebnisse der Testung lassen sich wie folgt zusammenfassen:

- *Körpermotorik:* Kira erzielte einen EQ↑-Wert von 7 (PR↑ 15,9). Das Testergebnis liegt im Risikobereich.
- *Handmotorik:* Kira erzielte hier einen EQ-Wert von 9 (PR 36,9). Das Testergebnis liegt im unauffälligen Bereich.
- *kognitive Entwicklung:* Hier erzielte Kira einen Entwicklungsquotienten von 12 (PR 74,8). Dieses Ergebnis liegt im gut durchschnittlichen und daher unauffälligen Bereich.
- *Sprachentwicklung:* Kiras EQ-Wert von 7 (PR 15,9) liegt im Risikobereich.
- *sozial-emotionale Entwicklung:* Der Fragebogen wurde vom Vater ausgefüllt, die Elternauskunft lieferte einen Entwicklungsquotienten von 8 (PR 25,3). Dieses Ergebnis liegt im unauffälligen Bereich.

Analyse kritischer Differenzen↑ im Entwicklungsprofil. Die geringsten Entwicklungsquotienten erzielte Kira in den Skalen der Körpermotorik und der Sprachentwicklung (jeweils EQ = 7), den höchsten Entwicklungsquotienten erzielte sie in der Skala der kognitiven Entwicklung (EQ = 12). Die maximale Differenz der EQ-Werte in ihrem Entwicklungsprofil beträgt somit 5 EQ-Punkte, es liegt ein *heterogenes Entwicklungsprofil* vor. Dabei liegt mit dem Ergebnis zur kognitiven Entwicklung (EQ = 12) ein Ausreißer nach oben bei im Übrigen hoher Profildichte (EQ-Werte zwischen 7 und 9) vor.

Grenzsteine[†]. Kira erreichte alle überprüften Grenzsteine der Körper- und der Handmotorik sowie der kognitiven Entwicklung für den Alterszeitpunkt „7,5 Monate“, jedoch verpasste sie den für diesen Alterszeitpunkt überprüften Grenzstein zur Sprachentwicklung der „spontanen und variationsreichen Artikulation“ (T137). Die Untersucherin notierte, dass Kira lediglich zwei verschiedene Laute produzierte. In den Bereichen der Handmotorik („Griff mit Daumenopposition“, T048) sowie der kognitiven Entwicklung

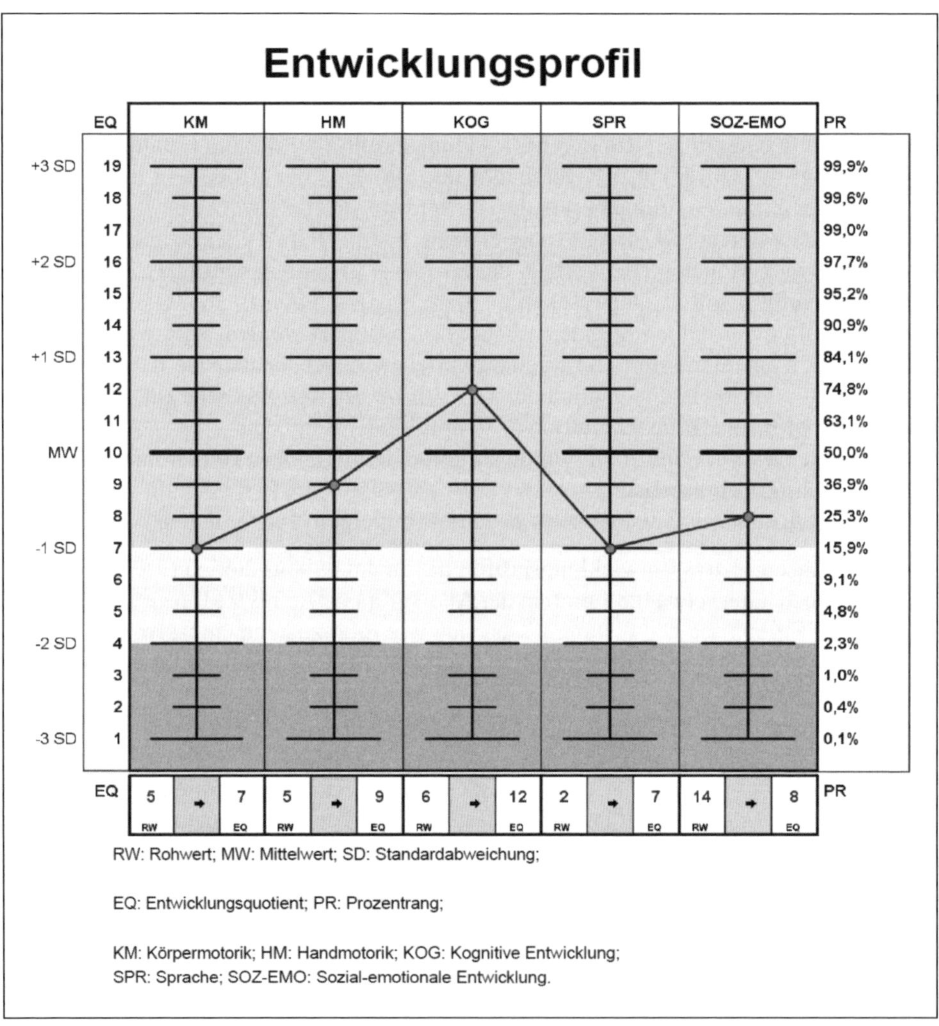

Abbildung 3: Entwicklungsprofil von Kira (1;0 J.), nach Alterskorrektur ermittelt für Kinder der Altersgruppe von 7,5 bis 9 Monaten. Die Testung fand im heimischen Umfeld statt.

Anmerkung: Die Abbildung wurde mit der Auswertungssoftware zum ET 6-6-R (Copyright © 2013 Pearson Assessment & Information GmbH, Frankfurt/M. Alle Rechte vorbehalten.) erstellt.

(„Erkundet Gegenstand intensiv visuell“, T079) löste sie auch schon zwei Grenzsteine für den Alterszeitpunkt „9 Monate“, dies gelang ihr in der Körpermotorik und der Sprachentwicklung noch nicht. Insgesamt verhält sich das Grenzstein-Lösungsmuster konsistent zum Gesamttest-Ergebnis und stützt die im Entwicklungsprofil abgebildeten spezifischen moderaten Entwicklungsverzögerungen.

Qualitative Analyse. In der *Körpermotorik* (vgl. Abb. 4) hob Kira bereits beim Traktionsversuch spontan den Kopf von der Unterlage ab (T005) und drehte sich sowohl vom Rücken auf den Bauch (T007) als auch vom Bauch auf den Rücken (T008). Außerdem langte sie in der Bauchlage nach Gegenständen (T006). Es gelang ihr jedoch noch nicht sich selber aufzusetzen (T011), auch konnte sie sich noch nicht zielgerichtet fortbewegen (T013). In die sitzende Position auf den Schoß des Vaters gebracht, konnte sie bereits Kopfbewegungen in alle Richtungen vollführen (T004), es gelang ihr jedoch weder mit Halten (T009) noch ohne Unterstützung (T010) die freie Sitzposition selbst aufrechtzuerhalten. Deshalb zeigte Kira auch noch keine Rumpfrotation im Sitzen (T014) sowie kein Hochziehen in den Stand (T012). Insgesamt ist zu berücksichtigen, dass Kiras Entwicklung in der Körpermotorik durch den Hypertonus[↑] erschwert ist. Das Testergebnis deckt sich gut mit der Einschätzung des Kinderarztes bei der U6.

Bei den erfüllten Aufgaben handelte es sich um leichte Testaufgaben zur Körpermotorik in dieser Altersgruppe, während Kira die mittelschweren und schwierigen Aufgaben noch nicht löste. Dies stützt die Annahme einer eher allgemeinen Entwicklungsverzögerung der Körpermotorik, für umschriebene Störungen innerhalb der motorischen Entwicklung lieferte der ET 6-6-R keine Hinweise.

Aufgaben		P_i	KM	HM	KOG	SPR	Nein
Rückenlage							
1. Traktionsversuch: Hebt Kopf spontan von der Unterlage ab (T005).		0.94	☑				☐
2. Dreht sich vom Rücken auf den Bauch (T007).		0.94	☑				☐
Bauchlage							
3. Langt in der Bauchlage nach Gegenständen (T006).	*G-7,5-KM	0.97	☑				☐
4. Dreht sich vom Bauch auf den Rücken (T008).		0.72	☑				☐
5. Setzt sich selbst auf (T011).		0.42	☐				☑
6. Bewegt sich zielgerichtet fort (T013).		0.75	☐				☑
Sitzen							
7. Kopfbewegungen im Sitzen (T004).	*G-7,5-KM	0.97	☑				☐
8. Sitzt mit Halten (T009).	**G-09-KM	0.81	☐				☑
9. Sitzt frei (T010).	**G-09-KM	0.6	☐				☑
10. Zieht sich in den Stand hoch (T012).		0.4	☐				☑
11. Rotiert den Rumpf im Sitzen (T014).		0.58	☐				☑

Abbildung 4: Erfüllte und nicht erfüllte Testaufgaben von Kira (1;0 J.; alterskorrigiert 0;8 Monate) in der *Körpermotorik*, ermittelt für Kinder der Altersgruppe von 7,5 bis 9 Monaten.

Anmerkungen: P_i = Aufgabenschwierigkeit[↑]; KM = Körpermotorik; HM = Handmotorik; KOG = kognitive Entwicklung; SPR = Sprachentwicklung. Die Abbildung wurde mit der Auswertungssoftware zum ET 6-6-R (Copyright © 2013 Pearson Assessment & Information GmbH, Frankfurt/M. Alle Rechte vorbehalten.) erstellt.

In der *Handmotorik* (vgl. Abb. 5) ergriff Kira bereits einen Gegenstand von der Daumenseite her (T041), befühlte eine Fläche mit den Händen (T043), transferierte einen Gegenstand zwischen den Händen (T044), führte Gegenstände vor der Körpermitte zusammen (T047) und umfasste einen länglichen Gegenstand mit Daumenopposition (T048). Den Einsatz der vorderen Fingeranteile beim Greifen, also das Ergreifen eines Gegenstands mit den Fingerspitzen (T042) sowie den Scherengriff (T045) und Pinzettengriff (T046) zeigte sie noch nicht. Außerdem gelang ihr noch kein dosiertes willkürliches Loslassen (T049). Kiras Handmotorik befindet sich aktuell noch in einem Stadium, in dem eher großflächige Handanteile das manuelle Agieren bestimmen. Das bislang noch nicht erfolgte geschickte Einsetzen der Finger und Fingerspitzen wird Kira wiederum durch den erhöhten Muskeltonus erschwert, dies stellt jedoch im korrigierten Lebensalter[†] von acht Monaten noch keine Entwicklungsverzögerung dar.

Aufgaben		P_i	KM	HM	KOG	SPR	Nein
12. Ergreift Gegenstand mit einer Hand, von der Daumenseite her (T041).	*G-7,5-HM	0.99		☑			☐
13. Greift kleinen Gegenstand mit den Fingerspitzen (T042).		0.73		☐			☑
14. Befühlt große Fläche mit den Händen (T043).		0.88		☑			☐
15. Transferiert Gegenstand zwischen den Händen (T044).		0.64		☑			☐
16. Scherengriff (T045).		0.7		☐			☑
17. Pinzettengriff oder Zangengriff (T046).		0.35		☐			☑
18. Führt Gegenstände vor der Körpermitte zusammen (T047).		0.65		☑			☐
19. Umfasst länglichen Gegenstand mit Daumenopposition (T048).	**G-09-...	0.73		☑			☐
20. Lässt Gegenstand willkürlich los (T049).		0.24		☐			☑

Abbildung 5: Erfüllte und nicht erfüllte Testaufgaben von Kira (1;0 J.; alterskorrigiert 0;8 Monate) in der *Handmotorik*, ermittelt für Kinder der Altersgruppe von 7,5 bis 9 Monaten.

Anmerkungen: P_i = Aufgabenschwierigkeit[†]; KM = Körpermotorik; HM = Handmotorik; KOG = kognitive Entwicklung; SPR = Sprachentwicklung. Die Abbildung wurde mit der Auswertungssoftware zum ET 6-6-R (Copyright © 2013 Pearson Assessment & Information GmbH, Frankfurt/M. Alle Rechte vorbehalten.) erstellt.

In der *kognitiven Entwicklung* (vgl. Abb. 6) löste Kira bereits sechs der sieben durchgeführten Aufgaben. Sie explorierte Gegenstände intensiv manuell (T078) und visuell (T079), sie verfügte über die Objektpermanenz (T080), ergriff mit jeder Hand einen Gegenstand (T082) und adaptierte sie aneinander (T084) und sie imitierte eine Bewegung (T083). Noch nicht beobachten ließ sich das spontane, zielgerichtete Hervorrufen eines Geräusches (T081): Kira erkundete den Ball und später auch die Glocke zwar intensiv, jedoch erfolgte kein erkennbarer Versuch, das jeweilige Geräusch zielgerichtet zu erzeugen. Dabei ist noch einmal darauf hinzuweisen, dass das Drücken des Quietschballs für Kira aufgrund des Hypertonus[†] motorisch schwierig umzusetzen ist. Kiras löste nicht nur die elementaren Grenzstein[†]-Aufgaben, sondern auch die drei schwierigsten Aufgaben zur kognitiven Entwicklung in ihrer Altersgruppe. Somit konnten mit dem ET 6-6-R in diesem Bereich besondere Stärken Kiras beschrieben werden. Dieses Testergebnis weicht somit auch von der Einschätzung des Kinderarztes anhand einer Verhaltensbeobachtung bei der U6 ab.

Aufgaben		P_i	KM	HM	KOG	SPR	Nein
21. Erkundet Gegenstand mit den Händen (T078).	*G-7,5-K...	0.93			☑		☐
22. Erkundet Gegenstand intensiv visuell (T079).	**G-09-...	0.87			☑		☐
23. Sucht zielgerichtet nach einem versteckten Spielzeug (T080).		0.42			☑		☐
24. Ruft zielgerichtet ein Geräusch hervor (T081).		0.66			☐		☑
25. Greift gleichzeitig mit jeder Hand einen Gegenstand (T082).		0.85			☑		☐
26. Imitiert Schüttelbewegung (T083).		0.57			☑		☐
27. Adaptiert zwei Gegenstände aneinander (T084).		0.61			☑		☐

Abbildung 6: Erfüllte und nicht erfüllte Testaufgaben von Kira (1;0 J.; alterskorrigiert 0;8 Monate) in der *kognitiven Entwicklung*, ermittelt für Kinder der Altersgruppe von 7,5 bis 9 Monaten.

Anmerkungen: P_i = Aufgabenschwierigkeit↑; KM = Körpermotorik; HM = Handmotorik; KOG = kognitive Entwicklung; SPR = Sprachentwicklung. Die Abbildung wurde mit der Auswertungssoftware zum ET 6-6-R (Copyright © 2013 Pearson Assessment & Information GmbH, Frankfurt/M. Alle Rechte vorbehalten.) erstellt.

In der *Sprachentwicklung* (vgl. Abb. 7) zeigte Kira das Lenken der Aufmerksamkeit einer Person durch Lautieren (T139; nicht in der Testung beobachtet, aber vom Vater berichtet) sowie die abwechselnde Hinwendung zu einer Person und einem Gegenstand (T136). Gleichzeitig zeigte sie mehrere Leistungen zur Sprachproduktion noch nicht, in diesem Bereich wurden sowohl leichte Aufgaben wie das dialogische Lautieren (T135), die spontane und variationsreiche Artikulation (T137; Grenzstein↑ mit 7,5 Monaten) sowie die Produktion von Silbenketten (T138) als auch die schwierige Produktion von Silbenverdopplungen (T140) von Kira noch nicht gezeigt. Das Testergebnis deckt sich mit der Einschätzung des Kinderarztes bei der U6.

Aufgaben		P_i	KM	HM	KOG	SPR	Nein
28. Lautiert im Dialog (T135).		0.82				☐	☑
29. Wendet sich abwechselnd sprechender Person und Gegenstand zu (T136).		0.83				☑	☐
30. Artikuliert spontan und variationsreich (T137).	*G-7,5-S...	0.91				☐	☑
31. Produziert Silbenketten (T138).	**G-09-...	0.79				☐	☑
32. Lenkt die Aufmerksamkeit einer Person durch Lautieren (T139).		0.67				☑	☐
33. Produziert Silbenverdopplungen (T140).		0.22				☐	☑

Abbildung 7: Erfüllte und nicht erfüllte Testaufgaben von Kira (1;0 J.; alterskorrigiert 0;8 Monate) in der *Sprachentwicklung*, ermittelt für Kinder der Altersgruppe von 7,5 bis 9 Monaten.

Anmerkungen: P_i = Aufgabenschwierigkeit↑; KM = Körpermotorik; HM = Handmotorik; KOG = kognitive Entwicklung; SPR = Sprachentwicklung. Die Abbildung wurde mit der Auswertungssoftware zum ET 6-6-R (Copyright © 2013 Pearson Assessment & Information GmbH, Frankfurt/M. Alle Rechte vorbehalten.) erstellt.

In der *sozial-emotionalen Entwicklung* konnte Kiras Vater Hinweise dafür liefern, dass insbesondere die soziale Interaktion erst in Ansätzen altersgerecht erfolgt, was jedoch durch die bislang eingeschränkten sprachlichen Fertigkeiten Kiras gut begründet werden kann. Wichtige emotionale Grundfertigkeiten, wie beispielsweise eine interessierte, aufgeschlossene Auseinandersetzung mit der Umwelt oder die Fähigkeit zu altersangemessener emotionaler Regulation sind bei Kira jedoch altersgerecht zu beobachten. Der EQ-Wert von 8 (PR 25,3) in der sozial-emotionalen Entwicklung liegt im knapp durchschnittlichen Bereich und erscheint auch als eine unmittelbare Folge motorisch-sprachlich bedingter kommunikativer Defizite.

2.1.3 Maßnahmen und Empfehlungen

Kiras Entwicklung erfolgte bislang, in Orientierung an ihrem korrigierten Lebensalter↑, ohne gravierende Entwicklungsdefizite. Insbesondere vor dem Hintergrund der sehr unreif erfolgten Frühgeburt in der 25. Schwangerschaftswoche mit einem Geburtsgewicht von 475 Gramm und der daraus resultierenden Hochrisikolage kann die bisherige Entwicklung Kiras als erfreulich bewertet werden. Dennoch liegen spezifische Entwicklungsverzögerungen im Bereich der Körpermotorik und der Sprachentwicklung vor, die im ET 6-6-R dem Risikobereich zugeordnet sind. Hier ist es vorrangig die motorische Entwicklung, die im Zusammenhang mit dem Hypertonus↑ förderbedürftig erscheint.

Trotz des unauffälligen postpartalen↑ Hörscreenings kann bei Kira eine Minderung des Hörvermögens nicht ausgeschlossen werden. Im Alltag ist somit zu beobachten, ob Kira beispielsweise bei lauten Geräuschen erschrickt, sich durch die Stimmen vertrauter Personen beruhigen lässt, auf Musik reagiert oder etwa ab dem zehnten Lebensmonat auf ein gesprochenes „Nein" reagiert. Sollten Zweifel an der unbeeinträchtigten Hörfähigkeit fortbestehen, ist eine pädaudiologische↑ Untersuchung anzustreben.

Aufgrund der vorliegenden Befunde und Testergebnisse wurden für einen bevorstehenden Zeitraum von einem Kalenderjahr

- die Fortführung der Physiotherapie (82 Behandlungseinheiten) sowie
- eine ergänzende heilpädagogische Frühförderung (60 Behandlungseinheiten)

beantragt und auch bewilligt.

2.2 Fallbeispiel 2: Robin, 1;7, 3;6 und 5;9 Jahre, Entwicklungsverzögerung nach Schlaganfall mit Hemiparese rechtsseitig, Entwicklungsverlaufskontrolle, Schulempfehlung

2.2.1 Vorgeschichte

Problembereich. Robin wird aktuell im Alter von 5;9 Jahren in einer Universitätsambulanz für Kinder und Jugendliche vorgestellt. Er weist nach einer Frühgeburt (33 + 6 SSW↑) und prä- bzw. perinatalem Schlaganfall spezifische Beeinträchtigungen und Entwicklungsauffälligkeiten auf. Robin wurde im Rahmen einer Längsschnittstudie seit dem zweiten Lebensjahr dreimal in der Ambulanz untersucht, und zwar zum Alter von 1;7 Jahren, 3;6 Jahren und 5;9 Jahren. Zu diesen Zeitpunkten wurden jeweils eine Entwicklungsdiagnostik mit dem ET 6-6-R und bei den letzten beiden Untersuchungen ergänzend weitere Leistungstests durchgeführt.

Familiäre und soziale Rahmenbedingungen. Robin lebt als einziges Kind bei seinen Eltern in städtischer Wohnlage in einem günstigen sozialen Milieu. Sein Vater ist in Vollzeit berufstätig als Angestellter der Stadt, seine Mutter hat nach Robins Geburt ihre frühere Berufstätigkeit als Krankenschwester vorübergehend eingestellt. Es besteht regelmäßiger Kontakt zu den Großeltern mütter- wie väterlicherseits. Robin verfügt über ein eigenes Zimmer, seine Eltern unternehmen regelmäßig gemeinsame Freizeitaktivitäten mit ihm wie beispielsweise Spielplatz- oder Schwimmbadbesuche sowie Ausflüge in der Natur und zu Sehenswürdigkeiten. Die Mutter besucht seit dem ersten Lebensjahr ein- bis zweimal pro Woche vormittags gemeinsam mit Robin private Kindergruppen.

Zusammenfassung der Vorbefunde. Robin wurde in der 34. Schwangerschaftswoche (33 + 6 SSW↑) geboren. Die Schwangerschaft stellte sich nach zunächst unerfülltem Kinderwunsch der Eltern, vermutlich aufgrund von Zyklusstörungen der Mutter, im Anschluss an eine Hormonbehandlung der Mutter ein. Die Geburt erfolgte als Spontangeburt aus der Hinterhauptslage, Robins Geburtsgewicht betrug 2.870 g, für seine Körperlänge wurden 46 cm und für den Kopfumfang 33 cm notiert. Die APGAR↑-Werte betrugen 9/10/10 und der Nabelschnur-pH↑ wurde mit 7,39 ermittelt. Nach Auskunft der Eltern wies das Neugeborene mehrere auffällige Merkmale auf, beispielsweise einen behaarten Rücken, Käseschmiere↑ sowie das Fehlen der Fingernägel. Außerdem seien Atemstörungen eingetreten, die als respiratorische Anpassungsstörung↑ klassifiziert wurden, woraufhin am ersten Lebenstag eine Sauerstoffgabe erfolgte. Robin hatte eine Trinkstörung gezeigt und konnte deshalb nicht gestillt werden, ist aber dennoch etwa acht Monate mit Muttermilch ernährt worden. Feste Nahrung hat ihm lange Probleme bereitet, bei der Nahrungsaufnahme hat er dann Brei bevorzugt.

Robin hat beim Strampeln das rechte Bein weniger genutzt. Er ist früh an der Hand gelaufen, hat dabei aber stets das rechte Bein auswärts rotiert. Beim Greifen hat er rechtsseitig die Hand nur mit Hilfe um einen Gegenstand schließen können, sodass er bereits ab dem sechsten Lebensmonat mit der linken Hand über die Körpermittellinie hinweg zu greifen lernte. In den ersten Lebensmonaten hat Robin außerdem häufig an Infektionen der Atemwege gelitten, seit einer Sanierung seines Zimmers (Schimmelpilze) hat sich dies jedoch gelegt. Robins Sprachentwicklung setzte verzögert ein, er sprach zunächst nur wenig unter Einsatz einer geringen Anzahl von Lauten. Die frühen Meilensteine der motorischen Entwicklung absolvierte Robin verzögert, aus diesem Grund wurde bereits nach der Kinder-Vorsorgeuntersuchung↑ U5 zweimal die Woche eine Physiotherapie nach Vojta↑ (s. Vojta & Peters, 2007) veranlasst. Robin machte gute Fortschritte und holte motorische Entwicklungsrückstände↑ auf. Nachts hat Robin viel geweint und selten durchgeschlafen, auch im Bett der Eltern war er sehr unruhig.

Im Alter von 16 Monaten wurde eine Kernspintomografie↑ des Kopfes durchgeführt, wonach ein zurückliegender Mediainfarkt↑ linksseitig diagnostiziert wurde. Anatomisch ging dies mit ausgezogenem linken Seitenventrikel↑, einem ausgedehnten Substanzdefekt im Stromgebiet der mittleren Hirnarterie sowie einer Verbreiterung der Sylvischen Furche↑ einher. Der Zeitpunkt lag vermutlich vorgeburtlich bzw. unter der Geburt. Nach Befragung der Eltern wurde bekannt, dass mehrere Familienmitglieder bereits kurz nach Vollendung des 40. Lebensjahres Schlaganfälle erlitten hatten.

Nach umfassender medizinischer Diagnostik in einem Kinderzentrum wurden folgende Diagnosen gestellt:

- armbetonte spastische↑ Hemiparese↑ rechtsseitig (G80.2 R);
- entwicklungsbedingte motorische Koordinationsstörung (F82.0);
- Sprachentwicklungsverzögerung (F80.9);
- Verdacht auf allgemeine Entwicklungsretardierung (F89);
- Zustand nach Arteria-cerebri-media-Infarkt links (G46.0*, I63.5+);
- Zustand nach peripartaler Risikoanamnese (Z87.6);
- Frühgeborenes↑ der 34. SSW↑, Geburtsgewicht 2.870 g (P07.3) sowie
- respiratorische Anpassungsstörung↑ (Tachypnoe↑) (P22.1).

Die Lokalisation der Hirnschädigungen legte die Hypothese nahe, dass im Entwicklungsverlauf vorrangig Risiken für Robins Sprachentwicklung und motorische Entwicklung bestehen. Hierzu wurde angegeben, dass Robin nicht gekrabbelt sei, sondern sich vor dem Erlernen des freien Gehens um die Körperlängsachse rollend fortbewegt hatte. Diese Entwicklungsbereiche sollten deshalb bei der Entwicklungsverlaufskontrolle besonders beobachtet werden.

2.2.2 Erstvorstellung (Alter: 1;7 Jahre)

Etwa drei Monate nach der Diagnose des Schlaganfalls im Kinderzentrum wurde Robin in der Universitätsambulanz mit dem ET 6-6-R untersucht. Sein Lebensalter betrug zu diesem Zeitpunkt 19 Monate (1;7 Jahre), aufgrund der Frühgeburt erfolgte eine Alterskorrektur↑. Da Robins Geburt etwa zwei Monate vor dem errechneten Geburtstermin erfolgte, beträgt sein korrigiertes Lebensalter↑ 17 Monate (1;5 Jahre). Aus diesem Grund wurde nicht der seinem Lebensalter entsprechende Altersgruppentest „18 bis 21 Monate“, sondern der dem korrigierten Lebensalter entsprechende Altersgruppentest „15 bis 18 Monate“ aus dem ET 6-6-R verwendet. Dieser konnte in der Zeit von 8.30 Uhr bis 8.55 Uhr innerhalb von 25 Minuten vollständig durchgeführt werden. Die Untersucherin schätzte dabei

- Robins *Motivation* sowie die Qualität der *sozialen Interaktion* als „sehr gut“ ein;
- seine *Konzentration/Aufmerksamkeit* wurden als „unproblematisch“ bewertet;
- die Bereiche *Sprachverständnis* sowie *Motorik und Tonus* wurden als „leicht beeinträchtigt“ eingeschätzt. Robin zeigte auf Ansprache selten angemessene Reaktionen und war aufgrund seiner spastischen↑ Hemiparese↑ in der Bewältigung motorischer Anforderungen etwas eingeschränkt. Insbesondere bei der Planung und Ausführung handmotorischer Leistungen traten Kompensationsstrategien auf, Robin nahm beispielsweise Gegenstände häufig mit der rechten Hand auf, übergab sie danach aber in die linke Hand und führte die motorischen Handlungen linksseitig aus. Auch griff er bei der Aufnahme von Gegenständen bereits des Öfteren mit der linken Hand über die Körpermitte, was altersuntypisch ist.

Abbildung 8 zeigt Robins Entwicklungsprofil↑, das er im Lebensalter von 1;7 Jahren (korrigiertes Lebensalter↑ 1;5 Jahre) in der Altersgruppe „15 bis 18 Monate“ erzielte. Es lassen sich die wichtigsten Ergebnisse der Testung wie folgt zusammenfassen:

- *Körpermotorik:* Robin erzielte einen EQ↑-Wert von 9 (PR↑ 36,9). Das Testergebnis liegt im unauffälligen Bereich.
- *Handmotorik:* Robin erzielte hier einen EQ-Wert von 10 (PR 50,0). Das Testergebnis liegt im unauffälligen Bereich.
- *kognitive Entwicklung:* Hier erzielte Robin einen Entwicklungsquotienten von 11 (PR 63,1). Auch dieses Ergebnis liegt im unauffälligen Bereich.
- *Sprachentwicklung:* Robins EQ-Wert von 6 (PR 9,1) liegt im Risikobereich.
- *sozial-emotionale Entwicklung:* Die Elternauskunft lieferte einen Entwicklungsquotienten von 8 (PR 25,3). Dieses Ergebnis liegt im unauffälligen Bereich.

Analyse kritischer Differenzen↑ im Entwicklungsprofil. Den geringsten Entwicklungsquotienten↑ erzielte Robin in der Skala der Sprachentwicklung (EQ=6), den höchsten Entwicklungsquotienten erzielte er in der Skala der kognitiven Entwicklung (EQ=11). Die maximale Differenz der EQ-Werte in seinem Entwicklungsprofil beträgt somit 5 EQ-Punkte, es liegt ein *heterogenes Entwicklungsprofil* vor.

Grenzsteine↑. Robin erreichte in allen Entwicklungsbereichen sämtliche Grenzsteine für den Alterszeitpunkt „15 Monate“. Außerdem konnte Robin bereits in den Bereichen der Körper- und Handmotorik sowie der kognitiven Entwicklung die Grenzstein-Aufgaben für den Alterszeitpunkt „18 Monate“ lösen. Im Bereich der Sprachentwicklung verpasste er den Grenzstein für 18 Monate („Verwendet konstante Wortannäherungen“, T143), er zeigte das entsprechende Verhalten nicht in der Untersuchungssituation und auch seine Eltern konnten dies nicht aus dem Lebensalltag berichten (die Elternbefragung ist bei dieser Aufgabe zulässig). Insgesamt verhält sich das Grenzstein-Lösungsmuster konsistent zum Gesamttest-Ergebnis und stützt die im Entwicklungsprofil abgebildeten spezifischen Entwicklungsverzögerungen der Sprache.

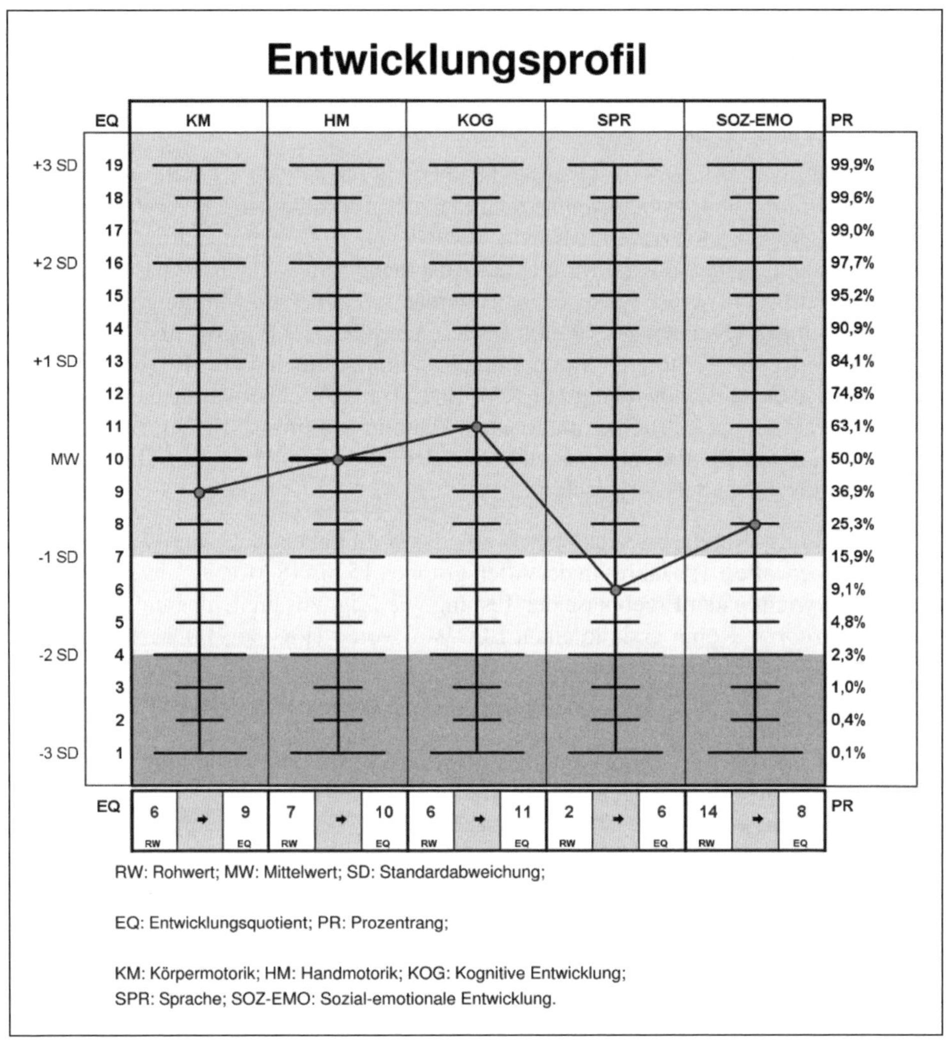

Abbildung 8: Entwicklungsprofil von Robin (1;7 J.; alterskorrigiert 1;5 J.), ermittelt für Kinder der Altersgruppe von 15 bis 18 Monaten.

Anmerkung: Die Abbildung wurde mit der Auswertungssoftware zum ET 6-6-R (Copyright © 2013 Pearson Assessment & Information GmbH, Frankfurt/M. Alle Rechte vorbehalten.) erstellt.

Qualitative Analyse. In der *Körpermotorik* zog Robin sich bereits in den Stand hoch (T012) und ging bereits frei (T016) (vgl. Abb. 9), somit sind die Aufgaben zur zielgerichteten Fortbewegung (T013) und zum Gehen mit Festhalten (T015) automatisch auch erfüllt. Weiter konnte Robin auch im Stand einen Gegenstand aufheben (T017) sowie eine Rumpfrotation im Stand durchführen (T019), wodurch eine altersgerechte Integration der Ganzkörpermotorik im Stehen und Gehen abgebildet wurde. Robin löste in der Körpermotorik lediglich die drei schwierigsten Aufgaben zum Rückwärtsgehen (T018), Schießen eines Balls (T020) und Rennen ohne Armschwung (T021) noch nicht. Die Einschränkungen durch die spastische[↑] Hemiparese[↑] konnten von Robin bis zu diesem Alter zunächst gut kompensiert werden.

Aufgaben		P_i	KM	HM	KOG	SPR	Nein
Sitzen							
1. Zieht sich in den Stand hoch (T012).	*G-15-KM	0.98	☑				☐
Stehen							
20. Bewegt sich zielgerichtet fort (T013).		0.98	☑				☐
21. Geht vorwärts mit Festhalten (T015).	*G-15-KM	1.0	☑				☐
22. Geht frei (T016).	**G-18-KM	0.91	☑				☐
23. Hebt Gegenstand auf (T017).		0.86	☑				☐
24. Geht drei Kontakte rückwärts (T018).		0.27	☐				☑
25. Dreht sich im Stand um (T019).		0.79	☑				☐
26. Schießt einen Ball (T020).		0.55	☐				☑
27. Rennt ohne Armschwung (T021).		0.66	☐				☑

Abbildung 9: Erfüllte und nicht erfüllte Testaufgaben von Robin (1;7 J.; alterskorrigiert 1;5 J.) in der *Körpermotorik*, ermittelt für Kinder der Altersgruppe von 15 bis 18 Monaten.

Anmerkungen: P_i = Aufgabenschwierigkeit[↑]; KM = Körpermotorik; HM = Handmotorik; KOG = kognitive Entwicklung; SPR = Sprachentwicklung. Die Abbildung wurde mit der Auswertungssoftware zum ET 6-6-R (Copyright © 2013 Pearson Assessment & Information GmbH, Frankfurt/M. Alle Rechte vorbehalten.) erstellt.

In der *Handmotorik* (vgl. Abb. 10) erbrachte Robin einige Leistungen unter Einbezug beider Hände, so erfolgte die Aufnahme von Materialien beispielsweise oft rechtsseitig, zur Durchführung einer motorischen Handlung wurden die Gegenstände dann aber häufig in die linke Hand übergeben. Robin konnte bereits einen Gegenstand dosiert und willkürlich loslassen (T049), aufgrund der Hemiparese[↑] gelang ihm dies jedoch lediglich mit der linken Hand. Ebenfalls konnte Robin bereits zwei Würfel stapeln (T052), einen (T053) bzw. beide (T059) Zylinder in den Lochblock einstecken und einen Würfel aus einem Gefäß herauskippen (T054). Jedes Mal erfolgte die Aufnahme zunächst rechtsseitig, die Aktion wurde nach Übergabe dann aber linksseitig ausgeführt. Den Stift nahm Robin spontan im oberen Stiftdrittel mit der linken Hand auf und kritzelte danach im Faustgriff in kreisenden und pendelnden Bewegungen einige Linien auf das Papier (T055). Die Stifthaltung im vorderen Stiftbereich (T056) zeigte Robin noch nicht. Auch gelang es ihm noch nicht, einen kleinen Würfel mit den Fingerspitzen in die Flasche einzuführen (T058). Bei der Aufnahme kleinerer Gegenstände setzte Robin zumeist die rechte Hand ein und zeigte dabei eher ein Greifmuster mit Annäherung an den Gegenstand von oben und Aufnahme des Gegenstandes im Bereich der Handfläche. Die Übergabe in die linke Hand erfolgte dann ebenfalls eher in den Bereich der linken Handfläche, wodurch keine präzisen handmotorischen Handlungen mit den Fingerspitzen möglich waren. Diese Beobachtungen legen die Vermutung nahe, dass Robin infolge der Hirnschädigung seine durch die Hemiparese beeinträchtigte, ursprüngliche Anlage einer dominanten rechten Hand durch Umlernen auf die linke Hand kompensiert und dort seine Fertigkeiten dann etwas verzögert entwickelt.

Aufgaben		P_i	KM	HM	KOG	SPR	Nein
2. Lässt Gegenstand willkürlich los (T049).	*G-15-HM	0.97		☑			☐
3. Setzt mit einer Hand einen Würfel auf einen zweiten Würfel (T052).		0.9		☑			☐
4. Steckt einen Zylinder in Lochblock (T053).	**G-18-...	0.94		☑			☐
5. Kippt einhändig kleinen Würfel aus Flasche (T054).		0.84		☑			☐
6. Ergreift Stift und malt (T055).		0.86		☑			☐
7. Ergreift Stift im vorderen Bereich (T056).		0.18		☐			☑
8. Benutzt Stab, um ein Spielzeug zu erreichen (T057).		0.52		☑			☐
9. Steckt mit den Fingerspitzen einen Würfel von oben in die Flasche (T058).		0.89		☐			☑
10. Steckt beide Zylinder in den Lochblock (T059).		0.9		☑			☐

Abbildung 10: Erfüllte und nicht erfüllte Testaufgaben von Robin (1;7 J.; alterskorrigiert 1;5 J.) in der *Handmotorik*, ermittelt für Kinder der Altersgruppe von 15 bis 18 Monaten.

Anmerkungen: P_i = Aufgabenschwierigkeit[†]; KM = Körpermotorik; HM = Handmotorik; KOG = kognitive Entwicklung; SPR = Sprachentwicklung. Die Abbildung wurde mit der Auswertungssoftware zum ET 6-6-R (Copyright © 2013 Pearson Assessment & Information GmbH, Frankfurt/M. Alle Rechte vorbehalten.) erstellt.

In der *kognitiven Entwicklung* (vgl. Abb. 11) zeigte Robin mehrere Leistungen unter Anwendung oben beschriebener feinmotorischer Handlungsmuster. Es gelang ihm, mit dem Quietschball zielgerichtet ein Geräusch zu erzeugen (T081; linksseitig) sowie die Schüttelbewegung zu imitieren (T083; rechtsseitig). Außerdem stapelte er zwei Würfel aufeinander (T085; linksseitig), wodurch das Adaptieren zweier Gegenstände (T084) automatisch mit erfüllt wurde. Robin brachte auch einen großen Würfel in ein Gefäß und wieder heraus (T086) und behielt drei Gegenstände an sich (T088). Das Stapeln von drei Würfeln (T087) sowie das Aneinanderreihen von Würfeln in der horizontalen Ebene (T089) zeigte Robin noch nicht. Bei den beiden nicht gekonnten Aufgaben handelt es sich um genau diejenigen beiden Aufgaben zur kognitiven Entwicklung in dieser Altersgruppe, welche den besonderen inhaltlichen Schwerpunkt der räumlichen Leistungen aufweisen. Es sind jedoch auch die schwierigsten Aufgaben dieser Skala in dieser Altersgruppe, sie werden erst von einem geringen Anteil der Kinder (48 %; 26 %) in diesem Alter gelöst. Somit können Robins Nichterfüllungen zu diesem Zeitpunkt nicht als spezifische Entwicklungsdefizite interpretiert werden.

In der *Sprachentwicklung* (vgl. Abb. 12) erfüllte Robin lediglich zwei Aufgaben. Er folgte einer verbalen Anweisung, wenn Zusatzhinweise gegeben wurden (T142), hierbei blieb jedoch unklar, inwieweit seine Reaktion eher durch die Zusatzhinweise begründet war als durch das Verständnis der gesprochenen Instruktion. Weitere Hinweise zum Sprachverständnis konnte der ET 6-6-R nicht liefern: Robin konnte die Zwei-Schritt-Anweisung ohne Hinweise weder teilweise (T145) noch vollständig (T146) befolgen, auch wendete er sich nicht in die entsprechende Richtung, wenn er mit seinem Namen angesprochen wurde (T144), zudem konnte er nicht auf Objekte im Raum zeigen (T148). Somit sollte

Aufgaben		P_i	KM	HM	KOG	SPR	Nein
11. Ruft zielgerichtet ein Geräusch hervor (T081).	*G-15-K...	0.98			☑		☐
12. Imitiert Schüttelbewegung (T083).		0.87			☑		☐
13. Adaptiert zwei Gegenstände aneinander (T084).	*G-15-K...	0.98			☑		☐
14. Stapelt zwei Würfel aufeinander (T085).	**G-18-...	0.89			☑		☐
15. Legt einen Würfel in ein Gefäß und bringt ihn wieder heraus (T086).		0.87			☑		☐
16. Stapelt drei Würfel aufeinander (T087).		0.48			☐		☑
17. Behält drei Gegenstände an sich (T088).		0.5			☑		☐
18. Reiht Gegenstände aneinander (T089).		0.26			☐		☑

Abbildung 11: Erfüllte und nicht erfüllte Testaufgaben von Robin (1;7 J.; alterskorrigiert 1;5 J.) in der *kognitiven Entwicklung*, ermittelt für Kinder der Altersgruppe von 15 bis 18 Monaten. Es wurden zwei schwierige Aufgaben nicht gelöst, die räumliche Leistungen überprüfen.

Anmerkungen: P_i = Aufgabenschwierigkeit↑; KM = Körpermotorik; HM = Handmotorik; KOG = kognitive Entwicklung; SPR = Sprachentwicklung. Die Abbildung wurde mit der Auswertungssoftware zum ET 6-6-R (Copyright © 2013 Pearson Assessment & Information GmbH, Frankfurt/M. Alle Rechte vorbehalten.) erstellt.

Robins Leistung in der rezeptiven Sprache zunächst vorsichtig eher als kommunikative denn als sprachliche Teilkompetenz interpretiert werden. Im Bereich der expressiven Sprache verwendete Robin bereits Mama und Papa (T141), zeigte jedoch keine konstanten Wortannäherungen (T143) oder Ein-Wort-Sätze (T147). Der ET 6-6-R liefert somit Hinweise auf Sprachentwicklungsverzögerungen, die aufgrund der Aufgabenschwierigkeiten↑ (nicht gekonnt: T144, P_i=.95) für den rezeptiven Bereich stärker gestützt werden. Dieser Befund verhält sich stimmig zum erzielten EQ↑-Wert in der Sprachentwicklung.

Aufgaben		P_i	KM	HM	KOG	SPR	Nein
19. Zeigt auf Objekte im Raum (T148). 0. "...[die Begleitperson]?" (Übungsbeispiel) 1. "...die Tür?" 3. "...der Stuhl?" 2. "...das Fenster?" 4. "...der Tisch?"		0.24				☐	☑
28. Folgt einer verbalen Anweisung, wenn Zusatzhinweise gegeben werden (T142).		0.93				☑	☐
29. Befolgt verbale Zwei-Schritt-Anweisung ohne Zusatzhinweis teilweise (T145).		0.71				☐	☑
30. Befolgt verbale Zwei-Schritt-Anweisung ohne Zusatzhinweis vollständig (T146).		0.24				☐	☑
31. Verwendet "Mama" oder "Papa" sinngemäß [E] (T141).	*G-15-SPR	0.93				☑	☐
32. Verwendet konstante Wortannäherungen [E] (T143).	**G-18-...	0.66				☐	☑
33. Wendet sich, wenn es mit seinem Namen angesprochen wird (T144).		0.95				☐	☑
34. Formuliert Ein-Wort-Sätze [E] (T147).		0.34				☐	☑

Abbildung 12: Erfüllte und nicht erfüllte Testaufgaben von Robin (1;7 J.; alterskorrigiert 1;5 J.) in der *Sprachentwicklung*, ermittelt für Kinder der Altersgruppe von 15 bis 18 Monaten.

Anmerkungen: P_i = Aufgabenschwierigkeit↑; KM = Körpermotorik; HM = Handmotorik; KOG = kognitive Entwicklung; SPR = Sprachentwicklung. Die Abbildung wurde mit der Auswertungssoftware zum ET 6-6-R (Copyright © 2013 Pearson Assessment & Information GmbH, Frankfurt/M. Alle Rechte vorbehalten.) erstellt.

Der Fragebogen zur *sozial-emotionalen Entwicklung* des ET 6-6-R wurde von beiden Eltern gemeinsam ausgefüllt, es konnten dabei einige noch nicht absolvierte Entwicklungsschritte Robins beschrieben werden. Diese beziehen sich insbesondere auf Situationen, in denen soziale Kompetenzen auch verbal-sprachliche Fertigkeiten erfordern, beispielsweise den Gebrauch des Wortes „Nein" oder die Verwendung von Worten beim Ausdruck von Wünschen. Auf ungünstige soziale Interaktionen reagiert Robin schnell wütend und kann häufig nur langsam wieder beruhigt werden.

Zusammenfassung und Empfehlungen. Die Entwicklungsdiagnostik mit dem ET 6-6-R zeigte spezifische Entwicklungsverzögerungen Robins im Bereich der Sprache auf. Zusätzlich lieferte die Verhaltensbeobachtung einen Eindruck, in welchen Situationen motorische Einschränkungen aufgrund der spastischen↑ Hemiparese↑ vorliegen, welche bislang von Robin jedoch gut kompensiert wurden. Die Beeinträchtigungen lassen sich als Folgen des linksseitigen Mediainfarkts↑ einordnen. Es wird eine Fortführung der Physiotherapie zur Förderung der Grob- und Feinmotorik sowie eine heilpädagogische Frühförderung empfohlen, um die sprachlichen Kompetenzen zu verbessern. Diesem Vorschlag wurde auch gefolgt. Im Rahmen der Längsschnittstudie wurden die Eltern eingeladen, Robin nach Ablauf von zwei Jahren erneut in der Universitätsambulanz vorzustellen.

2.2.3 Zweitvorstellung (Alter: 3;6 Jahre)

Die zweite Vorstellung Robins in der Universitätsambulanz erfolgte 23 Monate später, Robins Lebensalter betrug nun 3;6 Jahre. Aufgrund seines Lebensalters ist eine Alterskorrektur↑ beim Einsatz des ET 6-6-R nun nicht mehr unbedingt erforderlich, da es sich jedoch noch nicht um eine diagnostische Fragestellung zur Beschulung handelt, wird die Korrektur dennoch empfohlen (s. Petermann & Macha, 2015, S. 47). Somit wurde nicht der Robins Lebensalter entsprechende Altersgruppentest „42 bis 48 Monate", sondern der seinem korrigierten Lebensalter↑ (3;4 J.) entsprechende Altersgruppentest „36 bis 42 Monate" durchgeführt. Ergänzend wurden

- als zusätzlicher kognitiver Leistungstest die Kaufman Assessment Battery for Children in der deutschsprachigen Version (K-ABC; Melchers & Preuß, 2009),
- der Sprachentwicklungstest für drei- bis fünfjährige Kinder (SETK 3-5; Grimm, 2010) sowie
- zur Exploration möglichen Problemverhaltens der Elternfragebogen über das Verhalten von Kindern und Jugendlichen (CBCL/4-18; Arbeitsgruppe Deutsche Child Behavior Checklist, 1998)

eingesetzt.

Neuere Befunde. Im Alter von 1;9 Jahren erfolgte in einer Universitäts-Kinderklinik eine ausführliche Blutgerinnungsdiagnostik mit unauffälligen Ergebnissen. Auch genetische Untersuchungen lieferten Normalbefunde ohne besondere Risiken. Im Alter von 3;1 Jahren wurde für Robin die Pflegestufe 1 beantragt und auch bewilligt. Robins Mutter war aktuell erneut schwanger.

Die bereits im ersten Lebensjahr aufgenommene Physiotherapie nach Vojta↑ wurde zweimal wöchentlich kontinuierlich fortgeführt. Es wurden gute Behandlungserfolge berichtet, insbesondere Fortschritte der rechtsseitigen Handmotorik beim Greifen. Durch eine Versorgung mit Fußorthesen↑ konnte Robins Gangbild positiv beeinflusst werden. Zusätzlich wurde seit dem Alter von 2;2 Jahren zweimal wöchentlich eine Ergotherapie durchgeführt. Hier wurde zunächst berichtet, dass Robin Probleme zeige, Anweisungen zu verstehen sowie die Konzentration bei der Durchführung von Übungen angemessen aufrechtzuerhalten. In beiden Bereichen gelangen jedoch deutliche Fortschritte. Auch wurde eine gelegentliche Verweigerungshaltung Robins beschrieben. Die durchgeführten sensorischen und motorischen Therapieeinheiten waren für Robins Entwicklungsverlauf jedoch förderlich. Ebenfalls seit dem Alter von 2;2 Jahren erhielt Robin zusätzlich eine heilpädagogische Frühförderung einmal wöchentlich in den Räumen der Frühförderstelle. In der Eingangsdiagnostik wurden mit der Münchner Funktionellen Entwicklungsdiagnostik (MFED; Hellbrügge, 1994) Entwicklungsverzögerungen in allen (!) Entwicklungsbereichen diagnostiziert, die mit Entwicklungsaltern↑ zwischen 10 und 18 Monaten beschrieben wurden. Auffällig war im Entwicklungsprofil↑ die Diskrepanz zwischen dem ermittelten Sprachverständnisalter (10 Monate) und dem Sprechalter (18 Monate). Robin wurde als freundlich, offen, wissbegierig und im Beziehungsaufbau mit Kindern wie Erwachsenen als altersgemäß kompetent beschrieben. Robin zeigte sich empfänglich für Regel- und Rollenspiele in der Gemeinschaft und agierte aufgeschlossen bei Spielen und Übungen zu Sinneserfahrungen. Im Alter von 2;7 Jahren wurde eine insgesamt zehn Stunden umfassende logopädische Therapie durchgeführt, durch die eine Förderung der Sprachentwicklung gelang. Robin erweiterte seinen Wortschatz und begann Zwei-Wort-Verbindungen in der Kommunikation einzusetzen. In der Freizeit besuchten die Eltern einmal wöchentlich eine Kinderspielgruppe sowie einmal wöchentlich eine Schwimmstunde.

Der ET 6-6-R für die Altersgruppe „36 bis 42 Monate“ konnte in der Zeit von 8.45 Uhr bis 9.40 Uhr innerhalb von 55 Minuten vollständig durchgeführt werden. Die Untersucherin schätzte dabei

- Robins *Motivation* sowie die Qualität der *sozialen Interaktion* als „sehr gut“ sowie
- seine *Konzentration/Aufmerksamkeit* als „unproblematisch“ ein.
- Die Bereiche *Sprachverständnis sowie Motorik und Tonus* wurden als „leicht beeinträchtigt“ beurteilt: Robin zeigte teilweise verringertes Instruktionsverständnis und es mussten deshalb die Aufgabenanleitungen gelegentlich wiederholt vorgesprochen werden. Danach erschien das Aufgabenverständnis jedoch gesichert. Bei der Bewältigung motorischer Anforderungen fiel auf, dass Robin seinen rechten Arm kaum einsetzte und ihn häufig in Kopfhöhe abgewinkelt vom Körper hielt. Außerdem artikulierte Robin undeutlich („verwaschen“).

Abbildung 13 illustriert Robins Entwicklungsprofil↑, das er im Lebensalter von 3;6 Jahren (korrigiertes Lebensalter↑ 3;4 Jahre) in der Altersgruppe „36 bis 42 Monate“ erreichte. Es lassen sich die wichtigsten Ergebnisse der Testung wie folgt zusammenfassen:

- *Körpermotorik:* Robin erzielte einen EQ↑-Wert von 5 (PR↑ 4,8). Das Testergebnis liegt im Risikobereich.
- *Handmotorik:* Hier erreichte Robin einen EQ-Wert von 6 (PR 9,1). Auch dieses Testergebnis liegt im Risikobereich.

- *kognitive Entwicklung:* Der EQ-Wert von 9 (PR 36,9) liegt im unauffälligen Bereich.
- *Sprachentwicklung:* Robins EQ-Wert von 8 (PR 25,3) liegt ebenfalls im unauffälligen Bereich.
- *sozial-emotionale Entwicklung:* Die Elternauskunft liefert für Robin einen EQ-Wert von 8 (PR 25,3). Auch dieses Fragebogen-Ergebnis liegt im unauffälligen Bereich.

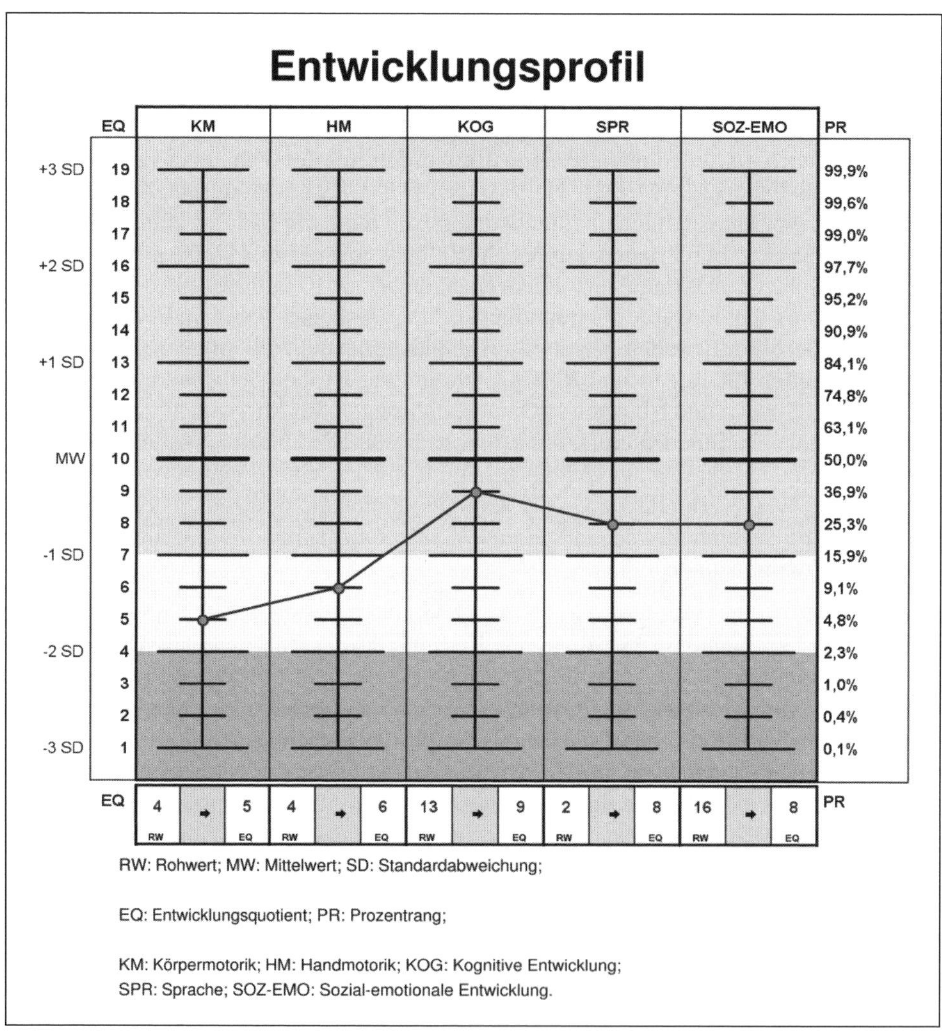

Abbildung 13: Entwicklungsprofil von Robin (3;6 J.; alterskorrigiert 3;4 J.), ermittelt für Kinder der Altersgruppe von 36 bis 42 Monaten.

Anmerkung: Die Abbildung wurde mit der Auswertungssoftware zum ET 6-6-R (Copyright © 2013 Pearson Assessment & Information GmbH, Frankfurt/M. Alle Rechte vorbehalten.) erstellt.

Analyse kritischer Differenzen↑ im Entwicklungsprofil. Den geringsten Entwicklungsquotienten↑ erreichte Robin auf der Skala der Körpermotorik (EQ = 5), den höchsten Entwicklungsquotienten erzielte er in der Skala der kognitiven Entwicklung (EQ = 9). Die maximale Differenz der EQ-Werte in seinem Entwicklungsprofil beträgt somit 4 EQ-Punkte, es liegt ein *homogenes Entwicklungsprofil* vor.

Grenzsteine↑. Robin erreichte alle Grenzsteine der Handmotorik sowie der Sprachentwicklung für den Alterszeitpunkt „36 Monate", jedoch verpasste er jeweils einen der für diesen Alterszeitpunkt überprüften Grenzsteine zur Körpermotorik („Rennt mit Armschwung"; T024) und zur kognitiven Entwicklung („Wählt Objekte nach Form, Farbe und Größe aus: 2 Dimensionen; T117). Von den Grenzsteinen für „42 Monate" wurde lediglich die Grenzstein-Aufgabe zur Körpermotorik („Geht vier Kontakte rückwärts"; T027) von Robin nicht gekonnt. Die Grenzsteine für den Alterszeitpunkt „42 Monate" aus den Bereichen der Handmotorik, der kognitiven Entwicklung sowie der Sprachentwicklung waren von Robin bereits absolviert. Für die verpassten Grenzsteine zur Körpermotorik verhält sich das Grenzstein-Lösungsmuster konsistent zum Entwicklungsquotienten im Risikobereich und stützt die im Entwicklungsprofil abgebildeten umfassenden Entwicklungsverzögerungen der Körpermotorik. Der verpasste Grenzstein für 36 Monate zur kognitiven Entwicklung deutet vor dem Hintergrund des unauffälligen Gesamtwerts hingegen auf eine spezifische kognitive Problematik.

Qualitative Analyse. In der *Körpermotorik* (vgl. Abb. 14) konnte Robin jeweils drei Kontakte auf einer Linie (T025) und mit gehobener Ferse gehen (T026), außerdem gelangen ihm das Abspringen vom Boden (T023) sowie ein Schlusssprung vorwärts (T030). Im Bereich des Stehens und Gehens konnte er den Einbeinstand (T033), das

Aufgaben		P_i	KM	HM	KOG	SPR	Nein
38. Springt vom Boden ab (T023).		1.0	☑				☐
39. Rennt, mit Armschwung (T024).	*G-36-KM	0.96	☐				☑
40. Geht drei Kontakte auf einer Linie (T025).		0.82	☑				☐
41. Geht drei Kontakte mit gehobener Ferse (T026).		0.86	☑				☐
42. Geht vier Kontakte rückwärts (T027).	**G-42-KM	0.84	☐				☑
43. Fängt großen Ball vor der Brust (T028).		0.79	☐				☑
44. Fängt großen Ball mit den Händen (T029).		0.37	☐				☑
45. Hüpft im Schlusssprung vorwärts (T030).		0.86	☑				☐
46. Wirft einhändig, koordiniert und kräftig (T031).		0.64	☐				☑
47. Fängt kleinen Ball von der Daumenseite her (T032).		0.27	☐				☑
48. Steht auf einem Bein (beidseitig) (T033).		0.64	☐				☑

Abbildung 14: Erfüllte und nicht erfüllte Testaufgaben von Robin (3;6 J.; alterskorrigiert 3;4 J.) in der *Körpermotorik*, ermittelt für Kinder der Altersgruppe von 36 bis 42 Monaten.

Anmerkungen: P_i = Aufgabenschwierigkeit↑; KM = Körpermotorik; HM = Handmotorik; KOG = kognitive Entwicklung; SPR = Sprachentwicklung. Die Abbildung wurde mit der Auswertungssoftware zum ET 6-6-R (Copyright © 2013 Pearson Assessment & Information GmbH, Frankfurt/M. Alle Rechte vorbehalten.) erstellt.

Rückwärtsgehen (T027) sowie das Rennen mit aktivem Armschwung (T024) noch nicht erfüllen. Des Weiteren gelangen ihm weder das Fangen eines großen (T028; T029) noch eines kleinen Balls (T032), auch einen koordinierten Wurf mit dem kleinen Ball (T031) beherrschte Robin noch nicht. Es zeigte sich, dass Robin die durch die Hemiparese† vorliegenden Beeinträchtigungen bei den elementaren Leistungen des Stehens, Gehens und Springens ansatzweise kompensieren kann, jedoch einige alterstypische Fertigkeiten noch nicht erlangt hat. Von den Ballfertigkeiten wäre in seiner Altersgruppe zunächst einmal das Fangen eines großen Balls vor der Brust (T028; P_i = .79) altersentsprechend zu erwarten, während die sonstigen hier überprüften Ballfertigkeiten des Fangens im Durchschnitt erst gegen Ende der Altersgruppe „36 bis 42 Monate" oder sogar noch später erworben werden. Insbesondere im Werfen des kleinen Balls (T031; P_i = .64) liegt jedoch eine Anforderung vor, die Robin im Zuge seines offensichtlichen Umlernens von der rechten auf die linke Hand in spezifischer Weise betrifft und die deshalb im Zusammenhang mit den Befunden zur Handmotorik interpretiert werde sollte.

In der *Handmotorik* (vgl. Abb. 15) erbrachte Robin wiederum einige Leistungen unter Einbezug beider Hände. Er konnte eine Perle mit der Fädelschnur berühren (T063), den Schraubverschluss unter Rotation des Handgelenks der den Deckel aufnehmenden Hand (bei Robin: links) öffnen und schließen (T061) und es gelang ihm nun auch, einen kleinen Würfel mit den Fingerspitzen der linken Hand in präzisem Griff zu führen (T064). Außerdem ergriff er den Bleistift im unteren Drittel mit dem rotierten Faustgriff und führte waagerechte, senkrechte und kreisende Bewegungen auf dem Papier aus (T062), die Bewegungen wurden dabei hauptsächlich aus dem Schultergelenk he-

Aufgaben		P_i	KM	HM	KOG	SPR	Nein
1. Öffnet und schließt Schraubverschluss (T061).	*G-36-HM	0.99		☑			☐
2. Führt den Stift in der Ebene, waagerecht, senkrecht und auch kreisend (T062).		0.78		☑			☐
3. Berührt mit einer Schnur eine Perle (T063).		1.0		☑			☐
4. Führt kleinen Würfel in präzisem Griff (T064).	**G-42-...	0.81		☑			☐
5. Faltet einen scharfen Knick mit den Fingerspitzen (T065).		0.57		☐			☑
6. Schüttet koordiniert von Gefäß zu Gefäß (T066).		0.72		☐			☑
7. Fädelt drei Perlen auf (T067).		0.87		☐			☑
8. Malt eine kleine Fläche vollständig aus (T068).		0.5		☐			☑
9. Führt Stift in Spur A (T069).		0.6		☐			☑
10. Führt Stift in Spur B (T070).		0.24		☐			☑
11. Koordinierte Stiftführung mit den Fingerspitzen (T073).		0.68		☐			☑

Abbildung 15: Erfüllte und nicht erfüllte Testaufgaben von Robin (3;6 J.; alterskorrigiert 3;4 J.) in der *Handmotorik*, ermittelt für Kinder der Altersgruppe von 36 bis 42 Monaten.

Anmerkungen: P_i = Aufgabenschwierigkeit†; KM = Körpermotorik; HM = Handmotorik; KOG = kognitive Entwicklung; SPR = Sprachentwicklung. Die Abbildung wurde mit der Auswertungssoftware zum ET 6-6-R (Copyright © 2013 Pearson Assessment & Information GmbH, Frankfurt/M. Alle Rechte vorbehalten.) erstellt.

raus erzeugt. Hierdurch konnten die Aufgaben zur koordinierten Stiftführung mit den Fingerspitzen (T073) sowie sämtliche Aufgaben zum Ausmalen (T068) und zum Nachfahren von Spuren (T069; T070) von Robin noch nicht bewältigt werden. Außerdem erzeugte er noch keinen scharfen Knick mit den Fingerspitzen (T065) und er schüttete noch keine kleinen Würfel koordiniert von Gefäß zu Gefäß (T066). Es gelang Robin zwar, drei Perlen aufzufädeln (T067), jedoch überschritt er das Zeitlimit von 30 Sekunden deutlich, insgesamt benötigte er etwa 70 Sekunden hierfür. Bei dieser Aufgabe ließen sich wiederum die Folgen des Umlernens von rechts auf links gut beobachten: Robin nahm grundsätzlich zuerst eine Perle mit der rechten Hand auf, übergab sie in die linke Hand, nahm dann wiederum mit der rechten Hand die Schnur auf und führte die Perle auf die Schnur. Danach legte er die Schnur ab und verfuhr bei der zweiten und dritten Perle in gleicher Weise. Das Einfädeln dauerte jeweils deutlich länger, als es altersentsprechend wäre, Robin absolvierte diese für ihn schwierige Anforderung jedoch konzentriert und diszipliniert. Robins Aufgaben-Lösungsmuster, nämlich das Erfüllen leichter Aufgaben bei gleichzeitigem Nichterfüllen der schwierigeren Aufgaben, verhält sich dabei konsistent zum EQ↑-Wert und stützt die Einordnung als Entwicklungsverzögerung in der Handmotorik. Zusätzlich liegen spezifische feinmotorische Beeinträchtigungen vor, die unmittelbar auf die Hemiparese↑ zurückzuführen sind.

In der *kognitiven Entwicklung* (vgl. Abb. 16) konnte Robin zahlreiche räumliche Leistungen erbringen. Er löste das dreiteilige Puzzle (T092), baute eine Pyramide nach (T093) und stapelte zehn Würfel (T094), vollzog die räumliche Perspektivübernahme bei ausschließender Wahrnehmung (T095), steckte den Formenblock zusammen (T112) und ertastete und identifizierte die Formen in den Stoffschlangen korrekt (T121). Auch konnte Robin wichtige Körperteile herzeigen (T105), die Geschlechter anhand von Abbildungen passend benennen (T113), Würfel zu Kugeln eins-zu-eins zuordnen (T114), Objekte nach einer Beschreibungsdimension auswählen (T116), Bildkarten nach Oberbegriffen sortieren (T115) sowie Bildpaare nach ihrer Zusammengehörigkeit gruppieren (T119). Robin erfüllte noch nicht die Aufgaben zur Perspektivübernahme bei rotierter Wahrnehmung (T096), zur Erklärung des Zwecks einer Ampel (T098), zur Anfertigung eines Kopffüßlers (T109), die Erfassung einer Menge von vier Gegenständen (120) sowie zum Auswählen von Objekten nach zwei (T117) oder sogar drei (T118) Beschreibungsdimensionen. Im Bereich des Gedächtnisses konnte Robin zwar zwei Silben (T129), nicht jedoch drei Silben (T130) nachsprechen. Außerdem löste er keine weitere Aufgabe zum auditiven (T127) Gedächtnis, auch die überprüften Leistungen des visuellen Wiedererkennens (T125) und der visuellen Reproduktion (T133) erbrachte Robin nicht. Das Aufgaben-Lösungsmuster kann wiederum als unauffällig interpretiert werden, da leichte Aufgaben überwiegend gekonnt und schwierigere Aufgaben überwiegend nicht gekonnt wurden.

In der *Sprachentwicklung* (vgl. Abb. 17) erfüllte Robin zwei Aufgaben: Er produzierte Drei-bis-Fünf-Wort-Sätze (T151) und verwendete zwei Pronomina (T152). Sechs-bis-Acht-Wort-Sätze (T153) konnte er noch nicht bilden, auch benannte er keine Gegensätze/Äquivalente (T155) und bildete noch keine korrekten Pluralformen von Nomen (T156). Auch im Bereich der Sprachentwicklung konnte Robin leichte Aufgaben lösen ($P_i = .97$; $P_i = .81$) und schwierigere Aufgaben ($P_i = .58$; $P_i = .55$; $P_i = .64$) noch nicht lösen. In der Konstellation mit seinem unauffälligen EQ↑-Wert von 8 in diesem Entwicklungs-

Aufgaben		P_i	KM	HM	KOG	SPR	Nein
12. Löst dreiteiliges Puzzle in 60 Sekunden (T092).		0.71			☑		☐
13. Baut Pyramide nach (T093).		0.87			☑		☐
14. Stapelt zehn Würfel aufeinander (T094).	**G-42-...	0.76			☑		☐
15. Übernimmt räumliche Perspektive bei ausschließender Wahrnehmung (T095).		0.63			☑		☐
16. Übernimmt räumliche Perspektive bei rotierter Wahrnehmung (T096).		0.37			☐		☑
17. Erfasst originären Zweck einer Ampel (T098).		0.27			☐		☑
18. Zeigt Körperteile her (T105): Augen, Ohren, Nase, Mund, Beine, Arme, Hände, Bauch		0.81			☑		☐
19. Zeichnet einen Kopffüßler (T109).		0.3			☐		☑
20. Steckt Formenblock zusammen (T112).		1.0			☑		☐
21. Benennt Geschlechter (T113).		0.88			☑		☐
22. Ordnet eins-zu-eins zu (T114).		0.65			☑		☐
23. Gruppiert Karten nach Oberbegriffen (T115).		0.68			☑		☐
24. Wählt Objekte nach ihrer Form, Farbe und Größe aus: 1 Dimension (T116). "Gib mir einen Würfel!" "Gib mir etwas mit rot!"		0.96			☑		☐
25. Wählt Objekte nach ihrer Form, Farbe und Größe aus: 2 Dimensionen (T117). "Gib mir einen kleinen Würfel!" "Gib mir eine Kugel mit blau!" "Gib mir eine Kugel ohne rot!"	*G-36-K...	0.91			☐		☑
26. Wählt Objekte nach ihrer Form, Farbe und Größe aus: 3 Dimensionen (T118). "Gib mir die kleine blaue Kugel!" "Gib mir einen großen Würfel ohne grün!" "Gib mir zwei, die genau gleich sind!"		0.71			☐		☑
27. Gruppiert funktionsverbundene Gegenstände (T119).		0.59			☑		☐
28. Gibt aus einer Menge genau vier Gegenstände (T120).		0.33			☐		☑
29. Ertastet Formen durch Stoff hindurch (T121).		0.43			☑		☐
30. Erkennt zwei von drei Formen wieder (T125).		0.52			☐		☑
31. Erkennt zwei Geräusche wieder (T127).		0.55			☐		☑
32. Spricht Silben nach (Übungsreihe): ga - do le - ma							
33. Spricht 2 Silben nach (T129): la - ko si - ra		0.7			☑		☐
Seitenwechsel							
34. Spricht 3 Silben nach (T130): me - da - ri su - ka - be		0.54			☐		☑
35. Reproduziert drei Bildmotive aktiv (T133): Auto, Hund, Banane, Flugzeug, Schuh		0.71			☐		☑

Abbildung 16: Erfüllte und nicht erfüllte Testaufgaben von Robin (3;6 J.; alterskorrigiert 3;4 J.) in der *kognitiven Entwicklung*, ermittelt für Kinder der Altersgruppe von 36 bis 42 Monaten. Es wurden zwei schwierige Aufgaben nicht gelöst, die räumliche Leistungen überprüfen.

Anmerkungen: P_i = Aufgabenschwierigkeit†; KM = Körpermotorik; HM = Handmotorik; KOG = kognitive Entwicklung; SPR = Sprachentwicklung. Die Abbildung wurde mit der Auswertungssoftware zum ET 6-6-R (Copyright © 2013 Pearson Assessment & Information GmbH, Frankfurt/M. Alle Rechte vorbehalten.) erstellt.

bereich kann Robins Sprachentwicklung als regelgerecht interpretiert werden. Dieser Befund ist deshalb bedeutsam, weil die Lokalisation von Robins Schlaganfall wichtige Areale sprachlicher Funktionen im Gehirn betrifft: Die eingetretenen Beeinträchtigungen konnten gut kompensiert werden.

Der Fragebogen zur *sozial-emotionalen Entwicklung* des ET 6-6-R wurde auch in dieser Altersgruppe wieder von beiden Eltern gemeinsam ausgefüllt. Die von Robin noch

Aufgaben		P_i	KM	HM	KOG	SPR	Nein
36. Benennt sechs Gegensätze/Äquivalente (T155). 1. "Der Himmel ist oben, aber der Boden ist_?" (unten) 2. "Im Sommer ist es warm, aber im Winter ist es_?" (kalt) 3. "Ein Stein ist hart, aber ein Kissen ist_?" (weich) 4. "Wenn ich gehe bin ich langsam, aber wenn ich renne bin ich_?" (schnell) 5. "Mit den Augen kann ich sehen, aber mit den Ohren kann ich_?" (hören) 6. "Wenn ich rufe bin ich laut, aber wenn ich flüstere bin ich_?" (leise) 7. "Ein Flugzeug kann fliegen, aber eine Eisenbahn kann_?" (fahren) 8. "Ein Vogel kann fliegen, aber ein Fisch kann_?" (schwimmen)		0.58				☐	☑
37. Bildet vier korrekte Pluralformen (T156).		0.55				☐	☑
49. Formuliert Drei-bis-Fünf-Wort-Äußerungen (T151).	*G-36-SPR	0.97				☑	☐
50. Verwendet zwei verschiedene Pronomen (T152).	**G-42-...	0.81				☑	☐
51. Formuliert Sechs-bis-Acht-Wort-Äußerungen (T153).		0.64				☐	☑

Abbildung 17: Erfüllte und nicht erfüllte Testaufgaben von Robin (3;6 J.; alterskorrigiert 3;4 J.) in der *Sprachentwicklung*, ermittelt für Kinder der Altersgruppe von 36 bis 42 Monaten.

Anmerkungen: P_i = Aufgabenschwierigkeit↑; KM = Körpermotorik; HM = Handmotorik; KOG = kognitive Entwicklung; SPR = Sprachentwicklung. Die Abbildung wurde mit der Auswertungssoftware zum ET 6-6-R (Copyright © 2013 Pearson Assessment & Information GmbH, Frankfurt/M. Alle Rechte vorbehalten.) erstellt.

nicht absolvierten Entwicklungsschritte beziehen sich insbesondere auf die Fertigkeiten der emotionalen Regulation sowie auf angemessene Strategien zur Erlangung von Unterstützung in emotional belastenden Situationen. Dies führt im Alltag häufiger zu Konfliktsituationen mit den Eltern wie auch mit Gleichaltrigen. Andere wichtige Entwicklungsschritte hatte Robin jedoch absolviert, dies bezieht sich auf das Erkennen und Befolgen sozialer Regeln und Normen, die Entwicklung einer stabilen Eltern-Kind-Bindung sowie sein Spielverhalten. Insgesamt liegen somit keine Hinweise auf gravierende emotionale und Verhaltensprobleme vor.

In den ergänzend durchgeführten Leistungstests K-ABC und SETK 3-5 sowie im Elternfragebogen CBCL/4-18 wurden von Robin folgende Ergebnisse erzielt:

- *K-ABC:* In der Kaufman Assessment Battery for Children (deutsche Version: Melchers & Preuß, 2009) erreichte Robin auf der mit einem Intelligenzquotienten↑ korrespondierenden „Skala intellektueller Fähigkeiten“ (SIF) einen Gesamtwert von 81. Dabei erzielte er homogene Subskalenergebnisse: Auf der „Skala einzelheitlichen Denkens“ (SED) erreichte Robin einen Standardwert↑ von ebenfalls 81, auf der „Skala ganzheitlichen Denkens“ (SGD) einen Standardwert von 82 und auf der „Fertigkeitenskala“ einen Standardwert von wiederum 81. Die Untertestergebnisse fielen ebenfalls homogen aus, sodass mit der K-ABC keine Hinweise auf spezifische Teilleistungs-Differenzen gewonnen wurden. Die Skalenergebnisse der K-ABC weisen einen etwas größeren Abstand vom Altersdurchschnitt auf, als dies im ET 6-6-R auf der Skala der kognitiven Entwicklung der Fall ist: Während der EQ↑-Wert von 9 (PR↑ 36,9) im ET 6-6-R als unauffällig interpretiert wird, liegen die Skalenergebnisse (PR ca. 11) in der K-ABC im unterdurchschnittlichen Bereich. Dies kann durch zwei Faktoren erklärt werden: Im ET 6-6-R wurde durch die Alterskorrektur↑ und den im Fall von Robin damit einhergehenden Wechsel in eine andere Altersgruppe eine erhöhte Testfairness erzielt, dies unterblieb beim K-ABC. Des Weiteren wurde Robin im ET 6-6-R in der Altersgruppe „36 bis 42 Monate“ mit Kindern verglichen, die im Durchschnitt 39 Monate (entsprechend der Mitte des Altersintervalls) alt waren. Die Skalenwerte der K-ABC beziehen sich jedoch auf ein Altersintervall von 3;0 bis 3;11 Jahren, sodass die Kinder der Referenzgruppe hier im Durchschnitt 3;6 Jahre bzw. 42 Monate alt waren. Der ET 6-6-R lieferte in diesem Fall aufgrund seiner dichteren Staffelung der Altersintervalle einen präziseren Vergleichsmaßstab.

- *SETK 3-5:* Im Sprachentwicklungstest für drei- bis fünfjährige Kinder (Grimm, 2010) erreichte Robin folgende Untertestergebnisse (in T-Werten mit einem Mittelwert↑ von 50 und einer Standardabweichung↑ von 10): Im „Verstehen von Sätzen“ wurde ein T-Wert von 35 (PR 6,7), im „Enkodieren semantischer Relationen“ ein T-Wert von 30 (PR 2,3), in der „Morphologischen Regelbildung“ ein T-Wert von 40 (PR 15,9) und im „Phonologischen Arbeitsgedächtnis für Nichtwörter“ ein T-Wert von 36 (PR 8,1) ermittelt. Auch diese Ergebnisse wichen deutlicher vom Altersdurchschnitt ab als es beim EQ-Wert zur Sprachentwicklung im ET 6-6-R der Fall war. Auch in diesem Fall können die Differenzen zwischen dem EQ-Wert zur Sprachentwicklung im ET 6-6-R (EQ 8; PR 25,3) und den Untertestergebnissen im SETK 3-5 (T-Werte um 35; PR um 6,7) durch die unterschiedlichen Normen-Referenzen erklärt werden. Während Robin im ET 6-6-R nach Alterskorrektur↑ in der Altersgruppe „36 bis 42 Monate“ mit Kindern im Durchschnittsalter von 39 Monaten verglichen wird, sieht der SETK 3-5 keine Alterskorrektur vor. Deshalb liegt hier das durchschnittliche Referenzalter in der Mitte des Altersintervalls 3;6 bis 3;11 Jahre und somit bei 45 Monaten.
- *CBCL/4-18:* Der Elternfragebogen über das Verhalten von Kindern und Jugendlichen (Arbeitsgruppe Deutsche Child Behavior Checklist, 1998) wurde in der Altersvariante für Kinder ab vier Jahren eingesetzt, was nicht dem Lebensalter von Robin entsprach. Dieses Vorgehen wurde gewählt, da keine Hinweise auf gravierende Verhaltensprobleme Robins vorlagen, diese Altersvariante des Elternfragebogens aber eine größere Anzahl Items umfasst als die Fragebögen für jüngere Kinder und somit die Exploration etwaiger Verhaltensprobleme weiter gefasst werden konnte. Nach Auskunft beider Eltern erzielte Robin auf keiner Skala zu Verhaltensproblemen einen auffälligen Ergebniswert. Auf der Ebene einzelner Fragen wurde Robins verkürzte Schlafdauer vermerkt und dass die Artikulation und Sprachentwicklung insgesamt verzögert ist.

Zusammenfassung und Empfehlungen. Die Entwicklungsdiagnostik mit dem ET 6-6-R zeigte, dass Robin im Bereich der Sprachentwicklung gegenüber der Ersttestung mit 19 Monaten gute Fortschritte gemacht hat. Ihm gelang eine Veränderung von einem EQ↑-Wert von 6 (PR↑ 9,1) auf einen EQ-Wert von 8 (PR 25,3). In den Bereichen der Körpermotorik (EQ-Wert von 9 auf 5; PR von 36,9 auf 4,8), der Handmotorik (EQ-Wert von 10 auf 6; PR von 50 auf 9,1) sowie der kognitiven Entwicklung (EQ-Wert von 11 auf 9; PR von 63,1 auf 36,9) war jedoch eine Verschlechterung seines Entwicklungsstatus im Vergleich zu Gleichaltrigen zu verzeichnen. Während die motorischen Leistungen mit 3;6 Jahren bereits in den Risikobereich abfielen, lagen die kognitiven Leistungen jedoch noch im unauffälligen Bereich. Schwerwiegende emotionale bzw. Verhaltensprobleme Robins wurden dabei nicht berichtet. In Abbildung 18 sind die beiden bislang für Robin erstellten Entwicklungsprofile↑ dargestellt.

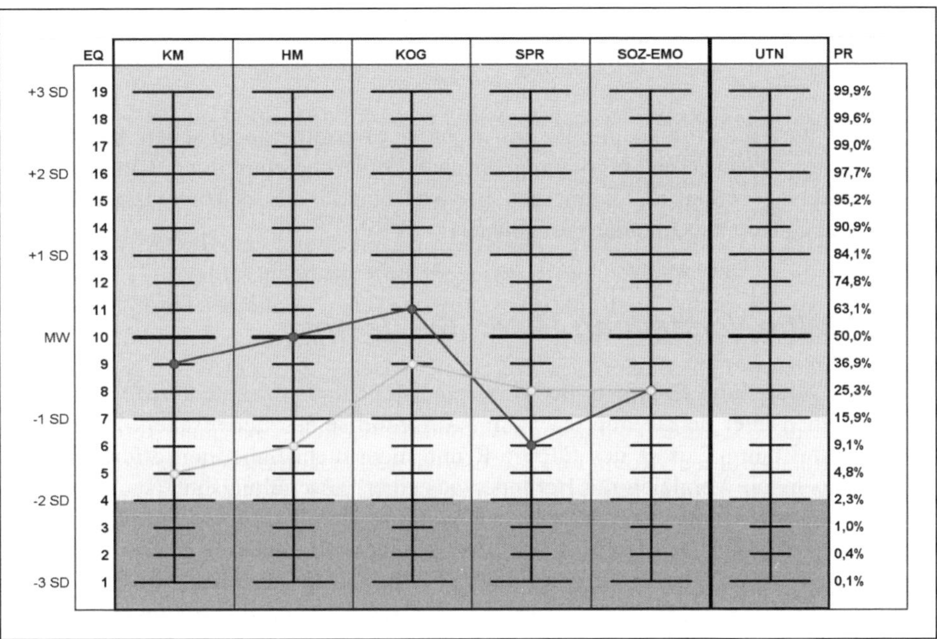

Abbildung 18: Entwicklungsverlauf von Robin für die Alterszeitpunkte 1;7 J. (alterskorrigiert 1;5 J.; dunkle Linie) und 3;6 J. (alterskorrigiert 3;4 J.; helle Linie), ermittelt für Kinder der Altersgruppe von 15 bis 18 Monaten sowie 36 bis 42 Monaten.

Anmerkungen: KM = Körpermotorik; HM = Handmotorik; KOG = kognitive Entwicklung; SPR = Sprachentwicklung; SOZ-EMO = sozial-emotionale Entwicklung; UTN = Untertest Nachzeichnen. Die Abbildung wurde mit der Auswertungssoftware zum ET 6-6-R (Copyright © 2013 Pearson Assessment & Information GmbH, Frankfurt/M. Alle Rechte vorbehalten.) erstellt.

Obwohl Robins Hirnschädigung Areale betrifft, welche wichtige Sprachfunktionen steuern, wurde mit dem ET 6-6-R im Entwicklungsverlauf eine Annäherung der Sprachleistungen an das durchschnittliche Niveau Gleichaltriger dokumentiert. Gleichzeitig wurde ein deutliches Absinken der motorischen Leistungen beobachtet, was auf den ersten Blick mit der spastischen↑ Hemiparese↑ Robins im Zusammenhang stehen könnte. Dennoch ist auch im Fall einer Hemiparese infolge eines Hirninfarkts grundsätzlich nicht davon auszugehen, dass so gravierende Leistungsveränderungen im Entwicklungsverlauf wie bei Robin eintreten. Es ist deshalb eine naheliegende Vermutung, dass bei Robin eine kontinuierliche Umorganisation von Gehirnfunktionen erfolgte, bei der intakte Areale die Funktionen der geschädigten Areale kompensieren. So könnte beispielsweise eine rechtshemisphärische Organisation der Sprachfunktionen vorliegen und dies könnte zur Folge haben, dass die intakten (rechtshemisphärischen) Areale ihre eigentliche funktionelle Einbindung aufgegeben haben. Somit werden im Entwicklungsverlauf andere Funktionen beeinträchtigt, als es die ursprüngliche Lokalisation des Gewebeuntergangs nahelegt. In Robins Fall könnten beispielsweise auch motorische und kognitive Funktionen betroffen sein („Crowding-Hypothese"; vgl. Allman & Scott, 2013).

Für Robin wird die Fortsetzung der umfassenden physiotherapeutischen, heilpädagogischen, logopädischen und ergotherapeutischen Förderung empfohlen. Um den weiteren Entwicklungsverlauf zu dokumentieren, wird Robin für das sechste Lebensjahr nochmals in die Universitätsambulanz eingeladen.

2.2.4 Dritte Vorstellung (Alter: 5;9 Jahre)

Die dritte Vorstellung Robins in der Universitätsambulanz erfolgte 27 Monate später, Robins Lebensalter betrug nun 5;9 Jahre. Aufgrund seines Lebensalters ist eine Alterskorrektur↑ beim Einsatz des ET 6-6-R nun nicht mehr unbedingt erforderlich, es wurde jedoch kein Vergleich mit Befunden aus einer Einschulungsuntersuchung angestrebt, und somit wurde die Korrektur zur Wahrung der Testfairness dennoch durchgeführt (s. Petermann & Macha, 2015, S. 47). Sowohl Robins Lebensalter (5;9 Jahre) als auch seinem korrigierten Lebensalter↑ (5;7 Jahre) entsprach jedoch derselbe Altersgruppentest „60 bis 72 Monate", sodass aufgrund der Alterskorrektur keine besonderen Maßnahmen im ET 6-6-R zu ergreifen waren. Ergänzend wurden wiederum

- als zusätzlicher kognitiver Leistungstest die Kaufman Assessment Battery for Children in der deutschsprachigen Version (K-ABC; Melchers & Preuß, 2009),
- der Sprachentwicklungstest für drei- bis fünfjährige Kinder (SETK 3-5; Grimm, 2010) sowie
- zur Exploration möglichen Problemverhaltens der Elternfragebogen über das Verhalten von Kindern und Jugendlichen (CBCL/4-18; Arbeitsgruppe Deutsche Child Behavior Checklist, 1998)

eingesetzt.

Neuere Befunde. Robin hatte nun einen knapp zwei Jahre alten Bruder, mit dem er nach Schilderung der Eltern einen liebevollen und angemessenen Umgang zeige. Eine Geschwisterrivalität sei nur selten zu beobachten. Außerdem besucht Robin seit fast zwei Jahren als Integrationskind halbtags einen Kindergarten, außerhalb dieses Förderrahmens erhielt er kontinuierlich eine Ergotherapie sowie seit einigen Wochen zusätzlich eine wieder aufgenommene Logopädie. Die Eltern berichteten, dass Robin in allen Bereichen gute Fortschritte gemacht habe, jedoch weiterhin Unterstützung benötige. Aus dem Kindergarten wurden Probleme im Sozialverhalten, im Spiel- und Arbeitsverhalten sowie in der Selbstständigkeit berichtet. Nach Einschätzung der Pädagogin habe Robin die Schulreife noch nicht erlangt, die Einschulung solle frühestens in einem Jahr erwogen werden.

Der ET 6-6-R der Altersgruppe „60 bis 72 Monate“ konnte in der Zeit von 8.40 Uhr bis 9.35 Uhr innerhalb von 55 Minuten vollständig durchgeführt werden. Die Untersucherin schätzte dabei

- wiederum Robins *Motivation* sowie die Qualität der *sozialen Interaktion* als „sehr gut“ sowie
- seine *Konzentration/Aufmerksamkeit* und sein *Sprachverständnis* als „unproblematisch“ ein.
- Der Bereich *Motorik und Tonus* wurden als „leicht beeinträchtigt“ beurteilt, Robin setzte bei handmotorischen Anforderungen hauptsächlich seine linke Hand ein, die rechte Hand wurde gelegentlich zur Unterstützung hinzugezogen.

Der Aufforderung, ein Haus zu malen, kam Robin bereitwillig nach, seine Zeichnung fiel jedoch nicht altersgerecht aus. Seinen Namen konnte er nur ansatzweise schreiben, nach wie vor lagen Artikulationsstörungen vor.

Abbildung 19 illustriert Robins Entwicklungsprofil↑, das er im Lebensalter von 5;9 Jahren (korrigiertes Lebensalter↑ 5;7 Jahre) in der Altersgruppe „60 bis 72 Monate“ erzielte. Die wichtigsten Ergebnisse der Testung lassen sich wie folgt zusammenfassen:

- *Körpermotorik:* Robin erreichte einen EQ↑-Wert von 4 (PR↑ 2,3). Das Testergebnis liegt im Bereich gravierender Entwicklungsdefizite.
- *Handmotorik:* Hier erzielte Robin einen EQ-Wert von 7 (PR 15,9). Dieses Testergebnis liegt im Risikobereich.
- *kognitive Entwicklung:* Der von Robin erzielte EQ-Wert von 7 (PR 15,9) liegt ebenfalls im Risikobereich.
- *Sprachentwicklung:* Robins EQ-Wert von 8 (PR 25,3) liegt im unauffälligen Bereich.
- *sozial-emotionale Entwicklung:* Die Elternauskunft liefert für Robin einen EQ-Wert von 8 (PR 25,3). Das Fragebogen-Ergebnis liegt im unauffälligen Bereich.
- *Untertest Nachzeichnen:* Robin erzielte einen EQ-Wert von 6 (PR 9,1). Dieses Ergebnis liegt im Risikobereich.

Analyse kritischer Differenzen↑ im Entwicklungsprofil. Den geringsten Entwicklungsquotienten↑ erreichte Robin auf der Skala der Körpermotorik (EQ = 4), die höchsten Entwicklungsquotienten erzielte er in den Skalen der Sprachentwicklung sowie der sozial-emotionalen Entwicklung (EQ = 8). Die maximale Differenz der EQ-Werte in seinem Entwicklungsprofil beträgt somit 4 EQ-Punkte, es liegt ein *homogenes Entwicklungsprofil* ohne extreme Profildifferenzen vor.

Grenzsteine↑. Robin verpasste den Grenzstein für 60 Monate der Körpermotorik („Fängt großen Ball vor der Brust“; T028), erfüllte aber schon den Grenzstein für 72 Monate („Steht auf einem Bein (beidseitig)“; T033). Hier zeigen sich nach wie vor die spezifischen Beeinträchtigungen Robins aufgrund der armbetonten spastischen↑ Hemiparese↑. Im Bereich der Handmotorik erfüllte er sowohl den Grenzstein für 60 Monate („Führt Stift in Spur A“; T069) als auch schon den Grenzstein für 72 Monate („Koordinierte Stiftführung mit den Fingerspitzen“; T073). Somit konnte Robin wichtige Leistungen erbringen, welche grundlegend für den Erwerb schulbezogener grafomotorischer Fertigkeiten sind. Im Bereich der kognitiven Entwicklung verpasste Robin einen von insgesamt acht der überprüften Grenzsteine für den Alterszeitpunkt 60 Monate, und zwar das Nachlegen der Anordnung A in 30 Sekunden (T102). Von den fünf überprüften Grenzsteinen zur kognitiven Entwicklung für den Alterszeitpunkt 72 Monate verpasste Robin wiederum einen Grenzstein zu räumlichen Leistungen, und zwar das Nachlegen der Anordnung B innerhalb von 60 Sekunden (T103). Hier liefert der ET 6-6-R also erste Hinweise für spezifische Entwicklungsauffälligkeiten im kognitiven Bereich. In der Sprachentwicklung erfüllte Robin die beiden Grenzsteine für 60 Monate („Benennt Gegensätze/Äquivalente"; T155 und „Formuliert Sechs-bis-Acht-Wort-Sätze"; T153) sowie einen Grenzstein für 72 Monate („Bildet vier korrekte Pluralformen"; T156). Einen weiteren Grenzstein zur Sprachentwicklung für 72 Monate („Bildet vier korrekte Vergangen-

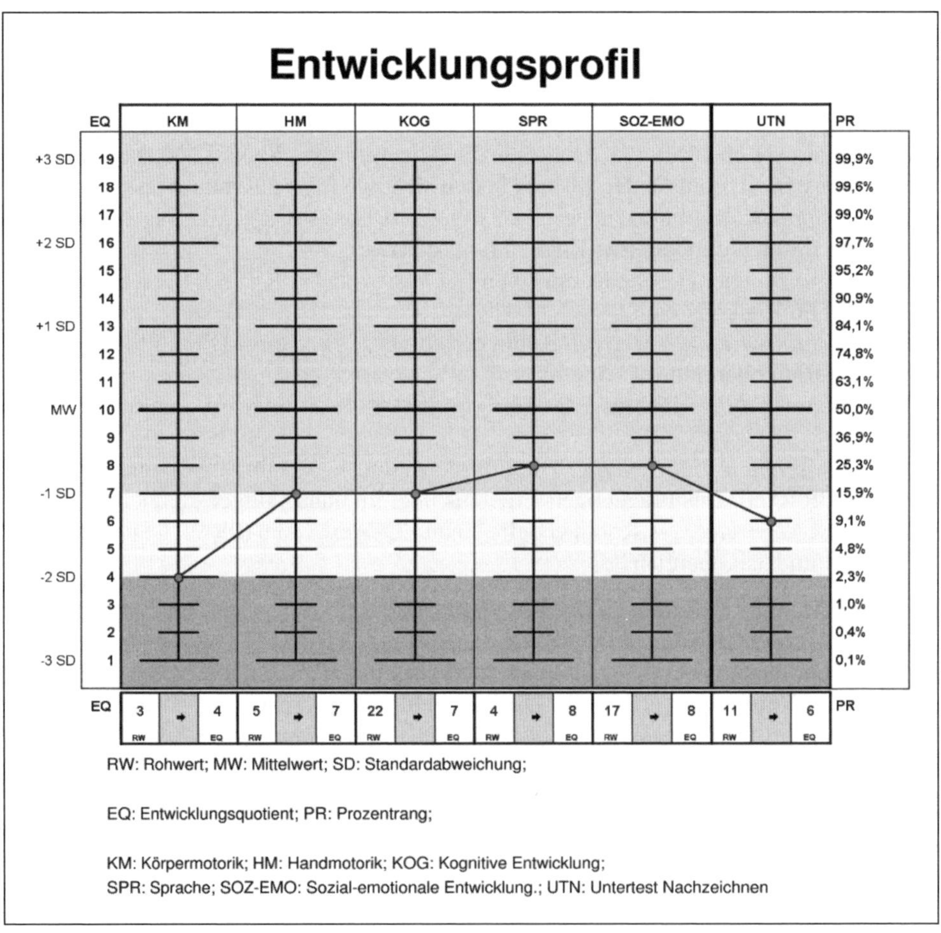

Abbildung 19: Entwicklungsprofil von Robin (5;9 J.; alterskorrigiert 5;7 J.), ermittelt für Kinder der Altersgruppe von 60 bis 72 Monaten.

Anmerkung: Die Abbildung wurde mit der Auswertungssoftware zum ET 6-6-R (Copyright © 2013 Pearson Assessment & Information GmbH, Frankfurt/M. Alle Rechte vorbehalten.) erstellt.

heitsformen“; T157) hatte er noch nicht absolviert. Die beiden verpassten Grenzsteine für 60 Monate zur Körpermotorik und zur kognitiven Entwicklung unterstreichen noch einmal die im Entwicklungsprofil durch die EQ-Werte bereits dargestellten Entwicklungsprobleme Robins.

Qualitative Analyse. In der *Körpermotorik* (vgl. Abb. 20) gelang es Robin nun, anders als noch gut zwei Jahre zuvor, auf einem Bein zu stehen (T033). Ebenfalls gelang ihm der Schlusssprung (T030) sowie das Vorwärtsbalancieren auf einer Linie (T035). Im Bereich des Stehens, Gehens und Springens konnten das einbeinige Hüpfen (T036; nur links gekonnt) sowie das Rückwärtsbalancieren auf einer Linie (T037) noch nicht beobachtet werden. Außerdem erfüllte Robin noch keine Aufgabe zu den Ballfertigkeiten, weder das einhändige Werfen (T031) noch das Fangen eines großen (T028; T029) oder gar eines kleinen (T032; T034) Balls. In der Körpermotorik sind es insbesondere die noch nicht erworbenen Ballfertigkeiten (z. B. T028: $P_i = .98$; T031: $P_i = .93$) sowie das einbeinige Springen (T036: $P_i = .88$), welche in Robins Alter von vielen Kindern bereits erworben wurden und somit die vorliegenden motorischen Beeinträchtigungen am anschaulichsten dokumentieren. Auch im sechsten Lebensjahr konnte Robin die Auswirkungen der Hemiparese† nicht vollständig kompensieren, dies wird insbesondere bei handbezogenen Leistungen deutlich.

Aufgaben		P_i	KM	HM	KOG	SPR	Nein
49. Fängt großen Ball vor der Brust (T028).	*G-60-KM	0.98	☐				☑
50. Fängt großen Ball mit den Händen (T029).		0.78	☐				☑
51. Hüpft im Schlusssprung vorwärts (T030).		0.97	☑				☐
52. Wirft einhändig, koordiniert und kräftig (T031).		0.93	☐				☑
53. Fängt kleinen Ball von der Daumenseite her (T032).		0.83	☐				☑
54. Steht auf einem Bein (beidseitig) (T033).	**G-72-KM	0.91	☑				☐
55. Fängt kleinen Ball von der Kleinfingerseite her (T034).		0.42	☐				☑
56. Balanciert Ferse-an-Spitze auf einem Seil (T035).		0.87	☑				☐
57. Hüpft einbeinig auf der Stelle (beidseitig) (T036).		0.88	☐				☑
58. Balanciert rückwärts auf einem Seil, Spitze-an-Ferse (T037).		0.61	☐				☑

Abbildung 20: Erfüllte und nicht erfüllte Testaufgaben von Robin (5;9 J.; alterskorrigiert 5;7 J.) in der *Körpermotorik*, ermittelt für Kinder der Altersgruppe von 60 bis 72 Monaten.

Anmerkungen: P_i = Aufgabenschwierigkeit†; KM = Körpermotorik; HM = Handmotorik; KOG = kognitive Entwicklung; SPR = Sprachentwicklung. Die Abbildung wurde mit der Auswertungssoftware zum ET 6-6-R (Copyright © 2013 Pearson Assessment & Information GmbH, Frankfurt/M. Alle Rechte vorbehalten.) erstellt.

In der *Handmotorik* (vgl. Abb. 21) zeigte Robin einige Entwicklungsfortschritte. Anders als noch zwei Jahre zuvor gelang ihm nun das Umschütten kleiner Würfel von Gefäß zu Gefäß (T066), außerdem beherrschte er nun zahlreiche grafomotorische Fertigkeiten: Zunächst einmal war eine koordinierte Stiftführung mit den Fingerspitzen zu beobachten (T073), unter der ihm das akkurate Ausmalen einer kleinen Kreisfläche gelang (T068; T074); außerdem konnte Robin nun den Stift in der Spur A (T069) führen. Die Spuren B bis D (T070; T071; T072) bewältigte er noch nicht, wobei die Probleme weniger darin bestanden, dass Robin den Stift mit der linken Hand führte und also den Stift über das Blatt schieben musste (Rechtshänder ziehen den Stift, wodurch andere mechanische Einflüsse entstehen). Vielmehr führte Robin den Stift unter kompensatorischem Hypertonus↑, das heißt, um seinem vorhandenen Hypotonus↑ entgegenzuwirken, führte er den Stift in verkrampfter Haltung und mit starkem Druck auf das Papier. Die erhöhte Spannung war sowohl im Schulter-, Ellenbogen- und Handgelenk als auch in den Fingern zu beobachten, aufgrund der ungünstigen Bewegungsentfaltung blieb er hinter den durchschnittlichen grafomotorischen Leistungen gleichaltriger Kinder zurück. Auch gelang es Robin noch nicht, drei Perlen aufzufädeln (T067): Wie bereits bei der letzten Testung zeigte er kompensatorische Strategien bei der Aufnahme der Perlen, wodurch er das Zeitlimit von 30 Sekunden wiederum deutlich überschritt. Anders als noch vor zwei Jahren übernahm jedoch nun die linke Hand die Führung, das heißt, Robin nahm zunächst die Schnur mit links auf und übergab sie nach rechts, nahm dann die Perlen mit links auf und fädelte sie auf. Dabei war ebenfalls in der linken Hand ein erhöhter Tonus zu beobachten, der ihm das feine Ausrichten der Perlen zwischen den Fingerspitzen erschwerte. Die feinmotorischen Schwächen Robins können unmittelbar auf die Hemiparese↑ sowie auf die Tonusstörung↑ zurückgeführt werden, es sind jedoch effektive Kompensationsstrategien zu beobachten.

Aufgaben		P_i	KM	HM	KOG	SPR	Nein
1. Schüttet koordiniert von Gefäß zu Gefäß (T066).		0.9		☑			☐
2. Fädelt drei Perlen auf (T067).		0.98		☐			☑
3. Malt eine kleine Fläche vollständig aus (T068).		0.87		☑			☐
4. Führt Stift in Spur A (T069).	*G-60-HM	0.94		☑			☐
5. Führt Stift in Spur B (T070).		0.82		☐			☑
6. Führt Stift in Spur C (T071).		0.64		☐			☑
7. Führt Stift in Spur D (T072).		0.65		☐			☑
8. Koordinierte Stiftführung mit den Fingerspitzen (T073).	**G-72-...	0.92		☑			☐
9. Malt eine kleine Fläche vollständig und sauber aus (T074).		0.76		☑			☐

Abbildung 21: Erfüllte und nicht erfüllte Testaufgaben von Robin (5;9 J.; alterskorrigiert 5;7 J.) in der *Handmotorik*, ermittelt für Kinder der Altersgruppe von 60 bis 72 Monaten.

Anmerkungen: P_i = Aufgabenschwierigkeit↑; KM = Körpermotorik; HM = Handmotorik; KOG = kognitive Entwicklung; SPR = Sprachentwicklung. Die Abbildung wurde mit der Auswertungssoftware zum ET 6-6-R (Copyright © 2013 Pearson Assessment & Information GmbH, Frankfurt/M. Alle Rechte vorbehalten.) erstellt.

In der *kognitiven Entwicklung* (vgl. Abb. 22) zeigte Robin Leistungen im Bereich des schlussfolgernden Denkens, er konnte sowohl den Zweck einer Ampel formulieren (T098) als auch die Bildergeschichte (T101) rekonstruieren. Außerdem wechselte er die räumliche Perspektive bei rotierter Wahrnehmung (T096). Robin konnte auch alle gezeigten

Aufgaben		P_i	KM	HM	KOG	SPR	Nein
10. Übernimmt räumliche Perspektive bei rotierter Wahrnehmung (T096).		0.77			☑		☐
11. Löst vierteiliges Puzzle in 60 Sekunden (T097).		0.62			☐		☑
12. Erfasst originären Zweck einer Ampel (T098).		0.68			☑		☐
13. Löst fünfteiliges Puzzle in 60 Sekunden (T099).		0.49			☐		☑
14. Baut dreistufige Treppe nach (T100).		0.77			☐		☑
15. Rekonstruiert kausale Abfolge einer Bildergeschichte (T101).		0.49			☑		☐
16. Legt Anordnung A in 30 Sekunden nach (T102).	*G-60-K...	0.97			☐		☑
17. Legt Anordnung B in 60 Sekunden nach (T103).	**G-72-...	0.88			☐		☑
18. Legt Anordnung C in 60 Sekunden nach (T104).		0.56			☐		☑
19. Zeigt Körperteile her (T105): Augen, Ohren, Nase, Mund, Beine, Arme, Hände, Bauch	*G-60-K...	0.95			☑		☐
20. Zeigt Körperteile her (T106): Finger, Zähne, Knie, Ellenbogen, Kinn, Zehen		0.72			☐		☑
21. Benennt Körperteile (T107): Augen, Ohren, Nase, Mund, Beine, Arme, Hände, Bauch	**G-72-...	0.85			☑		☐
22. Benennt Körperteile (T108): Finger, Zähne, Knie, Ellenbogen, Kinn, Zehen		0.66			☑		☐
23. Zeichnet einen Kopffüßler (T109).	*G-60-K...	0.92			☑		☐
24. Zeichnet einen Menschen schematisch korrekt (T110). Es muss vorhanden sein: Kopf, Augen, Nase, Mund, Körper, Arme, Beine		0.64			☐		☑
25. Unterscheidet rechts und links (T111): "Welches ist dein linker Arm?" "Welches ist dein rechtes Bein?" "Welches ist dein linkes Ohr?"		0.59			☑		☐
26. Gruppiert Karten nach Oberbegriffen (T115).	*G-60-K...	0.96			☑		☐
27. Wählt Objekte nach ihrer Form, Farbe und Größe aus: 1 Dimension (T116). "Gib mir einen Würfel!" "Gib mir etwas mit rot!"		1.0			☑		☐
28. Wählt Objekte nach ihrer Form, Farbe und Größe aus: 2 Dimensionen (T117). "Gib mir einen kleinen Würfel!" "Gib mir eine Kugel mit blau!" "Gib mir eine Kugel ohne rot!"		1.0			☑		☐
29. Wählt Objekte nach ihrer Form, Farbe und Größe aus: 3 Dimensionen (T118). "Gib mir die kleine blaue Kugel!" "Gib mir einen großen Würfel ohne grün!" "Gib mir zwei, die genau gleich sind!"	*G-60-K...	0.98			☑		☐
30. Gruppiert funktionsverbundene Gegenstände (T119).		0.96			☑		☐
31. Gibt aus einer Menge genau vier Gegenstände (T120).	*G-60-K...	0.97			☑		☐
32. Ertastet Formen durch Stoff hindurch (T121).	**G-72-...	0.91			☑		☐
33. Reiht Kugeln nach Größe (T122).	**G-72-...	0.9			☑		☐
34. Benennt Kreis, Quadrat und Dreieck geometrisch korrekt (T123).		0.85			☑		☐
35. Vollzieht Klasseninklusion (T124).		0.21			☐		☑
36. Erkennt drei von vier Formen wieder (T126).	**G-72-...	0.91			☑		☐
37. Erkennt drei Geräusche wieder (T128).		0.85			☑		☐
38. Spricht Silben nach (Übungsreihe): ga - do le- ma							
39. Spricht 3 Silben nach (T130): me - da - ri su - ka - be	**G-60-...	0.98			☑		☐
40. Spricht 4 Silben nach (T131): bo - se - di - la ki - do - sa - pe		0.79			☑		☐
41. Spricht 5 Silben nach (T132): le - si - ko - na - mu wa - lu - ri - ko - be		0.49			☐		☑
42. Reproduziert drei Bildmotive aktiv (T133): Auto, Hund, Banane, Flugzeug, Schuh	*G-60-K...	0.97			☑		☐

Abbildung 22: Erfüllte und nicht erfüllte Testaufgaben von Robin (5;9 J.; alterskorrigiert 5;7 J.) in der *kognitiven Entwicklung*, ermittelt für Kinder der Altersgruppe von 60 bis 72 Monaten. Es zeigten sich Probleme bei räumlichen Leistungen.

Anmerkungen: P_i = Aufgabenschwierigkeit[↑]; KM = Körpermotorik; HM = Handmotorik; KOG = kognitive Entwicklung; SPR = Sprachentwicklung. Die Abbildung wurde mit der Auswertungssoftware zum ET 6-6-R (Copyright © 2013 Pearson Assessment & Information GmbH, Frankfurt/M. Alle Rechte vorbehalten.) erstellt.

Körperteile benennen (T107; T108), jedoch von den gleichen Körperteilen lediglich die einfacheren (T105) herzeigen, nicht jedoch die schwierigeren (T106). Dies ist in dieser Konstellation ungewöhnlich, da das Herzeigen der Körperteile im Regelfall die geringere Anforderung an die Kinder darstellt als das Benennen. Die Mensch-Zeichnung fertigte Robin auf dem Niveau eines Kopffüßlers (T109) an, jedoch noch nicht auf dem Niveau einer schematisch korrekten Mensch-Zeichnung (T110). Des Weiteren gelang ihm die Rechts-links-Unterscheidung (T111) an sich selbst.

Mit Ausnahme des Vollzugs der Klasseninklusion (T124), welches die schwierigste Aufgabe zur kognitiven Entwicklung in dieser Altersgruppe darstellt (P_i = .21), löste Robin sämtliche Aufgaben, die Kategorisierungsleistungen überprüfen. Er gruppierte, wie bereits zwei Jahre zuvor, Karten nach Oberbegriffen (T115) und ordnete Bilder nach Zusammengehörigkeit (T119) einander zu. Auch konnte er nun Gegenstände nach einer (T116), zwei (T117) und drei (T118) Beschreibungsdimensionen auswählen. Robin gab eine Menge von vier Gegenständen an (T120), ertastete und erkannte Formen in der Stoffschlange (T121), reproduzierte die Kugelreihe der Größe nach (T122) und benannte Kreis, Quadrat und Dreieck geometrisch korrekt (T123).

Robin zeigte auch altersgemäße Gedächtnisleistungen. Er konnte drei von vier Formen (T126) sowie drei Geräusche (T128) wiedererkennen. Zusätzlich konnte er drei von fünf Bildmotiven aktiv erinnern (T133) und drei (T130) sowie vier (T131) Silben nachsprechen, lediglich das Nachsprechen von fünf Silben (T132; P_i = .49) gelang ihm noch nicht.

Einen auffälligen Befund lieferten jedoch Robins visuell-räumliche Leistungen. Während Robins Ergebnisse in diesem Bereich zwei Jahre zuvor noch altersgemäß ausfielen, zeigte er nun bei mehreren Aufgaben Probleme. Es gelang ihm nicht, das vier- (T097) und das fünfteilige (T099) Puzzle zusammenzusetzen, eine dreistufige Treppe nachzubauen (T100) oder die Anordnungen A bis C (T102; T103; T104) mit den Legeplättchen nachzulegen. Dabei fungiert die Anordnung A (T102; P_i = .97) als Grenzstein[↑] für 60 Monate, wodurch die Nichtbewältigung dieser Aufgabe bereits eine spezifische Entwicklungsverzögerung definiert. Während Robins Aufgaben-Lösungsmuster in der kognitiven Entwicklung in den anderen kognitiven Leistungsbereichen unauffällig ausfällt, da leichte Aufgaben überwiegend gekonnt und einige schwierigere Aufgaben nicht gekonnt wurden, lieferte der ET 6-6-R erste Anhaltspunkte für die Ausbildung einer spezifischen visuell-räumlichen Schwäche Robins im Entwicklungsverlauf.

In der *Sprachentwicklung* (vgl. Abb. 23) erfüllte Robin vier der sechs durchgeführten Aufgaben. Anders als noch zwei Jahre zuvor konnten nun die Produktion von Sechs-bis-Acht-Wort-Sätzen (T153) sowie die Bildung der Pluralformen von Nomen (T156) beobachtet werden. Robin benannte auch die Farben (T154) sowie die Gegensätze/Äquivalente (T155) korrekt. Es gelang ihm jedoch noch nicht, die korrekten Vergangenheitsformen der vorgegebenen Verben (T157) zu bilden, auch die sprachliche Benennung/Spezifizierung der Kategorien (T158) konnte Robin noch nicht. Sowohl das Aufgaben-Lösungsmuster, bei

Aufgaben		P_i	KM	HM	KOG	SPR	Nein
44. Benennt Farben korrekt (T154): Rot, Grün, Blau, Gelb, Schwarz, Weiß (alle) Orange, Rosa, Braun, Lila (2 von 4)		0.85				☑	☐
45. Benennt sechs Gegensätze/Äquivalente (T155). 1. "Der Himmel ist oben, aber der Boden ist...?" (unten) 2. "Im Sommer ist es warm, aber im Winter ist es...?" (kalt) 3. "Ein Stein ist hart, aber ein Kissen ist...?" (weich) 4. "Wenn ich gehe bin ich langsam, aber wenn ich renne bin ich...?" (schnell) 5. "Mit den Augen kann ich sehen, aber mit den Ohren kann ich...?" (hören) 6. "Wenn ich rufe bin ich laut, aber wenn ich flüstere bin ich...?" (leise) 7. "Ein Flugzeug kann fliegen, aber eine Eisenbahn kann...?" (fahren) 8. "Ein Vogel kann fliegen, aber ein Fisch kann...?" (schwimmen)	*G-60-SPR	0.98				☑	☐
46. Bildet vier korrekte Pluralformen (T156).	**G-72-...	0.9				☑	☐
47. Bildet vier korrekte Vergangenheitsformen (T157).	**G-72-...	0.87				☐	☑
48. Benennt und spezifiziert Kategorien von Menschen sprachlich mit je einem Ein-Wort-Begriff (T158). "Dies sind alles...?" 1. Menschen bzw. Leute 2. Erwachsene 3. Männer		0.32				☐	☑
59. Formuliert Sechs-bis-Acht-Wort-Äußerungen (T153).	*G-60-SPR	0.94				☑	☐

Abbildung 23: Erfüllte und nicht erfüllte Testaufgaben von Robin (5;9 J.; alterskorrigiert 5;7 J.) in der *Sprachentwicklung*, ermittelt für Kinder der Altersgruppe von 60 bis 72 Monaten.

Anmerkungen: P_i = Aufgabenschwierigkeit↑; KM = Körpermotorik; HM = Handmotorik; KOG = kognitive Entwicklung; SPR = Sprachentwicklung. Die Abbildung wurde mit der Auswertungssoftware zum ET 6-6-R (Copyright © 2013 Pearson Assessment & Information GmbH, Frankfurt/M. Alle Rechte vorbehalten.) erstellt.

dem leichte Aufgaben gelöst wurden und die schwierigeren Aufgaben nicht gelöst wurden, als auch das altersangemessene Erfüllen der sprachlichen Grenzsteine↑ kann als regelgerechte Sprachentwicklung interpretiert werden. Somit konnte Robin also den infarktbedingten Ausfall der Hirnregionen, welche eine wichtige Rolle bei der Organisation von Sprachleistungen übernehmen, auch im sechsten Lebensjahr gut kompensieren.

Der Fragebogen zur *sozial-emotionalen Entwicklung* des ET 6-6-R wurde wiederum von beiden Eltern gemeinsam ausgefüllt. Anders als noch zwei Jahre zuvor zeigten sich nun gute Fortschritte in den Fertigkeiten der emotionalen Regulation. Als nicht altersangemessen wurde von den Eltern Robins Regelverständnis und somit auch ein häufiges Nichtbefolgen von Regeln berichtet. Zwei Fragen, welche die Eltern zwei Jahre zuvor noch mit „Ja" angekreuzt hatten, wurden nun mit „Nein" angekreuzt. Robin zeigt aktuell keinen aktiven Beginn sowie keine aktive Beteiligung an Regelspielen, außerdem hat er aktuell keinen besten Freund. Obwohl der EQ↑-Wert als regelgerechte sozial-emotionale Entwicklung zu interpretieren ist, zeigen sich auf Item-Ebene hier spezifische Probleme im sozialen Bereich.

Im *Untertest Nachzeichnen* des ET 6-6-R (vgl. Abb. 24) konnte Robin jede der Vorlagen auf dem Bogen 1 erkennbar und ausreichend deutlich reproduzieren, sodass er jeweils drei (Waagerechte, Senkrechte, Kreuz) bzw. zwei (Diagonale) Punkte der maximal jeweils fünf zu erreichenden Punkte erzielte. Dass er den geringsten Punktwert bei der Diagonalen erlangte, lässt sich entwicklungspsychologisch so interpretieren, dass Robin die typischerweise im Entwicklungsverlauf zunächst einsetzende Horizontal-Vertikal-Orientierung gut erworben hat, die später einsetzende diagonale Orientierung jedoch noch nicht in gleichem Maße umsetzen kann. Robin erzielte außerdem für keine Zeichnung auf dem Bogen 2 einen Punkt. Alle Formen wurden in gleicher Weise amorph und ungleichmäßig angefertigt, waren jedoch gut geschlossen. Dabei waren sogar die Kreise so unregelmäßig gestaltet, dass für Robin die erzielbaren Punkte für das Kriterium „Charakteristische Form“ nicht vergeben werden konnten.

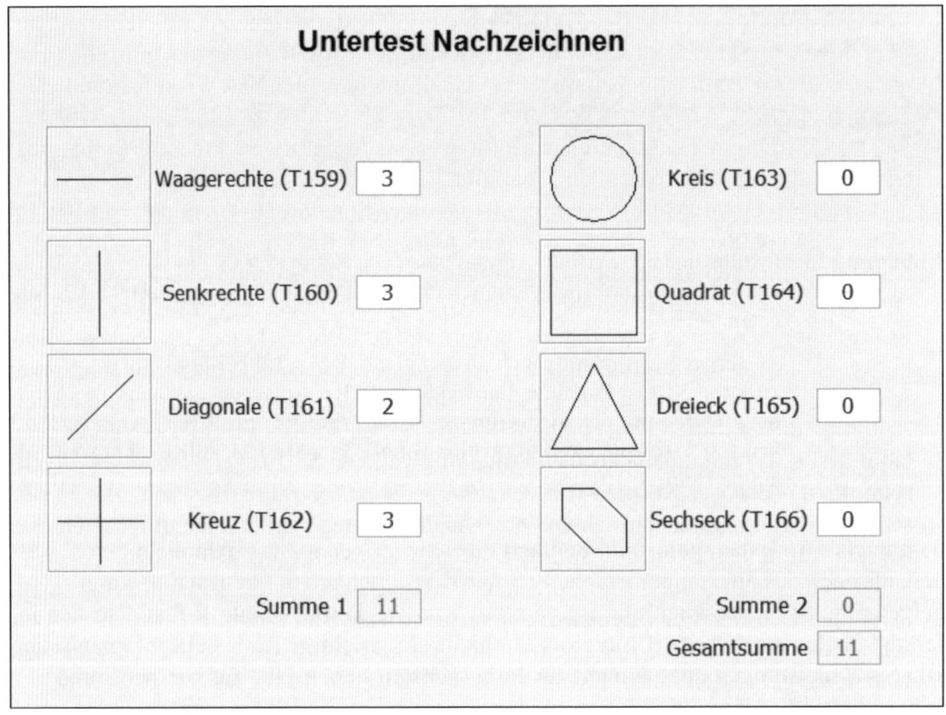

Abbildung 24: Punktwerte Robins (5;9 J.; alterskorrigiert 5;7 J.) im *Untertest Nachzeichnen*, ermittelt für Kinder der Altersgruppe von 60 bis 72 Monaten. Auffällig ist, dass keine altersgemäßen figural-gegenständlichen Formen erzeugt wurden.

Anmerkung: Die Abbildung wurde mit der Auswertungssoftware zum ET 6-6-R (Copyright © 2013 Pearson Assessment & Information GmbH, Frankfurt/M. Alle Rechte vorbehalten.) erstellt.

In den zusätzlich durchgeführten Leistungstest erzielte Robin folgende Ergebnisse:

- *K-ABC:* In der Kaufman Assessment Battery for Children (deutsche Version: Melchers & Preuß, 2009) erreichte Robin auf der mit einem Intelligenzquotienten[↑] korrespondierenden „Skala intellektueller Fähigkeiten“ (SIF) wie bereits zwei Jahre zuvor einen unterdurchschnittlichen Gesamtwert von 81. Die Ergebnisse in den Subskalen fielen nun jedoch heterogen aus: Auf der „Skala einzelheitlichen Denkens“ (SED) erzielte Robin einen unauffälligen Standardwert[↑] von 94, auf der „Skala ganzheitlichen Denkens" (SGD) einen deutlich auffälligen Standardwert von 70 und auf der „Fertigkeitenskala" wiederum einen unauffälligen Standardwert von 92. Die Untertestergebnisse fielen ebenfalls heterogen aus, dabei waren insbesondere bei zwei Untertests deutlich auffällige Ergebnisse zu verzeichnen. So konnte Robin im Untertests „Dreiecke" (Nachlegen von Anordnungen) keine Aufgabe lösen und erreichte somit einen Skalenwert von 2 (PR↑ ≤ 0.4), im Untertest „Räumliches Gedächtnis" (Erinnern der präzisen Position von Abbildungselementen auf einer Fläche) löste Robin ebenfalls keine einzige Aufgabe und erzielte damit einen deutlich auffälligen Skalenwert von 3 (PR ≤ 1.0). Die Testung mit der K-ABC lieferte somit Hinweise auf spezifische Teilleistungsdefizite im visuell-analytischen bzw. visuell-räumlichen Bereich.

- *SETK 3-5:* Im Sprachentwicklungstest für drei- bis fünfjährige Kinder (Grimm, 2010) erzielte Robin nun die folgenden, ausschließlich unauffälligen Untertestergebnisse (in T-Werten mit einem Mittelwert↑ von 50 und einer Standardabweichung↑ von 10): Im „Verstehen von Sätzen" wurde ein durchschnittlicher T-Wert von 53 (PR 61,8) und in der „Morphologischen Regelbildung" sogar ein überdurchschnittlicher T-Wert von 66 (PR 94,5) ermittelt. Im „Phonologischen Arbeitsgedächtnis für Nichtwörter" erlangte Robin nun einen durchschnittlichen T-Wert von 55 (PR 69,1) und im „Satzgedächtnis" einen knapp durchschnittlichen T-Wert von 44 (PR 27,4). Anders als noch zwei Jahre zuvor zeigte Robin im SETK 3-5 also durchgängig unauffällige Ergebnisse. Zum Zeitpunkt dieser dritten Untersuchung Robins betrug sowohl beim ET 6-6-R als auch beim SETK 3-5 mit einem Normen-Altersintervall von 5;0 bis 5;11 Jahren das durchschnittliche Alter der Normen-Referenzgruppe exakt 5;6 Jahre. Es waren also identische Bedingungen hinsichtlich des Altersmaßstabs gegeben und somit war nun eine bessere Vergleichbarkeit der Sprachleistungen als noch zwei Jahre zuvor gegeben. Auch wenn die Ergebnisse zur Sprachentwicklung in beiden Tests unauffällig waren, lagen dennoch deutliche Leistungsunterschiede vor. Hier sind die Differenzen zwischen dem EQ↑-Wert zur Sprachentwicklung im ET 6-6-R (EQ: 8; PR 25,3) und den Untertestergebnissen im SETK 3-5 (T-Werte zwischen 44 bis 66; PR zwischen 27,4 und 94,5) einerseits inhaltlich und andererseits messtechnisch zu erklären. Die beiden Verfahren überprüfen unterschiedliche Leistungsaspekte: Der ET 6-6-R erfasst eine Auswahl an eher alltagssprachlichen Fertigkeiten, der SETK 3-5 erhebt isolierte sprachliche Teilleistungen. Des Weiteren erzielt der SETK 3-5 aufgrund seiner erheblich größeren Aufgabenmenge, insbesondere im durchschnittlichen Leistungsbereich, eine höhere Messgenauigkeit. Hätte Robin im ET 6-6-R nur eine einzige weitere Sprachaufgabe erfüllt, hätte sich sein EQ-Wert von 8 auf 12 erhöht, was eine Veränderung des Prozentrangs (PR) von 25,3 auf 74,8 nach sich gezogen hätte.
- *CBCL/4-18:* Der Elternfragebogen über das Verhalten von Kindern und Jugendlichen (Arbeitsgruppe Deutsche Child Behavior Checklist, 1998) wurde wiederum in der Altersvariante für Kinder ab vier Jahren eingesetzt, was nun dem Lebensalter von Robin entsprach. Nach der Auskunft beider Eltern erzielte Robin wiederum auf keiner Skala zu Verhaltensproblemen einen auffälligen Ergebniswert. Auf der Ebene einzelner Fragen wurden lediglich Robins Glaube, perfekt sein zu müssen, die von ihm erhöht eingeforderte Beachtung sowie seine Neigung zu öffentlicher Produktion/Clownerien als „genau oder häufig zutreffend" vermerkt.

2.2.5 Zusammenfassung und Empfehlungen

Vor dem Hintergrund der Lokalisation des Schlaganfalls wurden folgende Hypothesen für Robins Entwicklungsverlauf formuliert:

1. Die Schädigung wichtiger Areale der Sprachverarbeitung erforderte eine Umorganisation im Gehirn, die mit einem Risiko für Auffälligkeiten der *Sprachentwicklung* einhergeht.
2. Weiter liegen durch die Schädigungen Beeinträchtigungen in der *Motorik* vor, die sich insbesondere in Robins Hemiparese↑ äußern. Auch hier waren also Auffälligkeiten der motorischen Entwicklung zu erwarten.
3. In der Folge der Umorganisation von Hirnfunktionen waren außerdem, eventuell erst mit deutlicher zeitlicher Verzögerung, *sekundäre Beeinträchtigungen* in der Entwicklung weiterer Funktionen nicht auszuschließen. Eine spezifische Prognose, welche Leistungsbereiche dies betreffen könnte, war jedoch nicht möglich.

Die Entwicklungsdiagnostik mit dem ET 6-6-R zeigte, dass bei Robin im Entwicklungsverlauf in der *Körpermotorik* nach unauffälligem Befund im Säuglingsalter zunehmende Entwicklungsverzögerungen im Vorschulalter auftraten. So reduzierte sich sein EQ↑-Wert von zunächst 9 (PR↑ 36,9) auf zuletzt einen EQ-Wert von 4 (PR 2,3). Dabei waren es insbesondere die handbezogenen Leistungen der Körpermotorik (z. B. Ballfertigkeiten), bei denen Robin besondere Probleme zeigte. Dies verhält sich auch stimmig zu seinem Entwicklungsverlauf in der *Handmotorik*, in der sich sein EQ-Wert von zunächst 10 (PR 50,0) auf zuletzt einen EQ-Wert von 7 (PR 15,9) reduzierte. Dabei war bereits seit dem vierten Lebensjahr eine Stabilisierung im klinisch bedeutsamen Leistungsbereich zu verzeichnen. In diesen beiden Entwicklungsbereichen lassen sich die Entwicklungsdefizite durch die armbetonte spastische↑ Hemiparese↑ gut begründen.

In der *Sprachentwicklung* konnte Robin gut frühere Defizite kompensieren. Sein EQ-Wert erhöhte sich von im Säuglingsalter zunächst 6 (PR 9,1) auf im Vorschulalter 8 (PR 25,3). Insbesondere die unauffälligen Befunde im SETK 3-5 aus dem dritten Untersuchungstermin stützen Robins positiven Entwicklungsverlauf in diesem Entwicklungsbereich.

In der *kognitiven Entwicklung* zeigte Robin kontinuierlich fortschreitende Entwicklungsdefizite. Sein EQ-Wert reduzierte sich von im Säuglingsalter zunächst 11 (PR 63,1) auf zuletzt 7 (PR 15,9). Hierbei sind es insbesondere die visuell-analytischen bzw. visuell-räumlich Leistungen, die eine spezifische kognitive Auffälligkeit Robins im sechsten Lebensjahr darstellen. Aufgrund dieser spezifischen kognitiven Teilleistungsschwächen blieb auch sein Testergebnis im *Untertest Nachzeichnen* des ET 6-6-R im sechsten Lebensjahr mit einem EQ-Wert von 6 (PR 9,1) hinter dem Altersdurchschnitt zurück. Im Fall von Robin liegen keine ausgeprägten grafomotorischen Schwächen vor, die sein Nachzeichen-Ergebnis ausreichend begründen würden. Diese kognitiven Befunde können durch die Ergebnisse aus der K-ABC zusätzlich gestützt werden.

Bei Robin treten keine besonderen Probleme in der *sozial-emotionalen Entwicklung* auf. Aufgrund seiner Erkrankung beschreiben seine Eltern ihn zwar als besonders betreuungsintensives Kind, die im Entwicklungsverlauf auftretenden, moderaten emotionalen

Probleme und Verhaltensprobleme Robins konnten aber durch die hohe Erziehungskompetenz der Eltern gut begleitet und kompensiert werden.

In Abbildung 25 sind alle drei für Robin erstellten Entwicklungsprofile[†] dargestellt.

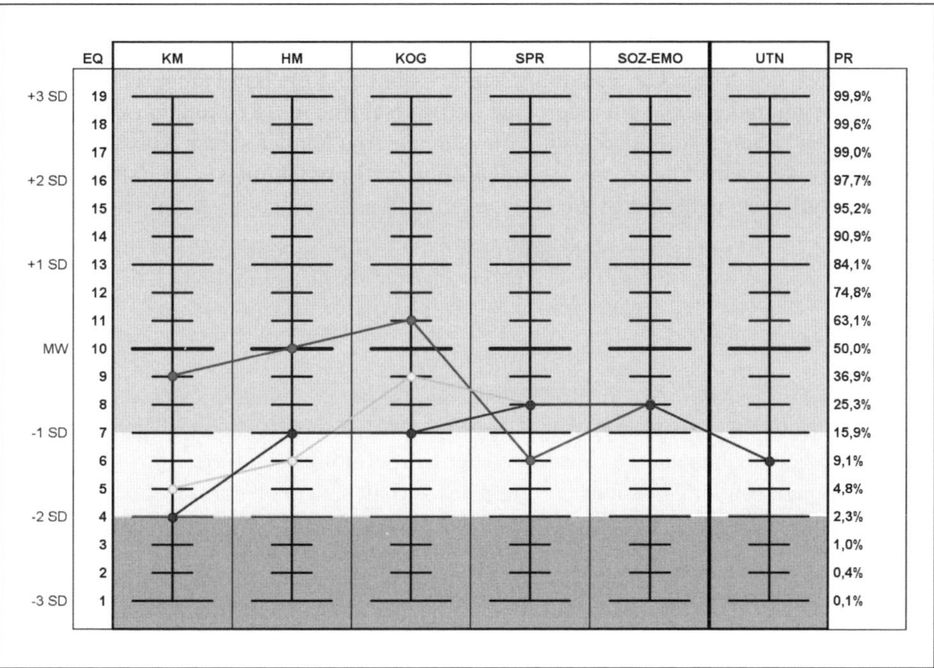

Abbildung 25: Entwicklungsverlauf von Robin für die Alterszeitpunkte 1;7 J. (alterskorrigiert 1;5 J.; dunkle Linie, beginnend bei KM=9), 3;6 J. (alterskorrigiert 3;4 J.; helle Linie) und 5;9 J. (alterskorrigiert 5;7 J.; dunkle Linie, beginnend bei KM=4), ermittelt für Kinder der Altersgruppe von 15 bis 18 Monaten, 36 bis 42 Monaten sowie 60 bis 72 Monaten.

Anmerkungen: KM = Körpermotorik; HM = Handmotorik; KOG = kognitive Entwicklung; SPR = Sprachentwicklung; SOZ-EMO = sozial-emotionale Entwicklung; UTN = Untertest Nachzeichnen. Die Abbildung wurde mit der Auswertungssoftware zum ET 6-6-R (Copyright © 2013 Pearson Assessment & Information GmbH, Frankfurt/M. Alle Rechte vorbehalten.) erstellt.

Auch die dritte Testung mit dem ET 6-6-R stützt die Annahme, dass bei Robin im Entwicklungsverlauf eine Umorganisation von Gehirnfunktionen erfolgte, bei der intakte Hirnareale die Funktionen der geschädigten Areale übernehmen. So könnte eine vermutete rechtshemisphärische Organisation der Sprachfunktionen bei Robin zur Folge haben, dass die ungeschädigten (rechtshemisphärischen) Areale ihre eigentliche funktionelle Einbindung wechselten und somit im Entwicklungsverlauf als sekundäre Folge andere Funktionen beeinträchtigt wurden, als es die ursprüngliche Lokalisation des Infarkts zunächst nahelegte. In Robins Fall sind offensichtlich spezifische kognitive Funktionen betroffen, insbesondere die visuell-räumlichen Leistungen (vgl. Lidzba, Staudt, Wilke & Krägeloh-Mann, 2006).

Robin sollte weiterhin zumindest Physiotherapie sowie ergotherapeutische Förderung erhalten. Aufgrund der guten persönlichen Ressourcen Robins, u. a. seiner Anstrengungsbereitschaft und den ausreichenden grafomotorischen Fertigkeiten sowie der guten elterlichen Ressourcen wird die altersgerechte Einschulung Robins empfohlen.

Ein Jahr nach der dritten Untersuchung wurde Robin als Regelkind eingeschult. Er integrierte sich gut und erzielte altersgerechte Lernfortschritte und Leistungen, musste dafür jedoch einen höheren Aufwand als die meisten anderen Kinder seiner Klasse betreiben. Im Rahmen des Forschungsprojekts soll Robin zur Entwicklungsverlaufskontrolle im vierten Schuljahr wiederholt in die Universitätsambulanz eingeladen werden.

3 Kleinkindalter (18 bis 36 Monate)

3.1 Fallbeispiel 3: Adem, 2;2 und 2;5 Jahre, Verdacht auf Entwicklungsverzögerung bei erheblicher expansiver Verhaltensproblematik, Abklärung des Entwicklungsstatus sowie Förder- und Therapiebedarfs

3.1.1 *Vorgeschichte*

Problembereich. Adem wird erstmalig im Alter von 2;2 Jahren in einem Kinderzentrum vorgestellt. Er lebt seit dem Alter von zehn Monaten bei den Pflegeeltern und zeigt ausgeprägtes aggressives Verhalten im Elternhaus. Von Beginn an waren autoaggressive Verhaltensweisen zu beobachten: Adem biss sich selbst, zog sich an den Haaren oder schlug seinen Kopf sehr fest auf den Fußboden. Die Aggressionen gegenüber den Pflegeeltern und anderen wichtigen Bezugspersonen hatten sich erst nach einiger Zeit ausgebildet: Adem tritt, schlägt, kneift, beißt und wirft mit Gegenständen nach Menschen. Auch in der Kinderkrippe ist Adem aggressiv gegen andere Kinder, hauptsächlich jedoch während der Bring- und Abholsituation.

Familiäre und soziale Rahmenbedingungen. Adem wurde im Alter von sechs Monaten aus seiner Herkunftsfamilie genommen und lebte danach vorübergehend in einer Bereitschaftspflegefamilie. Adem hat drei leibliche Geschwister, die er seit der Herausnahme aus seiner Herkunftsfamilie nicht mehr gesehen hat. Nach einer längeren Anbahnungsphase lebt er nun seit dem Alter von zehn Monaten ohne weitere Geschwister oder Pflegekinder in seiner Pflegefamilie. Insgesamt besteht zu Adems Herkunftsfamilie kein Kontakt, dieser hatte auch nie bestanden und ist auch nicht geplant. Die Pflegeeltern berichten von erheblichen Belastungen, die sich mittlerweile auf alle Lebenssituationen mit Adem ausgeweitet haben. Adem ist musikbegeistert und verschmust, puzzelt gerne und liebt es, Ball zu spielen und Bobby-Car zu fahren. Seit zwei Monaten besucht Adem eine Kinderkrippe in einer Gruppe von zehn Kindern.

Zusammenfassung der Vorbefunde. Adems Pflegeeltern können über die Schwangerschaft und Geburt wenig aussagen. Sie geben sein Geburtsgewicht mit 3.540 g, die Körperlänge mit 51 cm und den Kopfumfang mit 34 cm an. Die APGAR↑-Werte wurden nach fünf bzw. zehn Minuten mit 10/10 notiert, der Nabelschnur-pH↑ betrug 7,35. Adems Entwicklung ist verzögert verlaufen, er sei nicht gekrabbelt, konnte erst mit 18 Monaten frei gehen und produzierte erste sinnvolle Wörter mit etwa 16 Monaten. Zu Beginn der Aufnahme in die Pflegefamilie hat er wenig Interesse an Menschen und an seiner Umwelt gezeigt und blieb über längere Zeiträume hinweg apathisch an einem Ort sitzen. Allmählich entwickelte er jedoch Erkundungsdrang und Freude am Spiel. Zwischenzeitlich hat sich Adem auch einmal für etwas längere Momente allein beschäftigen können, aktuell sei sein Spielverhalten jedoch eher unstet, er fange vieles an, spiele aber kaum etwas ausdauernd. Besonders auffällig war Adems Verhalten bei der Nahrungsaufnahme. Er schrie, sobald seine Schale leer war und zeigt bis heute offenbar kein ausreichendes Sättigungsgefühl. In der Vergangenheit hat Adem nachts viel geschrien und ist häufig aufgewacht, mittlerweile schläft er aber recht gut durch. Im Sozialverhalten zeigte Adem von Anfang an ausgeprägte Distanzlosigkeit, erst in jüngerer Zeit entwickelte er leichtes Fremdelverhalten. Die berichteten Aggressionen treten unvermittelt und auch in von den Pflegeeltern als harmonisch erlebten Situationen auf. Adem sucht viel Körperkontakt, die Pflegeeltern können dies aber nicht mehr genießen, da er ihnen in solchen Momenten häufig gezielt wehtut. Die Familie besuchte bereits eine Kinderturngruppe und einen Spielkreis. Die Pflegeeltern sahen jedoch vom weiteren Besuch ab, weil Adem wiederholt Kinder angegriffen, gebissen und gekratzt hat. In der Kinderkrippe kommt Adem mittlerweile tagsüber gut zurecht, jedoch greift er beim Bringen oder Abholen gezielt andere Kinder an und verletzt sie.

Es sind keine körperlichen Erkrankungen Adems bekannt, zu familiär auftretenden Erkrankungen in der Herkunftsfamilie liegen keine Informationen vor. Adems Körpergröße und Kopfumfang liegen seit jeher im unteren Bereich. Aktuell, somit im Alter von 2;2 Jahren, werden für Adem folgende Werte ermittelt: Adems Gewicht beträgt 11,3 kg (P↑10–25), seine Größe wurde mit 81,5 cm (P3) gemessen, somit beträgt sein BMI↑ 16,9 (P50–75). Es wird eine fragliche leichte Augenachsenabweichung des linken Auges vermutet. Die Pflegemutter wird gebeten, dies weiter zu beobachten und bei weiteren Auffälligkeiten mit dem Kinderarzt oder einem Augenarzt in Kontakt zu treten. Adem erhält seit einigen Wochen eine Frühförderung aufgrund der bestehenden Entwicklungsverzögerungen.

3.1.2 Erstvorstellung (Alter: 2;2 Jahre)

Zur groben Orientierung über den Entwicklungsstatus wird zunächst das Grenzstein↑-Screening aus dem ET 6-6-R mit Adem durchgeführt. Für den Screening-Einstieg wird aufgrund der berichteten Spätentwicklungen der Alterszeitpunkt „18 Monate“ gewählt und die Grenzsteine in allen Entwicklungsbereichen entlang des Lebensalters so weit überprüft, bis Adem sie nicht mehr lösen kann. Adem nahm Blickkontakt mit der Untersucherin auf, erkundete den Raum und die angebotenen Testmaterialien und war dabei recht ausdauernd. Die Überprüfung der Grenzsteine der verschiedenen Altersgruppen benötigte insgesamt 25 Minuten. In Situationen, in denen die Pflegemutter Adem Grenzen aufzeigte, verstärkte sich sein Problemverhalten deutlich: Er biss und kratzte die Mutter ohne anschließendes Bedauern. Das Grenzstein-Ergebnis illustriert Abbildung 26:

- *Körpermotorik:* Adem löste die Grenzsteine von 18 bis 24 Monaten vollständig, die beiden schwierigsten noch gelösten Grenzsteine waren das Umdrehen im Stand (T019) und das Schießen eines Balls (T020). Der Grenzstein für 30 Monate („Springt vom Boden ab“; T023) wurde nicht mehr erfüllt.
- *Handmotorik:* Es wurden die Grenzsteine von 18 Monaten bis 30 Monaten vollständig gelöst, der schwierigste erfüllte Grenzstein war das ansatzweise Fädeln („Berührt mit einer Schnur eine Perle“; T063). Der Grenzstein für 36 Monate („Öffnet und schließt Schraubverschluss“; T061) wurde nicht gekonnt.

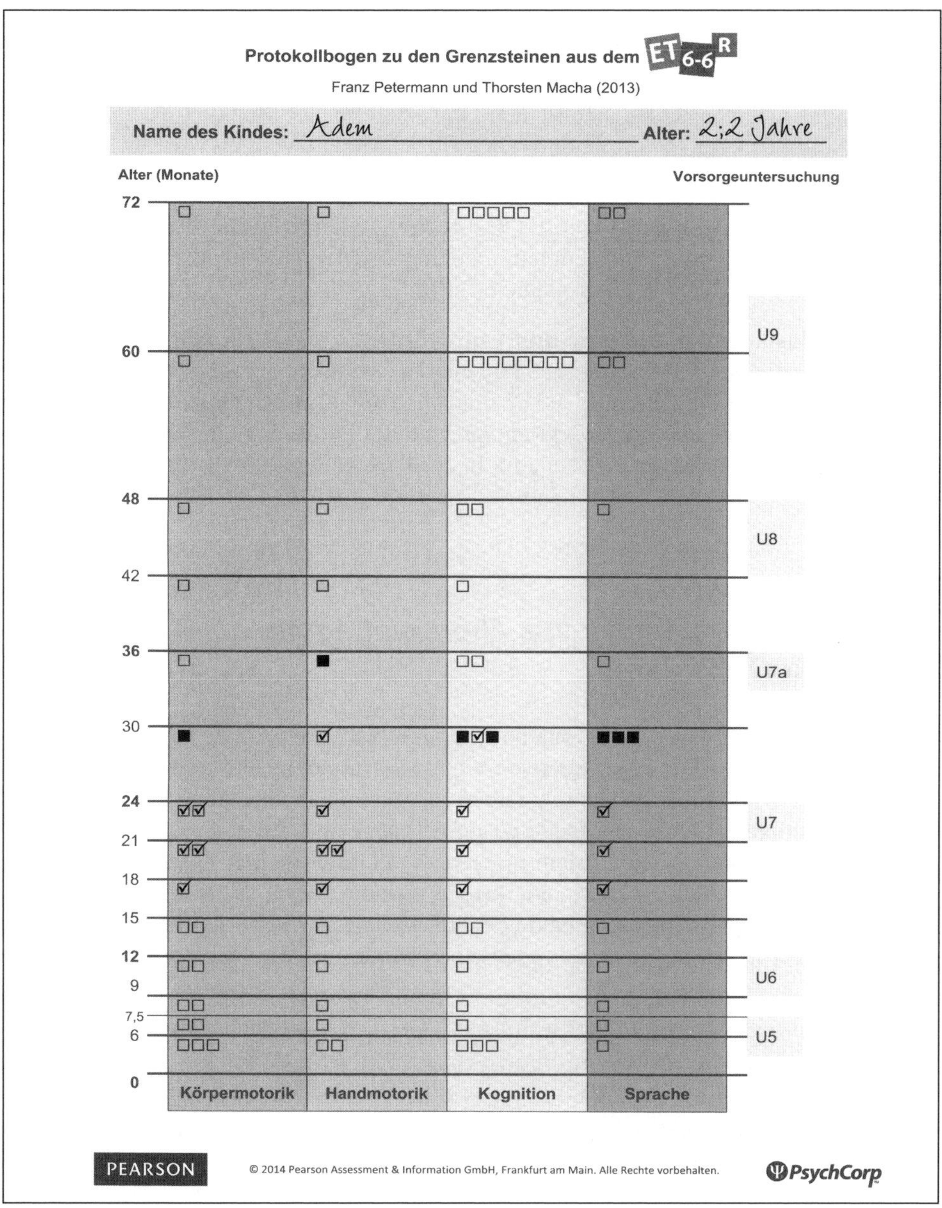

Abbildung 26: Screening-Ergebnis: Grenzstein-Profil von Adem (2;2 J.) mit Testung der Grenzsteine von 18 bis 36 Monaten.

Anmerkungen: ☑: überprüft und gekonnt; ■: überprüft und nicht gekonnt; □: nicht überprüft. Die Abbildung wurde mit dem Grenzstein-Protokollbogen des ET 6-6-R (Copyright © 2014 Pearson Assessment & Information GmbH, Frankfurt/M. Alle Rechte vorbehalten.) erstellt.

- *kognitive Entwicklung:* Adem erfüllte alle Grenzsteine von 18 bis 24 Monaten sowie darüber hinaus bereits einen der drei überprüften Grenzsteine für 30 Monate („Löst zweiteiliges Puzzle in 30 Sekunden"; T091).
- *Sprachentwicklung:* Adem erfüllte den Grenzstein für 24 Monate („Formuliert Ein-Wort-Sätze"; T147), die drei Grenzsteine für 30 Monate wurden von ihm noch nicht erfüllt.

Das Grenzstein-Screening aus dem ET 6-6-R lieferte keine Hinweise auf gravierende Entwicklungsverzögerungen. Adem hat in allen getesteten Bereichen sämtliche seinem Lebensalter entsprechenden Grenzsteine erfüllt.

Zusammenfassung der Befunde und Empfehlung. Es wird für Adem eine reaktive Bindungsstörung des Kindesalters (F94.1) mit dem Verdacht auf eine Bindungsstörung des Kindesalters mit Enthemmung (F94.2) diagnostiziert. Darüber hinaus bestehen leichte Entwicklungsdefizite, die jedoch mit entsprechender Förderung als aufholbar erscheinen. Aufgrund der massiven Problematik in der Familie wird ein zweiwöchiger stationärer Aufenthalt auf einer Eltern-Kind-Station empfohlen, den die Eltern gerne annehmen.

3.1.3 Zweitvorstellung vor Therapiebeginn (Alter: 2;5 Jahre)

Die primäre Zielsetzung der stationären Therapie war eine gezielte störungsbezogene Anleitung der Mutter. Die Pflegeeltern berichteten, dass dem massiven aggressiven Verhalten Adems oft nur dadurch beizukommen sei, dass sie ihn in seinen Laufstall brächten. Dort beruhige er sich sehr schnell und genieße scheinbar die Begrenzung. Beim Aufwachen aus dem Schlaf würde Adem morgens wie mittags häufig hysterisch schreien, tagsüber sei er hyperaktiv. In der Kinderkrippe verhalte er sich in Abwesenheit der Pflegeeltern unauffällig. Adem hat einen regelmäßigen Schlaf-Wach-Rhythmus, er geht täglich um 19.30 Uhr ins Bett und hält noch einen Mittagsschlaf von einer bis zwei Stunden.

Die neurologische Untersuchung ergab ein unauffälliges Gangbild, Bücken und Aufstehen waren ebenfalls unauffällig. Adem wechselte die Händigkeit und konnte noch nicht mit Stift oder gar Schere umgehen. Der Muskeltonus war unauffällig und die Muskeleigenreflexe waren seitengleich. Das Sehvermögen konnte nicht sicher beurteilt werden. Adem wirkte während der Untersuchung interessiert und motiviert, war jedoch schnell frustriert und eigensinnig. Er zeigte abrupte Affektwechsel, wollte vieles alleine machen und wurde schnell wütend bei fremdbestimmten Anforderungen. Adem zeigte sich bewusstseinsklar und altersgemäß orientiert. Seine Denk- und Gedächtnisleistungen erschienen altersangemessen. Der sprachliche Ausdruck war nicht altersentsprechend bei jedoch gutem Sprachverständnis. Adems Aktivität und Aufmerksamkeit entsprachen seinem Alter.

Zur präzisen Einschätzung seines Entwicklungsstands wurde mit Adem in der Eingangsdiagnostik vor Therapiebeginn der ET 6-6-R vollständig durchgeführt. Da keine

Frühgeburt vorliegt und somit keine Alterskorrektur[↑] erforderlich war, und da Adem auch im Grenzstein[↑]-Screening die altersentsprechenden Anforderungen erfüllte, wurde die seinem Lebensalter entsprechende Testform „24 bis 30 Monate" ausgewählt. Diese konnte in der Zeit von 9.15 Uhr bis 10.20 Uhr innerhalb von 65 Minuten vollständig durchgeführt werden. Die Untersucherin schätzte

- Adems *Motorik und Tonus* als „sehr gut" sowie
- sein *Sprachverständnis* und seine *Konzentration/Aufmerksamkeit* als „unproblematisch" ein.
- Adems *Motivation* wurde als „leicht beeinträchtigt" bewertet, er war gelegentlich schwierig motivierbar und wenig anstrengungsbereit, konnte aber letztlich mit viel Aufwand zur Bearbeitung sämtlicher Testaufgaben motiviert werden.
- Die Qualität der *sozialen Interaktion* wurde als „problematisch" eingeschätzt. Adem nahm nach Ansprache häufig Körperkontakt zur Mutter auf und zeigte dabei Verweigerungstendenzen. Nach solchem Verhalten dauerte es manchmal mehrere Minuten, bis Adem sich wieder auf den Test einließ.

Abbildung 27 veranschaulicht Adems Entwicklungsprofil[↑], das er im Lebensalter von 2;5 Jahren in der Altersgruppe „24 bis 30 Monate" erreichte. Es lassen sich die wichtigsten Ergebnisse der Testung wie folgt zusammenfassen:

- *Körpermotorik:* Adem erzielte einen EQ[↑]-Wert von 6 (PR[↑] 9,1). Das Testergebnis liegt im Risikobereich.
- *Handmotorik:* Hier erreichte Adem einen EQ-Wert von 8 (PR 25,3). Dieses Testergebnis liegt im unauffälligen Bereich.
- *kognitive Entwicklung:* Der EQ-Wert von 13 (PR 84,1) liegt im unauffälligen Bereich, an der Grenze zum überdurchschnittlichen Bereich.
- *Sprachentwicklung:* Adems EQ[↑]-Wert von 7 (PR 15,9) liegt im Risikobereich.
- *sozial-emotionale Entwicklung:* Die Auskunft der Pflegemutter liefert für Adem einen EQ-Wert von 5 (PR 4,8). Auch dieses Fragebogen-Ergebnis liegt im Risikobereich.

Analyse kritischer Differenzen[↑] im Entwicklungsprofil. Den geringsten Entwicklungsquotienten[↑] erzielte Adem auf der Skala der sozial-emotionalen Entwicklung (EQ = 5), den geringsten direkt getesteten Entwicklungsquotienten erreichte er in der Körpermotorik (EQ = 6). Den höchsten Entwicklungsquotienten erzielte er in der Skala der kognitiven Entwicklung (EQ = 13). Die maximale Differenz der EQ-Werte in seinem Entwicklungsprofil beträgt somit 8 EQ-Punkte (direkt getestet: 7 EQ-Punkte), es liegt somit ein *heterogenes Entwicklungsprofil* vor.

Grenzsteine[↑]. Adem erreichte, wie schon beim Grenzstein-Screening drei Monate zuvor, in allen Skalen sämtliche Grenzsteine für den Alterszeitpunkt „24 Monate". Zusätzlich bewältigte er mehrere Grenzstein-Aufgaben für den Alterszeitpunkt „30 Monate". In der Handmotorik berührte er eine Perle mit der Schnur (T063). In der kognitiven Entwicklung reihte er Würfel aneinander (T089), puzzelte systematisch (T090), löste das zweiteilige Puzzle (T091) und steckte den Formenblock zusammen (T112). In der Sprachentwicklung konnte Adem nun auf Objekte im Raum (T148) sowie auf Bildern (T150) zeigen. Das Grenzstein-Lösungsmuster verhält sich konsistent zu den Entwicklungsquotienten und stützt die im Entwicklungsprofil abgebildeten Entwicklungsverzögerungen der Körpermotorik sowie die Entwicklungsvorsprünge in der kognitiven Entwicklung. Die bereits absolvierten Grenzsteine der Sprachentwicklung für 30 Monate fallen in dieser Altersgruppe inhaltlich mit Adems spezifischen Stärken im Sprachverständnis zusammen, sodass die Abbildung seiner Sprachentwicklung durch den EQ-Wert besser gelingt als durch das Grenzsteinmuster.

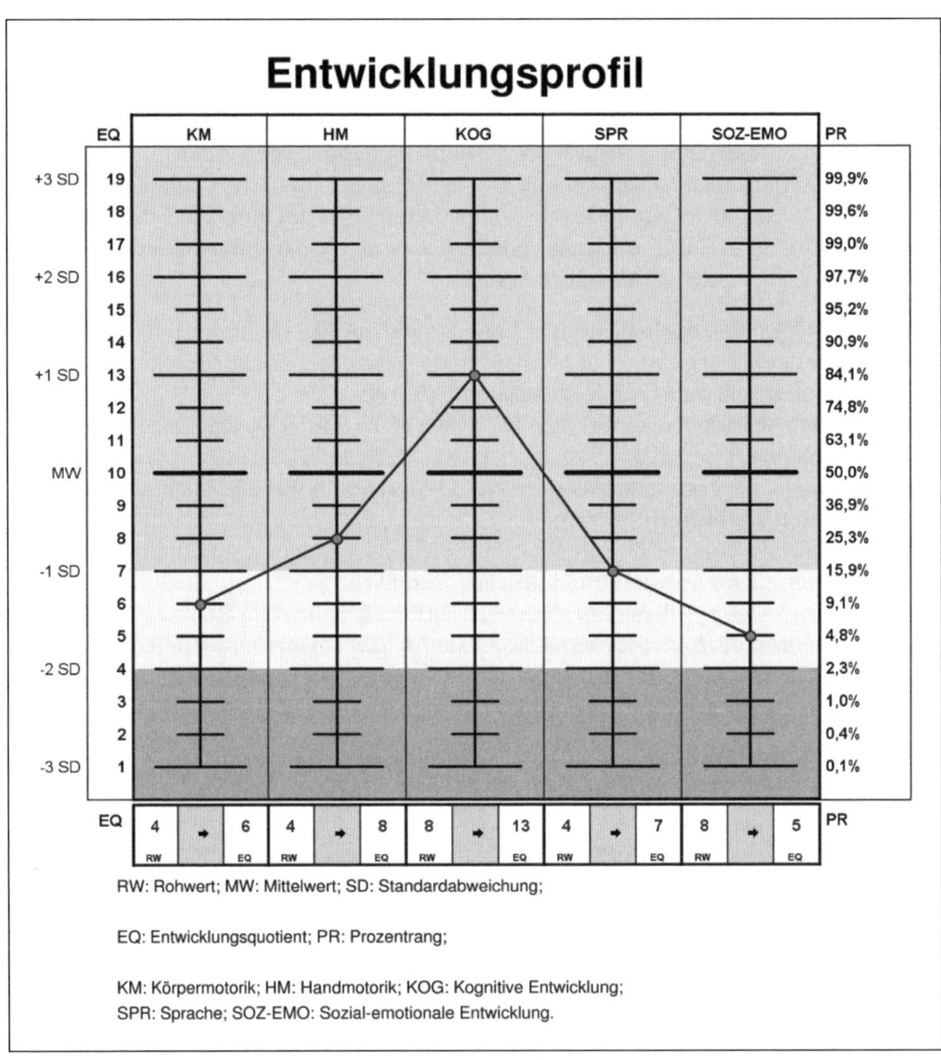

Abbildung 27: Entwicklungsprofil von Adem (2;5 J.), ermittelt für Kinder der Altersgruppe von 24 bis 30 Monaten.

Anmerkung: Die Abbildung wurde mit der Auswertungssoftware zum ET 6-6-R (Copyright © 2013 Pearson Assessment & Information GmbH, Frankfurt/M. Alle Rechte vorbehalten.) erstellt.

Qualitative Analyse. In der *Körpermotorik* (vgl. Abb. 28) konnte Adem die vier leichtesten der insgesamt neun durchgeführten Aufgaben lösen. Er hob einen Gegenstand im Stand vom Boden auf (T017; P_i = 1.0), erfüllte wie bereits im Grenzstein↑-Screening das Umdrehen im Stand (T019; P_i =.97) sowie das Schießen eines Balls (T020; P_i =.97) und er rannte mit aktivem Armschwung (T024; P_i =.86). Noch nicht erfüllen konnte er das freihändige, balancierte Anheben eines Fußes im Stand (T022; P_i =.51), das Abspringen vom Boden (T023; P_i =.74) sowie das Gehen auf einer Linie (T025; P_i =.61), das Gehen mit gehobener Ferse (T026; P_i =.65) und das Gehen rückwärts (T027; P_i =.79). Das Aufgaben-Lösungsmuster kann als Entwicklungsverzögerung in der Körpermotorik interpretiert werden.

Aufgaben		P_i	KM	HM	KOG	SPR	Nein
Stehen							
20. Hebt Gegenstand auf (T017).		1.0	☑				☐
21. Dreht sich im Stand um (T019).	*G-24-KM	0.97	☑				☐
22. Schießt einen Ball (T020).	*G-24-KM	0.97	☑				☐
23. Hebt einen Fuß, freihändig (T022).		0.51	☐				☑
24. Springt vom Boden ab (T023).	**G-30-KM	0.74	☐				☑
25. Rennt, mit Armschwung (T024).		0.86	☑				☐
26. Geht drei Kontakte auf einer Linie (T025).		0.61	☐				☑
27. Geht drei Kontakte mit gehobener Ferse (T026).		0.65	☐				☑
28. Geht vier Kontakte rückwärts (T027).		0.79	☐				☑

Abbildung 28: Erfüllte und nicht erfüllte Testaufgaben von Adem (2;5 J.) in der *Körpermotorik*, ermittelt für Kinder der Altersgruppe von 24 bis 30 Monaten.

Anmerkungen: P_i = Aufgabenschwierigkeit↑; KM = Körpermotorik; HM = Handmotorik; KOG = kognitive Entwicklung; SPR = Sprachentwicklung. Die Abbildung wurde mit der Auswertungssoftware zum ET 6-6-R (Copyright © 2013 Pearson Assessment & Information GmbH, Frankfurt/M. Alle Rechte vorbehalten.) erstellt.

In der *Handmotorik* (vgl. Abb. 29) konnte Adem bereits beide Zylinder in den Lochblock stecken (T059; P_i =.99), den Schraubverschluss öffnen und schließen (T061; P_i =.83), beim Fädelversuch die Schnur an die Perle (T063; P_i =.93) und einen kleinen Würfel in präzisem Griff (T064; P_i =.75) führen. Es gelang ihm noch nicht, den Stift mit den Fingerspitzen (T060; P_i =.60) aufzunehmen und er konnte auch noch keine Stiftbewegungen in verschiedenen Richtungen auf dem Papier durchführen (T062; P_i =.33). Außerdem erzeugte er noch keinen scharfen Knick mit den Fingerspitzen (T065; P_i =.33) und schüttete auch noch nicht koordiniert von Gefäß zu Gefäß (T066; P_i =.67). Auch in der Handmotorik löste Adem die vier leichtesten Aufgaben, und da sein EQ↑-Wert von 8 im unteren Durchschnittsbereich liegt, kann von einer gegenüber dem Altersdurchschnitt leicht verlangsamten, aber regelgerechten Entwicklung ausgegangen werden.

Aufgaben		P_i	KM	HM	KOG	SPR	Nein
Sitzen							
1. Steckt beide Zylinder in den Lochblock (T059).	*G-24-HM	0.99		☑			☐
2. Ergreift Stift mit den Fingerspitzen (T060).		0.6		☐			☑
3. Öffnet und schließt Schraubverschluss (T061).		0.83		☑			☐
4. Führt den Stift in der Ebene, waagerecht, senkrecht und auch kreisend (T062).		0.33		☐			☑
5. Berührt mit einer Schnur eine Perle (T063).	**G-30-...	0.93		☑			☐
6. Führt kleinen Würfel in präzisem Griff (T064).		0.75		☑			☐
7. Faltet einen scharfen Knick mit den Fingerspitzen (T065).		0.33		☐			☑
8. Schüttet koordiniert von Gefäß zu Gefäß (T066).		0.67		☐			☑

Abbildung 29: Erfüllte und nicht erfüllte Testaufgaben von Adem (2;5 J.) in der *Handmotorik*, ermittelt für Kinder der Altersgruppe von 24 bis 30 Monaten.

Anmerkungen: P_i = Aufgabenschwierigkeit[†]; KM = Körpermotorik; HM = Handmotorik; KOG = kognitive Entwicklung; SPR = Sprachentwicklung. Die Abbildung wurde mit der Auswertungssoftware zum ET 6-6-R (Copyright © 2013 Pearson Assessment & Information GmbH, Frankfurt/M. Alle Rechte vorbehalten.) erstellt.

In der *kognitiven Entwicklung* (vgl. Abb. 30) löste Adem acht der durchgeführten neun Aufgaben, darunter sämtliche Grenzsteine[†] für 24 Monate und nun auch für 30 Monate. Er stapelte drei (T087; P_i = 1.00) sowie zehn (T094; P_i =.53) Würfel aufeinander, behielt drei Gegenstände an sich (T088; P_i =.88), reihte Würfel aneinander (T089; P_i =.89), puzzelte systematisch (T090; P_i =.84) und löste dabei das zweiteilige (T091; P_i =.93) und das dreiteilige (T092; P_i =.40) Puzzle, außerdem steckte er den Formenblock zusammen

Aufgaben		P_i	KM	HM	KOG	SPR	Nein
9. Stapelt drei Würfel aufeinander (T087).	*G-24-K...	1.0			☑		☐
10. Behält drei Gegenstände an sich (T088).		0.88			☑		☐
11. Reiht Gegenstände aneinander (T089).	**G-30-...	0.89			☑		☐
12. Puzzelt systematisch (T090).	**G-30-...	0.84			☑		☐
13. Löst zweiteiliges Puzzle in 30 Sekunden (T091).	**G-30-...	0.93			☑		☐
14. Löst dreiteiliges Puzzle in 60 Sekunden (T092).		0.4			☑		☐
15. Baut Pyramide nach (T093).		0.33			☐		☑
16. Stapelt zehn Würfel aufeinander (T094).		0.53			☑		☐
17. Steckt Formenblock zusammen (T112).	**G-30-...	0.81			☑		☐

Abbildung 30: Erfüllte und nicht erfüllte Testaufgaben von Adem (2;5 J.) in der *kognitiven Entwicklung*, ermittelt für Kinder der Altersgruppe von 24 bis 30 Monaten.

Anmerkungen: P_i = Aufgabenschwierigkeit[†]; KM = Körpermotorik; HM = Handmotorik; KOG = kognitive Entwicklung; SPR = Sprachentwicklung. Die Abbildung wurde mit der Auswertungssoftware zum ET 6-6-R (Copyright © 2013 Pearson Assessment & Information GmbH, Frankfurt/M. Alle Rechte vorbehalten.) erstellt.

(T112; P_i=.81). Die einzige Aufgabe seiner Altersgruppe, die Adem noch nicht löste, war das Nachbauen der Pyramide (T093; P_i=.33), dies war zugleich auch die schwierigste Aufgabe seiner Altersgruppe. Es konnten mit dem ET 6-6-R somit spezifische Stärken in der kognitiven Entwicklung Adems beschrieben werden.

In der *Sprachentwicklung* (vgl. Abb. 31) löste Adem das Zeigen auf Objekte im Raum (T148; P_i=.88) und auf Bildern (T150; P_i=.90), außerdem befolgte er die Zwei-Schritt-Anweisung teilweise (T145; P_i=.96), jedoch noch nicht vollständig (T146; P_i=.73). Adem produzierte zwar Ein-Wort-Sätze (T147; P_i=1.0), jedoch noch keine Zwei-Wort- (T149; P_i=.88) oder Drei-bis-Fünf-Wort-Äußerungen (T151; P_i=.56) und verwendete noch keine Pronomen (T152; P_i=.42). Das Aufgaben-Lösungsmuster dokumentiert eine moderate Sprachentwicklungsverzögerung im expressiven Bereich.

Aufgaben		P_i	KM	HM	KOG	SPR	Nein
18. Zeigt auf Objekte im Raum (T148). 0. "..[die Begleitperson]?" (Übungsbeispiel) 1. "..die Tür?" 3. "..der Stuhl?" 2. "..das Fenster?" 4. "..der Tisch?"	**G-30-...	0.88				☑	☐
19. Zeigt auf Objekte auf Bildern (T150). 1. "..die Banane?" 4. "..der Hund?" 2. "..der Schuh?" 5. "..die Katze?" 3. "..die Hose?" 6. "..das Auto?"	**G-30-...	0.9				☑	☐
29. Befolgt verbale Zwei-Schritt-Anweisung ohne Zusatzhinweis teilweise (T145).		0.96				☑	☐
30. Befolgt verbale Zwei-Schritt-Anweisung ohne Zusatzhinweis vollständig (T146).		0.73				☐	☑
31. Formuliert Ein-Wort-Sätze [E] (T147).	*G-24-SPR	1.0				☑	☐
32. Formuliert Zwei-Wort-Äußerungen (T149).	**G-30-...	0.88				☐	☑
33. Formuliert Drei-bis-Fünf-Wort-Äußerungen (T151).		0.56				☐	☑
34. Verwendet zwei verschiedene Pronomen (T152).		0.42				☐	☑

Abbildung 31: Erfüllte und nicht erfüllte Testaufgaben von Adem (2;5 J.) in der *Sprachentwicklung*, ermittelt für Kinder der Altersgruppe von 24 bis 30 Monaten.

Anmerkungen: P_i = Aufgabenschwierigkeit†; KM = Körpermotorik; HM = Handmotorik; KOG = kognitive Entwicklung; SPR = Sprachentwicklung. Die Abbildung wurde mit der Auswertungssoftware zum ET 6-6-R (Copyright © 2013 Pearson Assessment & Information GmbH, Frankfurt/M. Alle Rechte vorbehalten.) erstellt.

Mit dem Elternfragebogen des ET 6-6-R konnten zahlreiche emotionale und Verhaltensprobleme Adems beschrieben werden. Bei mehreren Fragen wird dabei deutlich, dass Adem erhebliche Probleme bei der emotionalen Regulation in verschiedenen Situationen hat. Gleichzeitig ist er jedoch grundsätzlich aufgeschlossen für die Interaktion mit Erwachsenen und Gleichaltrigen, womit erst einmal eine günstige Ressource für die Aufnahme der Eltern-Kind-Therapie vorliegt.

Insgesamt konnte ein sehr *heterogenes Entwicklungsprofil*† mit moderaten Entwicklungsverzögerungen im motorischen, sprachlichen und sozial-emotionalen Bereich bei gleichzeitig guter kognitiver Entwicklung erstellt werden. Hiermit liegen günstige Ausgangsbedingungen für eine verhaltenstherapeutische Intervention vor (vgl. Hasmann, Pietzsch, Dörr, Del Fabro & Hampel, 2015).

3.1.4 Maßnahmen und Empfehlungen

Die stationäre Therapie umfasste eine Spieltherapie im Einzelsetting zur Entwicklungsförderung Adems sowie die verhaltenstherapeutische Anleitung der Pflegeeltern im Rahmen der Stationsgruppe. Hierfür erfolgten neben der Förderung einer positiven Eltern-Kind-Beziehung auch eine Erziehungsberatung sowie eine Anleitung bezüglich störungsspezifischer Alltagsprobleme auf der Grundlage positiver und konsequenter Erziehungstechniken aus dem Triple P†-Programm.

Adem kommt zunächst gerne, im Verlauf jedoch nur noch zögerlich, in die Spieltherapie. Er lässt sich jedoch nach kurzer Anlaufphase dann unter heilpädagogischer Anleitung von den vielfältigen Angeboten begeistern. In den Spielsituationen wirkt Adem motorisch ungeübt, jedoch bei guter Anstrengungsbereitschaft. Sein Kommunikationsverhalten erfolgt bei gutem Sprachverständnis unter nahezu ausschließlich Ein-Wort-Sprache, jedoch mit intensivem mimisch-gestischem Ausdruck. Adem exploriert und spielt altersgerecht, jedoch wenig selbstständig. Er scheint es gewohnt zu sein, Wünsche und Bedürfnisse über Gestik und infolge von Weinen und Jammern erfüllt zu bekommen. In den ersten Tagen wirkt Adem sehr belastet und sucht in Anforderungssituationen, falls möglich, den Rückzug bei der Pflegemutter.

Schnell zeigt sich, dass Adem von klaren, in Mimik und Gestik eindeutigen Ansprachen sowie aktivem Ignorieren und logischen Konsequenzen profitiert (vgl. Hasmann et al., 2015) und sein Problemverhalten sich deutlich reduziert. Dabei benötigt er viel Zuspruch und Motivation und profitiert sehr von der Herstellung von Augenhöhe und Blickkontakt. Er zeigt in wenigen Tagen gute Fortschritte, er akzeptiert die Abwesenheit der Pflegemutter (lässt sich beispielsweise von Betreuern ins Bett bringen), hält stabilen Blickkontakt in der Interaktion und erlangt eine zunehmend fröhlichere Grundstimmung. Fremden Personen gegenüber zeigt Adem sich leicht distanzschwach, insbesondere bei Männern. Bei einem Erstkontakt prüft er relativ unmittelbar die Reaktion des Gegenübers auf leichtes Kneifen, eine eindeutige und klare Reaktion setzt diesem Verhalten jedoch unmittelbar ein Ende.

Die Eltern-Kind-Interaktion ist warmherzig und aufmerksam, es fällt jedoch auf, dass beide Eltern sehr unsicher bezüglich Adems Leistungsfähigkeit sind und ihn deshalb oft unterfordern. Beide Eltern arbeiten bei allen Therapiemodulen gut mit, erlangen gute erzieherische Kompetenzen und sind zunehmend in der Lage, auch eigene Anteile an Problemsituationen zu erkennen und schrittweise zu modifizieren. Nach der Entlassung möchten die Eltern die erlangten Fertigkeiten im Rahmen eines ambulanten Elternkurses festigen.

3.2 Fallbeispiel 4: Emre, 2;11 Jahre, geringe deutsche Sprachfertigkeiten, Beschreibung des Entwicklungsstands bei ergänzender sprachungebundener Diagnostik der kognitiven Entwicklung

3.2.1 Vorgeschichte

Problembereich. Emre wird im Alter von 2;11 Jahren in einem Kindergarten im Rahmen einer klinischen Studie mit dem ET 6-6-R untersucht. Emre besucht den Kindergarten seit zwei Monaten und ist den pädagogischen Fachkräften dadurch aufgefallen, dass er nur wenige deutsche Worte zu verstehen scheint und bislang außer „Nein" auch keine deutschen Worte verwendet. Entsprechend der Fragestellung der klinischen Studie wird zur Beschreibung des Entwicklungsstands der ET 6-6-R mit allen Kindern durchgeführt. Emre ist dabei der nicht-klinischen Kontrollgruppe zugeordnet, hierfür war es als Einschlusskriterium notwendig, dass bislang keine deutlichen Auffälligkeiten bestehen. Aufgrund der sprachgebundenen Erhebung der kognitiven Entwicklung im ET 6-6-R und der dadurch zu erwartenden Verzerrung des Ergebnisses in Emres Fall wird ergänzend der Snijders-Oomen-Non-verbale Intelligenztest SON-R 2½-7 (Tellegen, Laros & Petermann, 2007) durchgeführt.

Familiäre und soziale Rahmenbedingungen. Emre lebt mit beiden Elternteilen, zwei älteren Schwestern (elf und fünf Jahre alt) sowie einem jüngeren Bruder (acht Monate alt) in einem Haushalt. Der Vater ist als Fabrikarbeiter in der industriellen Fertigung tätig, die Mutter führt den Haushalt und betreut die Kinder. Im Haushalt der Familie wird nahezu ausschließlich türkisch gesprochen. Emres Vater ist in der Lage, sich bei geringem Wortschatz in einfacher deutscher Sprache zu verständigen, seine Mutter spricht so gut wie kein Deutsch. Emres älteste Schwester Selma besucht die fünfte Klasse einer Gesamtschule und spricht als einzige in der Familie ein altersgemäßes, akzentfreies Deutsch. Aus diesem Grund begleitet sie die Eltern auch gelegentlich bei Terminen und Gesprächen, beispielsweise auf Ämter und in die Ausbildungs- und Betreuungsinstitutionen der Kinder, um gegebenenfalls sprachliche Hilfestellungen zu leisten. Dies sei auch bei der Anmeldung Emres im Kindergarten der Fall gewesen.

Zusammenfassung der Vorbefunde. Emre absolvierte bislang alle U-Untersuchungen↑, sein gelbes Vorsorgeuntersuchungsheft lag bei der ET 6-6-R-Testung vor. Demnach wurde Emre in der 42. Schwangerschaftswoche (41+2 SSW↑) nach Spontanentbindung geboren, sein Geburtsgewicht betrug 4.220 g bei einer Körperlänge von 53 cm und einem Kopfumfang von 36 cm. Als APGAR↑-Werte wurden nach einer, fünf und zehn Minuten 10/10/10 notiert, der Nabelschnur-pH↑ betrug 7,29. Hinweise auf Komplikationen in der Schwangerschaft oder unter der Geburt liegen nicht vor. Aus religiösen Gründen erfolgte sieben Tage nach der Geburt in einer Klinik eine ambulant durchgeführte Beschneidung (Zirkumzision↑), in deren Folge sich eine Infektion einstellte, die einen mehrtägigen Klinikaufenthalt erforderte. Emre habe in dieser Zeit hohes Fieber entwickelt und viel geweint, die Infektion jedoch gut auskuriert. Die letzte durchgeführte kinderärztliche Vorsorgeuntersuchung↑ U7 wurde im Alter von 25 Monaten durchgeführt: Emres Größe wurde mit 90 cm (P↑50–75) und sein Körpergewicht mit 14,2 kg (P75–90) gemessen, was einem BMI↑ von 17,5 (ca. P75) entspricht. Sein Kopfumfang betrug dabei 50,2 cm. Es wurden vom Kinderarzt keine entwicklungsrelevanten medizinischen Befunde ermittelt und der Gesamteindruck Emres als „altersgemäß entwickelt" eingeschätzt.

3.2.2 Entwicklungsdiagnostik mit dem ET 6-6-R (Alter: 2;11 Jahre)

Es wurde der ET 6-6-R mit Emre in der seinem Lebensalter entsprechenden Altersgruppe „30 bis 36 Monate" durchgeführt. Die Testung konnte in der Zeit von 10.05 Uhr bis 10.45 Uhr innerhalb von 40 Minuten vollständig durchgeführt werden. Die Untersucherin schätzte

- Emres *Konzentration/Aufmerksamkeit* und den Bereich *Motorik und Tonus* als „sehr gut" sowie
- seine *Motivation* als „unproblematisch" ein.
- Emres *Sprachverständnis* wurde als „problematisch" bewertet, vielfach war unklar, ob Emre die Instruktionen zur Durchführung des ET 6-6-R verstanden hat. Aus dieser Situation heraus zeigte Emre auch Irritationen, was in der Folge
- die Qualität der *sozialen Interaktion* beeinträchtigte. Dieses wurde dennoch lediglich als „leicht beeinträchtigt" eingeschätzt, da Emre sich den Testmaterialien gegenüber interessiert zeigte und sich auch in Momenten eingeschränkter Kommunikation problemlos zur Mitarbeit bei der Durchführung der Testaufgaben motivieren ließ.

Der Elternfragebogen des ET 6-6-R wurde zunächst in der deutschsprachigen Version in das Elternfach gelegt, wobei er auch nach wiederholten Hinweisen durch die pädagogischen Fachkräfte im Kindergarten an die Mutter der Bogen nicht ausgefüllt zurückgebracht wurde. Aus diesem Grund wurde dann noch einmal die türkischsprachige Version des Elternfragebogens für Emres Altersgruppe ins Elternfach gelegt, woraufhin am darauffolgenden Tag von der Mutter der ausgefüllte Bogen abgegeben wurde.

Abbildung 32 veranschaulicht Emres Entwicklungsprofil↑, das er im Lebensalter von 2;11 Jahren in der Altersgruppe „30 bis 36 Monate" erreichte. Die wichtigsten Ergebnisse der Testung lassen sich wie folgt zusammenfassen:

- *Körpermotorik:* Emre erzielte einen EQ↑-Wert von 11 (PR↑ 63,1). Das Testergebnis liegt im unauffälligen Bereich.
- *Handmotorik:* Emre erreichte hier ebenfalls einen EQ-Wert von 11 (PR 63,1). Auch dieses Testergebnis liegt im unauffälligen Bereich.
- *kognitive Entwicklung:* Emre erzielte einen EQ-Wert von 5 (PR 4,8). Dieses Testergebnis liegt im Risikobereich, es liegt jedoch aufgrund des geringen Sprachverständnisses die Gefahr einer Ergebnisverzerrung vor.
- *Sprachentwicklung:* Emre erreichte einen EQ-Wert von 3 (PR 1,0). Dieses Testergebnis liegt im Bereich gravierender Entwicklungsdefizite. Durch dieses Ergebnis werden Emres Rückstände beim Erwerb *deutscher* Sprachfertigkeiten abgebildet, es lie-

gen jedoch keine Hinweise darauf vor, dass bezüglich seiner türkischen Erstsprache Entwicklungsverzögerungen bestehen.

- *sozial-emotionale Entwicklung:* Emre erzielte einen EQ-Wert von 10 (PR 50), was exakt dem Altersdurchschnitt entspricht und somit ein unauffälliges Ergebnis darstellt. Dies deckt sich mit der Einschätzung der pädagogischen Fachkräfte, dass keine Entwicklungsverzögerungen im sozial-emotionalen Bereich und keine Verhaltensauffälligkeiten Emres zu beobachten sind.

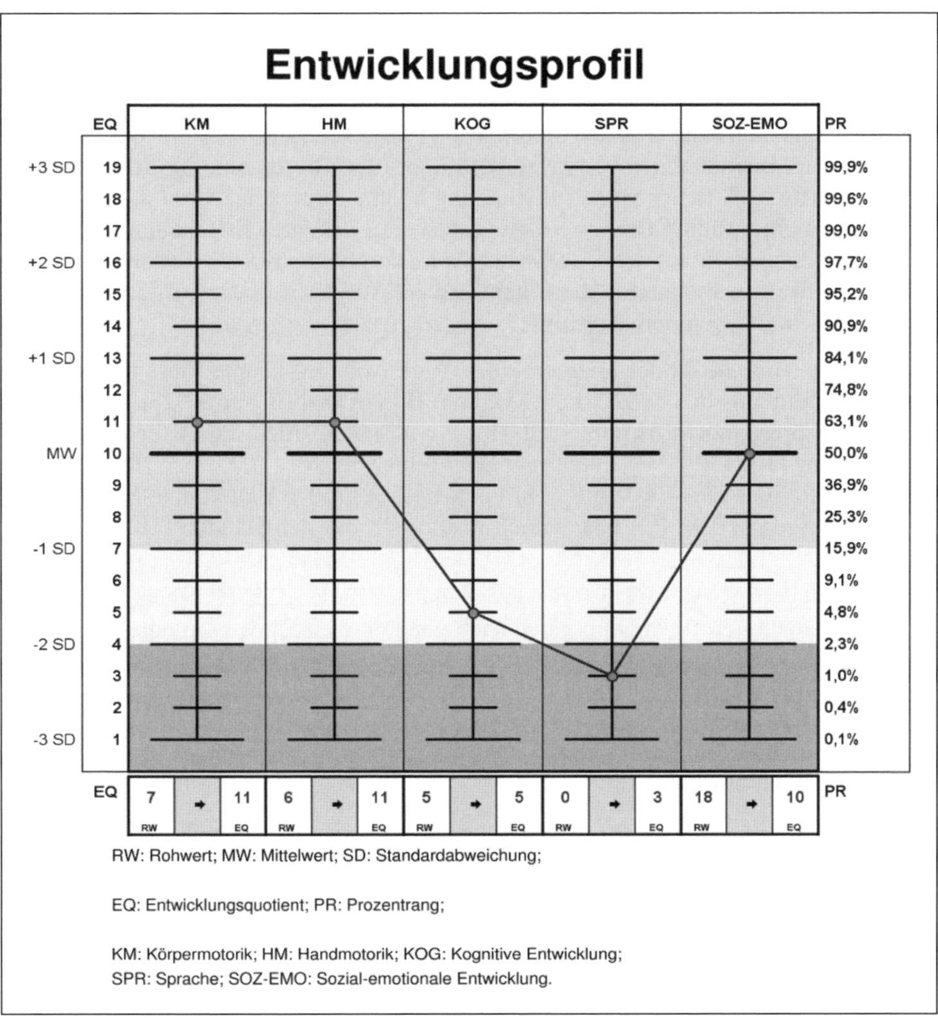

Abbildung 32: Entwicklungsprofil von Emre (2;11 J.), ermittelt für Kinder der Altersgruppe von 30 bis 36 Monaten.

Anmerkung: Die Abbildung wurde mit der Auswertungssoftware zum ET 6-6-R (Copyright © 2013 Pearson Assessment & Information GmbH, Frankfurt/M. Alle Rechte vorbehalten.) erstellt.

Analyse kritischer Differenzen↑ im Entwicklungsprofil. Den geringsten Entwicklungsquotienten↑ erreichte Emre auf der Skala der Sprachentwicklung (EQ = 3), den zweitniedrigsten Entwicklungsquotienten erzielte er in der kognitiven Entwicklung (EQ = 5). Beide Werte liefern keine validen Aussagen zu Emres Entwicklungsstand, sondern sind durch Emres geringes Sprachverständnis verzerrt bzw. bedingt. Als aussagekräftig in Emres Entwicklungsprofil können die Werte zur Körper- und Handmotorik sowie zur sozial-emotionalen Entwicklung gelten: Bezüglich dieser Werte besteht eine maximale Differenz der EQ-Werte um einen EQ-Punkt, diesbezüglich liegt also ein *homogenes Entwicklungsprofil* vor.

Grenzsteine↑. Emre konnte in den Bereichen der Körper- und Handmotorik sowie in der kognitiven Entwicklung sämtliche Grenzsteine für den Alterszeitpunkt „30 Monate" erfüllen. Zusätzlich löste er in den motorischen Entwicklungsbereichen sämtliche sowie im kognitiven Bereich einen von zwei der überprüften Grenzsteine für den Alterszeitpunkt „36 Monate". In der Sprachentwicklung konnte Emre keine Grenzstein-Aufgabe lösen. Die nicht erfüllten Grenzstein-Aufgaben sind in Emres Fall nicht auf Entwicklungsdefizite, sondern auf die spezifischen Sprachprobleme bei der Testung zurückzuführen. Die weitere Diskussion der Ergebnisse auf Aufgaben-Ebene erfolgt im nachfolgenden Abschnitt „Qualitative Analyse".

Qualitative Analyse. In der *Körpermotorik* (vgl. Abb. 33) konnte Emre bereits einen Fuß freihändig anheben (T022; $P_i = .65$), vom Boden abspringen (T023; $P_i = .95$) und im Schlusssprung vorwärts hüpfen (T030; $P_i = .83$). Außerdem rannte er mit aktivem Armschwung (T024; $P_i = .92$), konnte auf einer Linie vorwärts (T025; $P_i = .76$) sowie auch vier Kontakte rückwärts (T027; $P_i = .82$) gehen. Den großen Ball konnte Emre vor der Brust auffangen (T028; $P_i = .68$), jedoch noch nicht mit den Händen (T029; $P_i = .20$).

Aufgaben		P_i	KM	HM	KOG	SPR	Nein
Stehen							
24. Hebt einen Fuß, freihändig (T022).		0.65	☑				☐
25. Springt vom Boden ab (T023).	*G-30-KM	0.95	☑				☐
26. Rennt, mit Armschwung (T024).	**G-36-KM	0.92	☑				☐
27. Geht drei Kontakte auf einer Linie (T025).		0.76	☑				☐
28. Geht drei Kontakte mit gehobener Ferse (T026).		0.71	☐				☑
29. Geht vier Kontakte rückwärts (T027).		0.82	☑				☐
30. Fängt großen Ball vor der Brust (T028).		0.68	☑				☐
Seitenwechsel							
31. Fängt großen Ball mit den Händen (T029).		0.2	☐				☑
32. Hüpft im Schlusssprung vorwärts (T030).		0.83	☑				☐

Abbildung 33: Erfüllte und nicht erfüllte Testaufgaben von Emre (2;11 J.) in der *Körpermotorik*, ermittelt für Kinder der Altersgruppe von 30 bis 36 Monaten.

Anmerkungen: P_i = Aufgabenschwierigkeit↑; KM = Körpermotorik; HM = Handmotorik; KOG = kognitive Entwicklung; SPR = Sprachentwicklung. Die Abbildung wurde mit der Auswertungssoftware zum ET 6-6-R (Copyright © 2013 Pearson Assessment & Information GmbH, Frankfurt/M. Alle Rechte vorbehalten.) erstellt.

Außerdem zeigte er noch nicht das Gehen mit gehobener Ferse (T026; P_i = .71). Emres Aufgaben-Lösungsmuster liefert keine Hinweise auf spezifische Entwicklungsverzögerungen der Körpermotorik.

In der *Handmotorik* (vgl. Abb. 34) konnte Emre bereits einen Stift mit den Fingerspitzen aufnehmen (T060; P_i = .74) und in der Ebene führen (T062; P_i = .64). Außerdem öffnete und schloss er den Schraubverschluss (T061; P_i = .94), konnte bereits eine Perle auffädeln (T063; P_i = .99), führte einen kleinen Würfel in präzisem Griff (T064; P_i = .79) und schüttete kleine Würfel koordiniert von Gefäß zu Gefäß (T066; P_i = .70). Lediglich die beiden schwierigsten Aufgaben, das Erzeugen eines scharfen Knicks am Papier (T065; P_i = .55) und das Auffädeln von drei Perlen innerhalb von 30 Sekunden (T067; P_i = .58), gelangen ihm noch nicht. Das Aufgaben-Lösungsmuster liefert keine Hinweise auf spezifische Entwicklungsverzögerungen der Handmotorik.

Aufgaben		P_i	KM	HM	KOG	SPR	Nein
Sitzen							
1. Ergreift Stift mit den Fingerspitzen (T060).		0.74		☑			☐
2. Öffnet und schließt Schraubverschluss (T061).	**G-36-...	0.94		☑			☐
3. Führt den Stift in der Ebene, waagerecht, senkrecht und auch kreisend (T062).		0.64		☑			☐
4. Berührt mit einer Schnur eine Perle (T063).	*G-30-HM	0.99		☑			☐
5. Führt kleinen Würfel in präzisem Griff (T064).		0.79		☑			☐
6. Faltet einen scharfen Knick mit den Fingerspitzen (T065).		0.55		☐			☑
7. Schüttet koordiniert von Gefäß zu Gefäß (T066).		0.7		☑			☐
8. Fädelt drei Perlen auf (T067).		0.58		☐			☑

Abbildung 34: Erfüllte und nicht erfüllte Testaufgaben von Emre (2;11 J.) in der *Handmotorik*, ermittelt für Kinder der Altersgruppe von 30 bis 36 Monaten.

Anmerkungen: P_i = Aufgabenschwierigkeit†; KM = Körpermotorik; HM = Handmotorik; KOG = kognitive Entwicklung; SPR = Sprachentwicklung. Die Abbildung wurde mit der Auswertungssoftware zum ET 6-6-R (Copyright © 2013 Pearson Assessment & Information GmbH, Frankfurt/M. Alle Rechte vorbehalten.) erstellt.

In der *kognitiven Entwicklung* (vgl. Abb. 35) löste Emre fünf der durchgeführten 13 Aufgaben, wobei es sich dabei um solche Aufgaben handelte, deren Material entweder selbsterklärend ist oder die durch zulässige gestische Andeutungen durch die Untersucherin während der Instruktion ausreichend klar vermittelt wurden. Emre stapelte zehn Würfel (T094; P_i =.65) und reihte Würfel aneinander (T089; P_i =.96). Er löste außerdem das zweiteilige Puzzle (T091; P_i = .97), jedoch noch nicht das dreiteilige Puzzle (T092; P_i = .68), ging bei seinem Versuch dazu jedoch systematisch vor (T090; P_i = .94). Außerdem konnte Emre den Formenblock zusammenstecken (T112; P_i = .98). Bei den weiteren sieben von Emre noch nicht gelösten Aufgaben handelt es sich ausnahmslos um Aufgaben, die sprachliches Instruktionsverständnis und teilweise auch aktive Sprache des Kindes erfordern, dies sind in Emres Altersgruppe das Nachbauen der Pyramide (T093; P_i = .58), die Übernahme der räumlichen Perspektive bei ausschließender Wahrnehmung (T095; P_i = .59), das Bennen der Geschlechter anhand von Bildkarten (T113; P_i = .85.), das Gruppieren von Bildkarten nach Oberbegriffen (T115; P_i = .61) sowie das Auswählen von Objekten nach einer (T116; P_i = .96), zwei (T117; P_i = .93) und drei sprachlich vermittelten Dimensionen (T118; P_i = .66). Es konnten mit dem ET 6-6-R somit einige Fertigkeiten Emres erfasst werden, die nicht erfüllten Aufgaben sind jedoch nicht als Verzögerungen der kognitiven Entwicklung Emres interpretierbar.

Aufgaben		P_i	KM	HM	KOG	SPR	Nein
9. Reiht Gegenstände aneinander (T089).	*G-30-K...	0.96			☑		☐
10. Puzzelt systematisch (T090).	**G-36-...	0.94			☑		☐
11. Löst zweiteiliges Puzzle in 30 Sekunden (T091).	*G-30-K...	0.97			☑		☐
12. Löst dreiteiliges Puzzle in 60 Sekunden (T092).		0.68			☐		☑
13. Baut Pyramide nach (T093).		0.58			☐		☑
14. Stapelt zehn Würfel aufeinander (T094).		0.65			☑		☐
15. Übernimmt räumliche Perspektive bei ausschließender Wahrnehmung (T095).		0.59			☐		☑
16. Steckt Formenblock zusammen (T112).	*G-30-K...	0.98			☑		☐
17. Benennt Geschlechter (T113).		0.85			☐		☑
18. Gruppiert Karten nach Oberbegriffen (T115).		0.61			☐		☑
19. Wählt Objekte nach ihrer Form, Farbe und Größe aus: 1 Dimension (T116). "Gib mir einen Würfel!" "Gib mir etwas mit rot!"		0.96			☐		☑
20. Wählt Objekte nach ihrer Form, Farbe und Größe aus: 2 Dimensionen (T117). "Gib mir einen kleinen Würfel!" "Gib mir eine Kugel mit blau!" "Gib mir eine Kugel ohne rot!"	**G-36-...	0.93			☐		☑
21. Wählt Objekte nach ihrer Form, Farbe und Größe aus: 3 Dimensionen (T118). "Gib mir die kleine blaue Kugel!" "Gib mir einen großen Würfel ohne grün!" "Gib mir zwei, die genau gleich sind!"		0.66			☐		☑

Abbildung 35: Erfüllte und nicht erfüllte Testaufgaben von Emre (2;11 J.) in der *kognitiven Entwicklung*, ermittelt für Kinder der Altersgruppe von 30 bis 36 Monaten. Das Testergebnis ist aufgrund von sprachbedingten Einflüssen verzerrt.

Anmerkungen: P_i = Aufgabenschwierigkeit[†]; KM = Körpermotorik; HM = Handmotorik; KOG = kognitive Entwicklung; SPR = Sprachentwicklung. Die Abbildung wurde mit der Auswertungssoftware zum ET 6-6-R (Copyright © 2013 Pearson Assessment & Information GmbH, Frankfurt/M. Alle Rechte vorbehalten.) erstellt.

In der *Sprachentwicklung* (vgl. Abb. 36) löste Emre keine einzige Aufgabe, was wiederum durch die nicht ausreichenden Fertigkeiten Emres in der deutschen Sprache bedingt ist. Es ist zu vermuten, dass er im Rahmen einer türkischsprachigen Instruktion einige der Aufgaben in seiner türkischen Erstsprache lösen würde. Es ist jedoch nicht zu empfehlen, die Aufgaben mit der Unterstützung eines türkischsprachigen Übersetzers (beispielsweise Emres älteste Schwester Selma) durchzuführen. Zum einen besteht die Gefahr, dass eine nicht geschulte Person, abweichend von den Standardisierungen der Aufgaben, zusätzliche nichtsprachliche Hinweise liefert. Dies könnte beispielsweise bei den Aufgaben T148 (Zeigt auf Objekte im Raum) oder T150 (Zeigt auf Objekte auf Bildern) dadurch geschehen, dass die fragende Person den Blick auf die erfragten Gegenstände oder Bilder richtet. Außerdem ist eine Übersetzung einer Instruktion in eine andere Sprache unter Beibehaltung des Inhalts und der Schwierigkeit einer Testaufgabe häufig nicht ohne Weiteres realisierbar, sodass dieses Vorgehen dem Anwender des ET 6-6-R grundsätzlich nicht empfohlen werden kann.

Emre versuchte während der Testung durchaus, mit der Untersucherin sprachlich zu kommunizieren, seine Äußerungen wiesen den Umfang von maximal Drei-bis-Fünf-Wort-Sätzen auf. Da die Untersucherin Emres Äußerungen jedoch nicht verstehen konnte, wurde auf eine auf Vermutungen basierende Protokollierung verzichtet. Emres Aufgaben-Lösungsmuster dokumentiert das Ausmaß seiner sprachlichen Defizite bezüglich der deutschen Sprache, kann jedoch nicht als Sprachentwicklungsverzögerung interpretiert werden.

Aufgaben		P_i	KM	HM	KOG	SPR	Nein
22. Zeigt auf Objekte im Raum (T148). 0. "...[die Begleitperson]?" (Übungsbeispiel) 1. "...die Tür?" 3. "...der Stuhl?" 2. "...das Fenster?" 4. "...der Tisch?"	*G-30-SPR	0.96				☐	☑
23. Zeigt auf Objekte auf Bildern (T150). 1. "...die Banane?" 4. "...der Hund?" 2. "...der Schuh?" 5. "...die Katze?" 3. "...die Hose?" 6. "...das Auto?"	*G-30-SPR	0.99				☐	☑
33. Befolgt verbale Zwei-Schritt-Anweisung ohne Zusatzhinweis teilweise (T145).		0.98				☐	☑
34. Befolgt verbale Zwei-Schritt-Anweisung ohne Zusatzhinweis vollständig (T146).		0.86				☐	☑
35. Formuliert Zwei-Wort-Äußerungen (T149).	*G-30-SPR	0.98				☐	☑
36. Formuliert Drei-bis-Fünf-Wort-Äußerungen (T151).	**G-36-...	0.9				☐	☑
37. Verwendet zwei verschiedene Pronomen (T152).		0.75				☐	☑
38. Formuliert Sechs-bis-Acht-Wort-Äußerungen (T153).		0.49				☐	☑

Abbildung 36: Erfüllte und nicht erfüllte Testaufgaben von Emre (2;11 J.) in der *Sprachentwicklung*, ermittelt für Kinder der Altersgruppe von 30 bis 36 Monaten.

Anmerkungen: P_i = Aufgabenschwierigkeit†; KM = Körpermotorik; HM = Handmotorik; KOG = kognitive Entwicklung; SPR = Sprachentwicklung. Die Abbildung wurde mit der Auswertungssoftware zum ET 6-6-R (Copyright © 2013 Pearson Assessment & Information GmbH, Frankfurt/M. Alle Rechte vorbehalten.) erstellt.

Für die *sozial-emotionale Entwicklung* konnte mit dem türkischsprachigen Elternfragebogen des ET 6-6-R eine regelgerechte Entwicklung Emres dokumentiert werden. Die Elternauskunft lieferte keine Hinweise auf eine verzögerte Entwicklung oder auf spezifische Verhaltensauffälligkeiten.

3.2.3 Maßnahmen

Um eine zuverlässigere Einschätzung der kognitiven Leistungsfähigkeit Emres zu ermöglichen, wurde in der darauffolgenden Woche ergänzend der Snijders-Oomen-Non-verbale Intelligenztest SON-R 2½-7 (Tellegen, Laros & Petermann, 2007) durchgeführt. In diesem Intelligenztest erzielte Emre folgende Ergebnisse:

- Sämtliche Subtestergebnisse Emres lagen nach den Normen für Kinder im Alter von 2;11 Jahren im unauffälligen Bereich. In den Untertests der Handlungsskala erzielte Emre folgende Standardwerte† (Mittelwert† = 10; Standardabweichung† = 3): Mosaike = 10, Puzzles = 9 sowie Zeichenmuster = 9. In den Untertests der Denkskala wurden folgende Ergebnisse ermittelt: Kategorien = 12, Analogien = 11 sowie Situationen = 11.

- In der SON-Handlungsskala erzielte Emre auf der Basis der Normwerte der Altersgruppe von 2;8 Jahren bis 2;11 Jahren somit einen IQ↑ von 96 (durchschnittlich; PR↑ 39,5) und in der SON-Denkskala einen IQ von 109 (durchschnittlich; PR 72,6). Diese Leistungsunterschiede sind nicht signifikant. Emres Gesamt-Intelligenzquotient↑ (SON-IQ) beträgt 102 (durchschnittlich; PR 55).
- Emres Referenzalter beläuft sich in der SON-Handlungsskala auf 2;10 Jahre, in der SON-Denkskala auf 3;2 Jahre und bezogen auf den SON-IQ auf 3;0 Jahre. Dies kann als altersgemäße kognitive Entwicklung Emres interpretiert werden.

Der Unterschied zwischen Emres Ergebnissen für die beiden Maße der kognitiven Entwicklung, dem kognitiven Entwicklungsquotienten↑ des ET 6-6-R und dem SON-IQ↑, beträgt in etwa 1,7 Standardabweichungen. Dies bedeutet in Emres Leistungsbereich einen Unterschied von 50 Prozenträngen (ET 6-6-R: PR=5; SON-R 2½- 7: PR=55). Diese erheblichen Unterschiede in den Befunden dokumentieren exemplarisch das Ausmaß der Ergebnisverzerrung, das durch sehr geringe deutsche Sprachfertigkeiten eines untersuchten Kindes auftreten kann, wenn man mit dem ET 6-6-R den kognitiven Entwicklungsstand überprüft (s. Kap. 1.4: *Sprachgebundenheit*; vgl. Macha, Daseking & Petermann, 2008).

4 Vorschulalter (36 bis 72 Monate)

4.1 Fallbeispiel 5: Roxana, 3;5 Jahre und 4;5 Jahre, moderate Entwicklungsverzögerung, Abklärung heilpädagogischen Förderbedarfs sowie der Weiterbewilligung der Behandlung

4.1.1 Vorgeschichte

Problembereich. Roxana wird erstmalig im Alter von 3;5 Jahren in einem Frühförderzentrum vorgestellt. Sie ist sowohl den Eltern als auch dem behandelnden Kinderarzt mit moderaten Entwicklungsverzögerungen unklarer Genese aufgefallen. Auf Empfehlung des Kinderarztes soll im Frühförderzentrum ein möglicher heilpädagogischer Förderbedarf abgeklärt werden. Nach einer Behandlungsphase von einem Jahr wird der Förderbedarf erneut bestimmt, um die Fördermaßnahme gegebenenfalls fortzuführen und/oder zu modifizieren.

Familiäre und soziale Rahmenbedingungen. Roxana lebt mit ihren Eltern ohne weitere Geschwister in einer Wohnung im zweiten Stock eines Mehrfamilienhauses in Stadtrandlage einer mittelgroßen Stadt. Im unmittelbaren Wohnumfeld besteht eine für Familien günstige Infrastruktur. Roxana verfügt über ein eigenes Kinderzimmer mit altersentsprechenden Spielsachen. Die Mutter (26 Jahre alt) ist aktuell nicht erwerbstätig und kümmert sich um Roxana und den Haushalt, der Vater (30 Jahre alt) ist Angestellter bei der Stadt im Bereich Abfallentsorgung. Die Mutter leidet seit einigen Jahren an Morbus Crohn[↑], bei der Betreuung Roxanas wird sie durch eine befreundete Familie unterstützt. In der Freizeit spielt Roxana gerne im Garten oder auf dem Spielplatz, bei Regenwetter spielt die Mutter im Haus mit ihr. Roxana kann sich gut für eine halbe Stunde allein beschäftigen, dabei spielt sie gerne mit Stofftieren, ihrer Eisenbahn oder Puzzles. Am Fernseher im Kinderzimmer hat sie kaum Interesse. Der Vater lässt Roxana nicht gerne allein etwas tun und unterstützt sie bei vielen Tätigkeiten, auch wenn diese, wie beispielsweise kleine Handlungsaufträge oder der Toilettengang, von Roxana bereits alleine bewältigt werden können. In Konfliktsituationen schreit sie manchmal, wirft mit Gegenständen und schlägt auch um sich. Mit etwas Unterstützung kann sie sich jedoch meist nach kurzer Zeit wieder gut beruhigen. In fremden Situationen kann Roxana sich nur schwer von der Mutter trennen, verhält sich ängstlich und passiv.

Seit sechs Monaten besucht Roxana halbtags einen Kindergarten. Ein Förderschwerpunkt liegt dort im Bildungsbereich „Bewegung“, wozu verschiedene Projekte angeboten werden. Roxana verhält sich in der Einrichtung sehr zurückhaltend, sie beobachtet beispielsweise andere Kinder bis zu 20 Minuten, ohne direkten Kontakt aufzunehmen. Wenn andere Kinder sie an die Hand nehmen, beteiligt sie sich nach kurzer Zeit jedoch gern an Spielangeboten.

Zusammenfassung der Vorbefunde. Die Schwangerschaft wurde vom Arzt als Risikoschwangerschaft eingestuft, während der Schwangerschaft hatte Roxanas Mutter geraucht. Roxana wurde infolge einer Plazentainsuffizienz↑ in der 36. Schwangerschaftswoche mit einem Geburtsgewicht von 1.820 g, einer Körperlänge von 44 cm und einem Kopfumfang von 31 cm per Sectio↑ entbunden. Die APGAR↑-Werte betrugen nach fünf bzw. zehn Minuten 10/10, der Nabelschnur-pH↑ wurde mit 7,30 bestimmt. Durch die Frühgeburt war noch eine vierwöchige Behandlung in einer Klinik erforderlich. Bei der Vorsorgeuntersuchung U2↑ wurden eine Dystrophie↑ sowie eine milde Entzugssymptomatik bei Roxana diagnostiziert. Im Entwicklungsverlauf der ersten beiden Lebensjahre wurden zunächst keine Anpassungsprobleme beobachtet. Alle kinderärztlichen Vorsorgeuntersuchungen↑ wurden regelmäßig beansprucht. Es wurden bislang keine weiteren entwicklungsrelevanten körperlichen Erkrankungen diagnostiziert.

Roxanas Körpermaße liegen mit 3;5 Jahren im unteren Normbereich. Die Mutter berichtet folgende Entwicklungsschritte aus der Erinnerung: Mit 12 Monaten sei Roxana gekrabbelt, mit 18 Monaten frei gelaufen, mit etwa 24 Monaten konnte Roxana erstmalig sinnvolle Ein-Wort-Äußerungen formulieren. Die Sauberkeitserziehung tagsüber sei mit etwa 36 Monaten abgeschlossen gewesen, in der Nacht trägt Roxana aktuell noch Windeln. Die Eltern berichten von leichten Artikulationsproblemen und dem Auslassen von Lauten in der Sprache. Die Eltern sind aber aufgrund des jungen Lebensalters Roxanas nicht beunruhigt. Zu Hause verfalle Roxana aktuell gelegentlich in „babyhaftes" Verhalten, verweigere gelegentlich die Kooperation und teste Grenzen aus.

Auffallend sei Roxanas Unsicherheit in fremden Situationen, im Kindergarten habe sie sich nur schwierig von der Mutter trennen können. Seit die befreundete Mutter ihre eigenen Kinder gemeinsam mit Roxana in den Kindergarten bringt, gelinge die Trennung besser, sowohl bei der Übernahme an der Haustür als auch im Kindergarten. Gelegentlich übernachtet Roxana bei den Großeltern, sowohl mütterlicherseits als auch väterlicherseits. Im Kindergarten hat Roxana zwei feste Freundinnen.

Bei der im Alter von 3;0 Jahren durchgeführten Kinder-Vorsorgeuntersuchung↑ U7a beschrieb der Kinderarzt Roxana als freundliches, altersentsprechend wirkendes Kind, das sich während des Gesprächs mit der Mutter ruhig mit Spielsachen beschäftigte. Roxana war bei der Untersuchung kooperativ, neugierig und konzentriert. Die Entwicklungsbereiche wurden vom Kinderarzt wie folgt eingeschätzt:

- Die *Körpermotorik* erschien im Wesentlichen altersgerecht, Roxana konnte einen Schlusssprung zeigen sowie einen Ball schießen. Das präzise Werfen eines kleinen Balls war nur in Ansätzen möglich, die Wurfbewegung erfolgte wenig koordiniert und von Mitbewegungen↑ begleitet. Das Fangen eines Balls gelang ihr gelegentlich, jedoch etwas zufällig und glücklich anmutend. Roxana lief Treppen im Wechselschritt, sicherte sich dabei jedoch grundsätzlich am Geländer ab.
- In der *Handmotorik* konnte Roxana Reißverschlüsse sowie Klettverschlüsse öffnen und schließen, Druckknöpfe und einen Hemdenknopf konnte sie noch nicht bewältigen. Stifte hielt sie noch in der Faust, aus dieser Haltung heraus gelangen ihr Kritzeleien und erste Ansätze gegenständlichen Malens. Insgesamt erschien die Entwicklung der Handmotorik bei unauffälligem Tonus jedoch leicht verzögert.

- *kognitive Entwicklung und Wahrnehmung:* Roxana erkennt und benennt nicht eine einzige Farbe, woraufhin ein Sehtest im Gesundheitsamt veranlasst wurde. Ein Hörtest in der Kinderarztpraxis blieb unauffällig. Roxana konnte bis fünf abzählen, erfasste jedoch noch keine Mengen. Beim Einwerfen von Formen in eine Formenbox benötigte sie etwas Unterstützung. Sie baute geschickt einen Turm und konnte Bildkarten logisch zuordnen. Roxana suchte sich selbstständig Bilderbücher aus dem Regal und erzählte dazu inhaltlich passende Geschichten.
- *Sprachentwicklung:* Roxana sprach ungehemmt, sowohl spontan als auch im Dialog, dies jedoch mit Einschränkungen bei der Artikulation und bei fehlerhafter Grammatik. Sie war jedoch gut zu verstehen und verfügte über einen recht großen aktiven Wortschatz, ihr Sprachverständnis erschien altersentsprechend.

Die Mutter berichtete, dass bei einer Großmutter Roxanas eine Rot-Grün-Sehschwäche besteht. Ein im Anschluss an die U7a veranlasster apparativer Sehtest gelang jedoch aufgrund mangelnder Kooperation Roxanas nicht.

Aufgrund der moderaten Auffälligkeiten in den verschiedenen Entwicklungsbereichen erfolgte auf Initiative des Kinderarztes die Vorstellung Roxanas im Frühförderzentrum. Hier sollte eine detaillierte Entwicklungsdiagnostik einen Förderbedarf abklären. Aus dem Kindergarten lagen bis zu diesem Zeitpunkt keine Rückmeldungen zu etwaigen Entwicklungsverzögerungen vor.

4.1.2 Erstvorstellung (Alter: 3;5 Jahre)

Die erste Vorstellung Roxanas im Frühförderzentrum erfolgte im Alter von 3;5 Jahren. Es wurde der ET 6-6-R in der Altersgruppe „36 bis 42 Monate" durchgeführt. Bei der Auswahl der Altersgruppe ist bei frühgeborenen↑ Kindern eine etwaige Alterskorrektur↑ zu berücksichtigen, die gemäß des Manuals zum ET 6-6-R (Petermann & Macha, 2015, S. 46 f.) bei frühgeborenen↑ Kindern auch nach dem vollendeten dritten Lebensjahr empfohlen wird. Bei der in diesem Fall vorliegenden Konstellation führt dies zu keiner Veränderung der zu verwendenden Altersgruppe: Roxanas Lebensalter beträgt 41 Monate, die Geburt erfolgte um etwa fünf Wochen verfrüht, sodass ihr korrigiertes Lebensalter↑ zum Zeitpunkt der Testung knapp 40 Monate beträgt. Somit liegen sowohl das Lebensalter als auch das korrigierte Lebensalter innerhalb der ET 6-6-R-Altersgruppe „36 bis 42 Monate".

In der Untersuchungssituation nimmt Roxana zunächst nur kurz Blickkontakt mit der Untersucherin auf und zeigt leichte Unsicherheit. Nach einigen Minuten zeigt sie jedoch Interesse am Testmaterial und arbeitet kooperativ und motiviert mit und ist dabei ruhig und folgt ihrem eigenem Tempo. Währenddessen formuliert sie auch zunehmend längere sprachliche Äußerungen, auf Ansprache und auch selbstinitiiert. Nach etwa 20 Minuten kann eine nachlassende Konzentration Roxanas beobachtet werden. Roxanas Sprachverständnis erscheint gegenüber ihrer Expressivsprache reduziert.

Der ET 6-6-R konnte innerhalb von 60 Minuten in der Tageszeit von 9.10 Uhr bis 10.10 Uhr mit Roxana durchgeführt werden. Dabei wurden zwar sämtliche Aufgaben des ET 6-6-R angeboten, im Bereich der kognitiven Entwicklung wurden jedoch mehrere Aufgaben, einige davon wiederholt, von Roxana verweigert. Insgesamt handelt es sich dabei um vier der insgesamt 23 Aufgaben zur kognitiven Entwicklung in dieser Altersgruppe. Konkret verweigerte Roxana sämtliche Aufgaben zur Überprüfung des Gedächtnisses („Erkennt zwei von drei Formen wieder"; T125; „Erkennt zwei Geräusche wieder"; T127; „Spricht zwei/drei Silben nach"; T129 und T130). Diese Aufgaben werden erst gegen Ende des Testverlaufs durchgeführt, sodass zunächst unklar bleibt, inwieweit die Verweigerungen durch nachlassende Konzentration/Aufmerksamkeit und in der Folge verringerte Motivation und/oder durch noch nicht absolvierte Entwicklungsschritte und somit ein faktisches Nichtkönnen erklärt werden können.

Die Untersucherin schätzte dabei gemäß der Kriterien des ET 6-6-R
- die Qualität der *sozialen Interaktion* als „sehr gut" sowie
- den Bereich *Motorik und Tonus* als „unproblematisch" ein;
- das *Sprachverständnis* wurde als „leicht beeinträchtigt" bewertet,
- die *Motivation* und die *Konzentration/Aufmerksamkeit* wurden, insbesondere wegen der zahlreichen Verweigerungen, als „problematisch" eingeschätzt.

Abbildung 37 zeigt Roxanas Entwicklungsprofil↑, das sie im Alter von 3;5 Jahren in der Altersgruppe „36 bis 42 Monate" erzielte. Es lassen sich die wichtigsten Ergebnisse der Testung wie folgt zusammenfassen:
- *Körpermotorik:* Roxana erzielte einen EQ↑-Wert von 5 (PR↑ 4,8). Das Testergebnis liegt im Risikobereich.
- *Handmotorik:* Roxana erzielte in dieser Skala einen EQ-Wert von 6 (PR 9,1). Das Testergebnis liegt im Risikobereich.
- *kognitive Entwicklung:* Roxana erzielte in dieser Skala einen EQ-Wert von 5 (PR 4,8). Das Testergebnis liegt im Risikobereich. Da Roxana im ET 6-6-R eine unauffällige Sprachentwicklung (s. u.) zeigt (die Untersucherin schätzte die Sprache aus der Beobachtung heraus jedoch als „leicht beeinträchtigt" ein), kann angenommen werden, dass sie über ein ausreichendes Instruktionsverständnis verfügte und keine sprachbedingten Ergebnisverzerrungen in der kognitiven Entwicklung eingetreten sind. Aufgrund der vorliegenden Verweigerungen von vier Aufgaben kann das von Roxana erzielte Ergebnis zunächst als „Mindest-Entwicklungsstand" interpretiert werden. Um das Ausmaß der Ergebnisverzerrung zu beschreiben, das im ungünstigsten Fall durch die Verweigerungen Roxanas eingetreten ist, wird folgende Information herangezogen: Hätte Roxana sämtliche der vier verweigerten Aufgaben lösen können, so hätte sie mit elf gelösten Aufgaben einen EQ-Wert von 7 (PR 15,9) erzielt, auch dieses Ergebnis läge noch im Risikobereich.
- *Sprachentwicklung:* Roxana erzielte in diesem Bereich einen EQ-Wert von 10 (PR 50,0), wobei dieses Ergebnis dem Altersdurchschnitt ihrer Altersgruppe entspricht und als unauffällig bewertet wird.
- *sozial-emotionale Entwicklung* (Elternauskunft): Roxana erzielte in dieser Skala einen EQ-Wert von 8 (PR 25,3). Das Ergebnis der Elternauskunft liegt im unauffälligen Bereich.

Analyse kritischer Differenzen↑ im Entwicklungsprofil. Die geringsten Entwicklungsquotienten↑ erzielte Roxana in den Skalen der Körpermotorik und der kognitiven

Entwicklung (jeweils EQ = 5), den höchsten Entwicklungsquotienten erzielte sie auf der Skala der Sprachentwicklung (EQ = 10). Die maximale Differenz der EQ-Werte in Roxanas Entwicklungsprofil↑ beträgt somit 5 EQ-Punkte, es liegt ein *heterogenes Entwicklungsprofil* vor. In den von der Untersucherin direkt getesteten Leistungen treten in

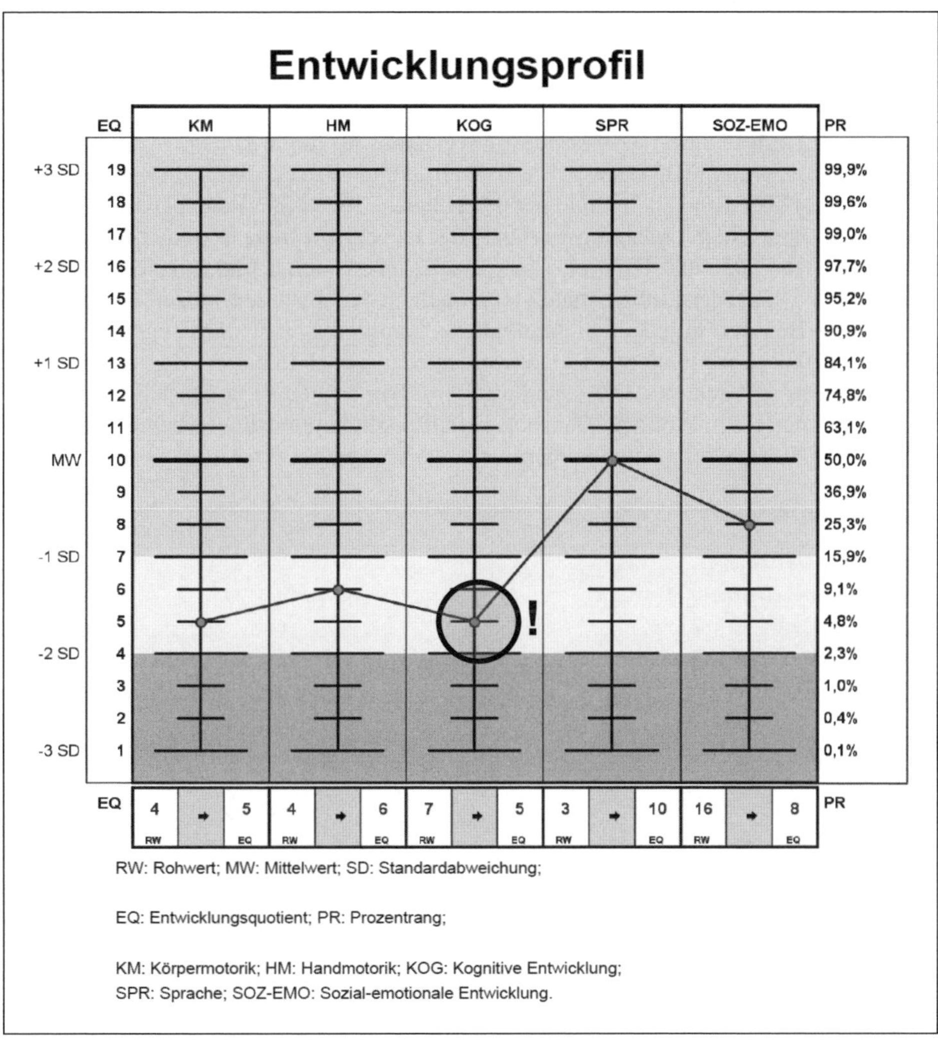

Abbildung 37: Entwicklungsprofil von Roxana (3;5 J.), ermittelt für Kinder der Altersgruppe von 36 bis 42 Monaten. Es wurden vier Aufgaben zur kognitiven Entwicklung verweigert, das Ergebnis in diesem Bereich kann somit nur eingeschränkt interpretiert werden (s. Text).

Anmerkung: Die Abbildung wurde mit der Auswertungssoftware zum ET 6-6-R (Copyright © 2013 Pearson Assessment & Information GmbH, Frankfurt/M. Alle Rechte vorbehalten.) erstellt.

der Motorik und der kognitiven Entwicklung mehrere auffällige Ergebnisse auf, wobei sich die Sprachentwicklung positiv abhebt.

Grenzsteine[†]**:** Roxana verpasste sowohl im Bereich der Handmotorik („Öffnet und schließt Schraubverschluss"; T061) als auch in der kognitiven Entwicklung („Wählt Objekte nach ihrer Form, Farbe und Größe aus: 2 Dimensionen"; T117) jeweils einen Grenzstein für den Alterszeitpunkt „36 Monate". Dies verhält sich konsistent zum Gesamttestergebnis und stützt zusätzlich die im Entwicklungsprofil dargestellten Auffälligkeiten.

Qualitative Analyse. In der *Körpermotorik* (vgl. Abb. 38) zeigte Roxana bereits das Rennen mit Armschwung (T024) sowie die Ballfertigkeiten des Fangens eines großen Balls vor der Brust (T028) und auch schon mit den Händen (T029). Zusätzlich konnte sie einen kleinen Ball koordiniert einhändig werfen (T031). Probleme hatte Roxana beim beidbeinigen Springen (T023 und T030), beim präzisen Stehen, Gehen und Balancieren (T025, T026, T027, T033), der Einbeinstand (T033) gelang dabei auf dem linken Bein gut, auf dem rechten Bein war er jedoch nicht möglich. Außerdem konnte das Fangen eines kleinen Balls (T032) noch nicht beobachtet werden, was jedoch in dieser Altersgruppe auch erst von wenigen Kindern (27 %) gekonnt wird. Ein besonders augenfälliger Schwerpunkt der motorischen Probleme Roxanas konnte somit bei Leistungen beschrieben werden, die den Einsatz des gesamten Körpers in der Bewegung erfordern.

Aufgaben		P_i	KM	HM	KOG	SPR	Nein
38. Springt vom Boden ab (T023).		1.0	☐				☑
39. Rennt, mit Armschwung (T024).	*G-36-KM	0.96	☑				☐
40. Geht drei Kontakte auf einer Linie (T025).		0.82	☐				☑
41. Geht drei Kontakte mit gehobener Ferse (T026).		0.86	☐				☑
42. Geht vier Kontakte rückwärts (T027).	**G-42-KM	0.84	☐				☑
43. Fängt großen Ball vor der Brust (T028).		0.79	☑				☐
44. Fängt großen Ball mit den Händen (T029).		0.37	☑				☐
45. Hüpft im Schlusssprung vorwärts (T030).		0.86	☐				☑
46. Wirft einhändig, koordiniert und kräftig (T031).		0.64	☑				☐
47. Fängt kleinen Ball von der Daumenseite her (T032).		0.27	☐				☑
48. Steht auf einem Bein (beidseitig) (T033).		0.64	☐				☑

Abbildung 38: Erfüllte und nicht erfüllte Testaufgaben von Roxana (3;5 J.) in der *Körpermotorik*, ermittelt für Kinder der Altersgruppe von 36 bis 42 Monaten.

Anmerkungen: P_i = Aufgabenschwierigkeit[†]; KM = Körpermotorik; HM = Handmotorik; KOG = kognitive Entwicklung; SPR = Sprachentwicklung. Die Abbildung wurde mit der Auswertungssoftware zum ET 6-6-R (Copyright © 2013 Pearson Assessment & Information GmbH, Frankfurt/M. Alle Rechte vorbehalten.) erstellt.

In der *Handmotorik* (vgl. Abb. 39) konnte Roxana bereits einen Stift im Faustgriff aufnehmen und auf dem Papier in verschiedenen Richtungen bewegen (T062), jedoch konnte sie den Stift noch nicht mit den Fingerspitzen koordiniert führen (T073). Die Stiftführung erfolgte mit der rechten Hand. Aus ihrer Stifthaltung heraus gelang es ihr noch nicht, eine Kreisfläche auszumalen (T068) oder waagerechte Spuren mit dem Stift präzise nachzufahren (T069 und T070). Ebenfalls konnte sie noch keinen Schraubverschluss öffnen und schließen (T061), keinen scharfen Knick an einem Papier mit den Fingerspitzen erzeugen (T065) und noch keine kleinen Würfel koordiniert von Gefäß zu Gefäß schütten (T066). Es gelang ihr jedoch, einen kleinen Würfel mit den Fingerspitzen aufzunehmen und präzise zu führen (T064) sowie Perlen auf eine Schnur aufzufädeln (T063, T067). Die handmotorischen Entwicklungsprobleme Roxanas sind nicht eindeutig auf bestimmte Körperregionen bzw. auf bestimmte feinmotorische Leistungen beschränkt: So zeigt Roxana zwar einige gute Leistungen beim Einsatz der vorderen Fingeranteile, gleichzeitig jedoch verpasst sie den Grenzstein† „Schraubverschluss" (T061), der mit 36 Monaten absolviert sein sollte. Diese Aufgabe erfordert eine koordinierte Bewegung aus den höhergelegenen Gelenken, nämlich aus der Schulter, aus dem Ellenbogen und insbesondere aus dem Handgelenk heraus. Die Tatsache, dass Roxana trotz dieses Problems geschickt mit den Fingerspitzen agiert, weist eher auf eine spezifische Entwicklungsstörung in der Handmotorik als auf eine allgemeine feinmotorische Entwicklungsverzögerung hin.

Aufgaben		P_i	KM	HM	KOG	SPR	Nein
1. Öffnet und schließt Schraubverschluss (T061).	*G-36-HM	0.99		☐			☑
2. Führt den Stift in der Ebene, waagerecht, senkrecht und auch kreisend (T062).		0.78		☑			☐
3. Berührt mit einer Schnur eine Perle (T063).		1.0		☑			☐
4. Führt kleinen Würfel in präzisem Griff (T064).	**G-42-...	0.81		☑			☐
5. Faltet einen scharfen Knick mit den Fingerspitzen (T065).		0.57		☐			☑
6. Schüttet koordiniert von Gefäß zu Gefäß (T066).		0.72		☐			☑
7. Fädelt drei Perlen auf (T067).		0.87		☑			☐
8. Malt eine kleine Fläche vollständig aus (T068).		0.5		☐			☑
9. Führt Stift in Spur A (T069).		0.6		☐			☑
10. Führt Stift in Spur B (T070).		0.24		☐			☑
11. Koordinierte Stiftführung mit den Fingerspitzen (T073).		0.68		☐			☑

Abbildung 39: Erfüllte und nicht erfüllte Testaufgaben von Roxana (3;5 J.) in der *Handmotorik*, ermittelt für Kinder der Altersgruppe von 36 bis 42 Monaten.

Anmerkungen: P_i = Aufgabenschwierigkeit†; KM = Körpermotorik; HM = Handmotorik; KOG = kognitive Entwicklung; SPR = Sprachentwicklung. Die Abbildung wurde mit der Auswertungssoftware zum ET 6-6-R (Copyright © 2013 Pearson Assessment & Information GmbH, Frankfurt/M. Alle Rechte vorbehalten.) erstellt.

In der *kognitiven Entwicklung* (vgl. Abb. 40) konnte Roxana bereits mehrere formenbezogene Leistungen erbringen: Sie konnte einen Turm aus zehn Würfeln stapeln (T094), den Formenblock zusammenbauen (T112) und das dreiteilige Puzzle innerhalb von 60 Sekunden zusammenbauen (T092). Außerdem konnte Roxana wichtige Körperteile herzeigen (T105), Geschlechter sprachlich benennen (T113), Bildkarten nach Oberbegriffen ordnen (T115) und Objekte nach einer von drei Dimensionen auswählen (T116); dies gelang ihr nach zwei bzw. drei Dimensionen (T117, T118) noch nicht. Roxana konnte außerdem noch keine Pyramide nachbauen (T093), keine räumliche Perspektivübernahme vollziehen (T095, T096) und auch noch nicht den Zweck einer Ampel (T098) vermitteln. Ebenfalls gelang ihr noch keine gegenständliche Mensch-Zeichnung auf dem Niveau eines Kopffüßlers (T109). Auch weitere Kategorisierungsleistungen konnte sie noch nicht erfüllen: die Zuordnung eins-zu-eins (T114), das Gruppieren funktionsverbundener Gegenstände auf Bildern (T119), das Anreichen einer Menge von vier Gegenständen (T120) sowie das Ertasten durch Stoff hindurch und anschließendes Wiedererkennen von Formen (T121). Alle Aufgaben zum visuellen Gedächtnis (T125)

Aufgaben		P_i	KM	HM	KOG	SPR	Nein
12. Löst dreiteiliges Puzzle in 60 Sekunden (T092).		0.71			☑		☐
13. Baut Pyramide nach (T093).		0.87			☐		☑
14. Stapelt zehn Würfel aufeinander (T094).	**G-42-...	0.76			☑		☐
15. Übernimmt räumliche Perspektive bei ausschließender Wahrnehmung (T095).		0.63			☐		☑
16. Übernimmt räumliche Perspektive bei rotierter Wahrnehmung (T096).		0.37			☐		☑
17. Erfasst originären Zweck einer Ampel (T098).		0.27			☐		☑
18. Zeigt Körperteile her (T105): Augen, Ohren, Nase, Mund, Beine, Arme, Hände, Bauch		0.81			☑		☐
19. Zeichnet einen Kopffüßler (T109).		0.3			☐		☑
20. Steckt Formenblock zusammen (T112).		1.0			☑		☐
21. Benennt Geschlechter (T113).		0.88			☑		☐
22. Ordnet eins-zu-eins zu (T114).		0.65			☐		☑
23. Gruppiert Karten nach Oberbegriffen (T115).		0.68			☑		☐
24. Wählt Objekte nach ihrer Form, Farbe und Größe aus: 1 Dimension (T116). "Gib mir einen Würfel!" "Gib mir etwas mit rot!"		0.96			☑		☐
25. Wählt Objekte nach ihrer Form, Farbe und Größe aus: 2 Dimensionen (T117). "Gib mir einen kleinen Würfel!" "Gib mir eine Kugel mit blau!" "Gib mir eine Kugel ohne rot!"	*G-36-K...	0.91			☐		☑
26. Wählt Objekte nach ihrer Form, Farbe und Größe aus: 3 Dimensionen (T118). "Gib mir die kleine blaue Kugel!" "Gib mir einen großen Würfel ohne grün!" "Gib mir zwei, die genau gleich sind!"		0.71			☐		☑
27. Gruppiert funktionsverbundene Gegenstände (T119).		0.59			☐		☑
28. Gibt aus einer Menge genau vier Gegenstände (T120).		0.33			☐		☑
29. Ertastet Formen durch Stoff hindurch (T121).		0.43			☐		☑
30. Erkennt zwei von drei Formen wieder (T125).		0.52			☐		☑
31. Erkennt zwei Geräusche wieder (T127).		0.55			☐		☑
32. Spricht Silben nach (Übungsreihe): ga - do le - ma							
33. Spricht 2 Silben nach (T129): la - ko si - ra		0.7			☐		☑
Seitenwechsel							
34. Spricht 3 Silben nach (T130): me - da - ri su - ka - be		0.54			☐		☑
35. Reproduziert drei Bildmotive aktiv (T133): Auto, Hund, Banane, Flugzeug, Schuh		0.71			☐		☑

Abbildung 40: Erfüllte und nicht erfüllte Testaufgaben von Roxana (3;5 J.) in der *kognitiven Entwicklung*, ermittelt für Kinder der Altersgruppe von 36 bis 42 Monaten.

Anmerkungen: P_i = Aufgabenschwierigkeit[†]; KM = Körpermotorik; HM = Handmotorik; KOG = kognitive Entwicklung; SPR = Sprachentwicklung. Die Abbildung wurde mit der Auswertungssoftware zum ET 6-6-R (Copyright © 2013 Pearson Assessment & Information GmbH, Frankfurt/M. Alle Rechte vorbehalten.) erstellt.

und auditiven Gedächtnis (T127, T129, T130 und T133) wurden von Roxana verweigert. Die Gesamtmenge der von Roxana nicht gekonnten Aufgaben lässt sich nicht einem inhaltlich-thematischen Komplex zuordnen, es liegen kognitive Entwicklungsverzögerungen vor, die unterschiedliche Leistungen betreffen und daher als „global“ zu interpretieren sind.

In der *Sprachentwicklung* (vgl. Abb. 41) konnte Roxana Drei-bis-Fünf-Wort- (T151) sowie Sechs-bis-Acht-Wort-Äußerungen bei altersgemäßer Grammatik (T153) bilden, außerdem verwendete sie bereits zwei Pronomen korrekt (T152). Es gelang ihr jedoch nicht, sprachliche Gegensätze/Äquivalente (T155) zu formulieren, ebenso konnte sie noch nicht vier korrekte Pluralformen von Nomen anhand der Abbildungen aus dem Auswahlbuch (T156) bilden. Roxanas Sprachentwicklung erscheint dennoch aufgrund der erzielten Ergebnisse als regelgerecht.

Aufgaben		P_i	KM	HM	KOG	SPR	Nein
36. Benennt sechs Gegensätze/Äquivalente (T155). 1. "Der Himmel ist oben, aber der Boden ist...?" (unten) 2. "Im Sommer ist es warm, aber im Winter ist es...?" (kalt) 3. "Ein Stein ist hart, aber ein Kissen ist...?" (weich) 4. "Wenn ich gehe bin ich langsam, aber wenn ich renne bin ich...?" (schnell) 5. "Mit den Augen kann ich sehen, aber mit den Ohren kann ich...?" (hören) 6. "Wenn ich rufe bin ich laut, aber wenn ich flüstere bin ich...?" (leise) 7. "Ein Flugzeug kann fliegen, aber eine Eisenbahn kann...?" (fahren) 8. "Ein Vogel kann fliegen, aber ein Fisch kann...?" (schwimmen)		0.58				☐	☑
37. Bildet vier korrekte Pluralformen (T156).		0.55				☐	☑
49. Formuliert Drei-bis-Fünf-Wort-Äußerungen (T151).	*G-36-SPR	0.97				☑	☐
50. Verwendet zwei verschiedene Pronomen (T152).	**G-42-...	0.81				☑	☐
51. Formuliert Sechs-bis-Acht-Wort-Äußerungen (T153).		0.64				☑	☐

Abbildung 41: Erfüllte und nicht erfüllte Testaufgaben von Roxana (3;5 J.) in der *Sprachentwicklung*, ermittelt für Kinder der Altersgruppe von 36 bis 42 Monaten.

Anmerkungen: P_i = Aufgabenschwierigkeit†; KM = Körpermotorik; HM = Handmotorik; KOG = kognitive Entwicklung; SPR = Sprachentwicklung. Die Abbildung wurde mit der Auswertungssoftware zum ET 6-6-R (Copyright © 2013 Pearson Assessment & Information GmbH, Frankfurt/M. Alle Rechte vorbehalten.) erstellt.

In der *sozial-emotionalen Entwicklung* konnte mit dem Elternfragebogen des ET 6-6-R eine im Wesentlichen altersgerechte Entwicklung Roxanas ermittelt werden. Bei mehreren Fragen, welche die Interaktion mit Gleichaltrigen betreffen, wird jedoch deutlich, dass bei Roxana hier dennoch spezifische Entwicklungsprobleme vorliegen. Dies ist besonders deshalb besonders hervorzuheben, da Roxana bereits seit einem halben Jahr halbtags einen Kindergarten besucht und sie aus diesem Grund die Nähe und den Umgang mit anderen Kindern gewohnt ist.

Maßnahmen und Empfehlungen. Aufgrund der Verhaltensbeobachtung, der Entwicklungsdiagnostik mit dem ET 6-6-R und den Berichten aus dem Lebensumfeld konnten für Roxana Entwicklungsauffälligkeiten diagnostiziert werden, für die eine heilpädagogische Frühförderung beantragt und bewilligt wurde. Die Förderung erfolgte zunächst für ein halbes Jahr als Frühförderung in Roxanas Elternhaus, seit einem halben Jahr fanden zusätzlich auch Fördereinheiten in der Kindergartengruppe statt. Die folgenden Förderziele wurden definiert:

- *Motorik:* Förderung der Ganzkörperkoordination und des Gleichgewichts, Verbesserung der Feinmotorik (Hand-Hand- und Auge-Hand-Koordination), Hinführung zur koordinierten Stiftführung mit den Fingerspitzen, Training grafomotorischer Leistungen, Einüben des Umgangs mit der Schere.
- *Wahrnehmung und Kognition:* Förderung auditiver, visueller, kinästhetischer↑ und vestibulärer↑ Wahrnehmung, Hinführung zum gegenständlichen Malen und Zeichnen, Erweiterung des Farben-, Mengen-, Formen- und Größenbegriffs, Training der Konzentrations- und Ausdauerspanne.
- *Sprache:* Förderung der Artikulation, Erweiterung des Wortschatzes und des Instruktionsverständnisses, Hinführung zur geordneten sprachlichen Wiedergabe von Zusammenhängen und Erlebnissen.
- *Sozialentwicklung:* Förderung der Kontaktaufnahme mit Gleichaltrigen, Förderung der Beteiligung in Gruppen, Einüben von kooperativem Spielverhalten bei Rollen- und Regelspielen, Erweiterung selbstständigen Handelns.
- *Elternarbeit:* Stärkung der Erziehungskompetenz, Anleitung in der Förderung von Roxana.

4.1.3 Zweitvorstellung (Alter: 4;5 Jahre)

Die zweite Vorstellung Roxanas im Frühförderzentrum erfolgt genau ein Jahr später, im Alter von 4;5 Jahren. Es sollte nun der Entwicklungsverlauf innerhalb des letzten Jahres dokumentiert werden, um die Notwendigkeit einer weiteren heilpädagogischen Förderung zu beurteilen.

Es wurde der ET 6-6-R in der Altersgruppe „48 bis 60 Monate" durchgeführt. Bei der Auswahl der Altersgruppe ist bei frühgeborenen↑ Kindern eine etwaige Alterskorrektur↑ zu berücksichtigen, die gemäß des Manuals zum ET 6-6-R (Petermann & Macha, 2015, S. 46 f.) bei frühgeborenen Kindern auch nach dem vollendeten dritten Lebensjahr empfohlen wird. Bei der in diesem Fall vorliegenden Konstellation führt dies zu keiner Veränderung der zu verwendenden Altersgruppe: Roxanas Lebensalter beträgt 53 Monate, die Geburt erfolgte um etwa fünf Wochen verfrüht, sodass ihr korrigiertes Lebensalter↑ zum Zeitpunkt der Testung knapp 52 Monate beträgt. Somit liegen sowohl das Lebensalter als auch das korrigierte Lebensalter innerhalb der ET 6-6-R-Altersgruppe „48 bis 60 Monate". In dieser Altersgruppe werden einige Aufgaben getestet, die auch schon in der Altersgruppe „36 bis 42 Monate" überprüft wurden, zusätzlich werden zahlreiche neue Testaufgaben angeboten. Aufgrund des zeitlichen Abstands der beiden Testungen von einem Jahr ist ausreichend Vorkehrung getroffen, dass das Ergebnis der zweiten Untersuchung nicht durch Erinnerungseffekte↑ aus der ersten Testung verzerrt wird.

In der Untersuchungssituation zeigt sich Roxana freundlich und der Untersucherin zugewandt, dem Testmaterial gegenüber aufgeschlossen und insgesamt fröhlich. Der

ET 6-6-R konnte mit Roxana innerhalb von 55 Minuten in der Tageszeit von 13.30 Uhr bis 14.25 Uhr durchgeführt werden. Dabei konnten sämtliche Aufgaben des ET 6-6-R aussagekräftig durchgeführt werden. Verweigerungen, wie sie bei der Testung ein Jahr zuvor zu beobachten waren, kamen nun nicht mehr vor.

Die Untersucherin schätzte dabei gemäß der Kriterien des ET 6-6-R
- die *Motivation* sowie die Qualität der *sozialen Interaktion* als „sehr gut" und
- das *Sprachverständnis* als „unproblematisch" ein.
- Roxanas *Konzentration/Aufmerksamkeit* und der Bereich *Motorik und Tonus* wurden hingegen als „leicht beeinträchtigt" bewertet.

Insbesondere wurde ein Konzentrationsabfall nach 35 Minuten protokolliert, der für Roxana zwar mit einiger Mühe bei der Aufgabenbearbeitung einherging, insgesamt aber das Testergebnis nicht wesentlich beeinträchtigte.

Abbildung 42 zeigt Roxanas Entwicklungsprofil↑, das sie im Alter von 4;5 Jahren in der Altersgruppe „48 bis 60 Monate" erzielte. Es lassen sich die wichtigsten Ergebnisse der Testung wie folgt zusammenfassen:
- *Körpermotorik:* Roxana erzielte einen EQ↑-Wert von 8 (PR↑ 25,3). Das Testergebnis liegt im unauffälligen Bereich.
- *Handmotorik:* Roxana erzielte in dieser Skala einen EQ-Wert von 7 (PR 15,9). Das Testergebnis liegt im Risikobereich.
- *kognitive Entwicklung:* Roxana erzielte in dieser Skala einen EQ-Wert von 6 (PR 9,1). Das Testergebnis liegt im Risikobereich. Da Roxana bei dieser Testung im ET 6-6-R eine unauffällige Sprachentwicklung (s. u.) zeigt und die Untersucherin das Sprachverständnis aus der Beobachtung heraus als „unproblematisch" einschätzt, kann davon ausgegangen werden, dass keine sprachbedingten Ergebnisverzerrungen in der kognitiven Entwicklung eingetreten sind. Da Roxana bei der aktuellen Testung auch keine Aufgaben verweigert hat, liegt nun ein aussagekräftiges Testergebnis in der Skala kognitive Entwicklung vor.
- *Sprachentwicklung:* Roxana erzielte in diesem Bereich einen EQ-Wert von 8 (PR 25,3), dieses Ergebnis entspricht dem Durchschnitt ihrer Altersgruppe und wird als unauffällig bewertet.
- *sozial-emotionale Entwicklung* (Elternauskunft): Roxana erzielte in dieser Skala einen EQ-Wert von 10 (PR 50,0). Dieses Ergebnis entspricht genau dem Durchschnitt der Kinder in Roxanas Altersgruppe und liegt somit im unauffälligen Bereich.
- *Untertest Nachzeichnen:* Roxana erzielte in dieser Skala einen EQ-Wert von 9 (PR 36,9). Dieses Ergebnis liegt im unauffälligen Bereich.

Analyse kritischer Differenzen↑ im Entwicklungsprofil. Den geringsten Entwicklungsquotienten↑ erzielte Roxana in der Skala der kognitiven Entwicklung (EQ = 6), den höchsten Entwicklungsquotienten erzielte sie in der Skala der sozial-emotionalen Entwicklung (EQ = 10). Die maximale Differenz der EQ-Werte in Roxanas Entwicklungsprofil mit 4;5 Jahren beträgt somit 4 EQ-Punkte, es liegt ein *homogenes Entwicklungsprofil* vor. Die fünf unmittelbar von der Untersucherin getesteten EQ-Leistungen bewegen sich im Wertebereich zwischen den Entwicklungsquotienten 6 bis 9 (Differenz: 3 EQ-Punkte) und fallen für sich genommen noch einmal etwas homogener aus.

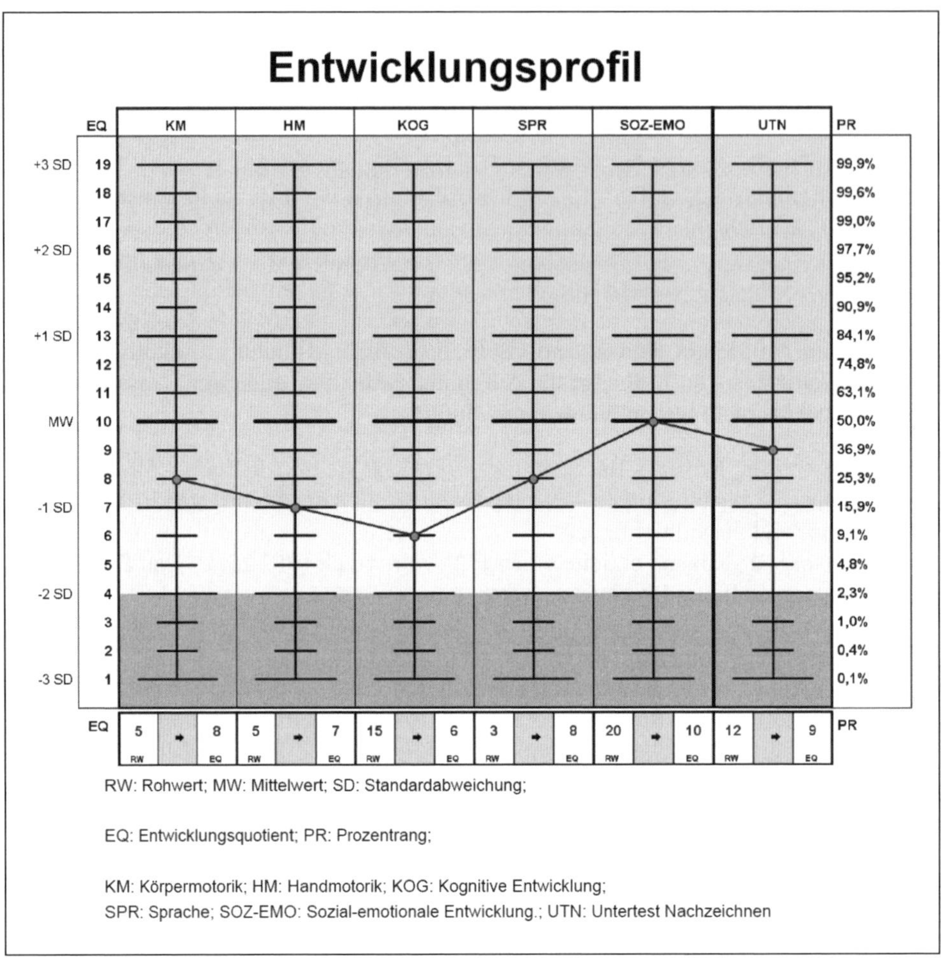

Abbildung 42: Entwicklungsprofil von Roxana (4;5 J.), ermittelt für Kinder der Altersgruppe von 48 bis 60 Monaten.

Anmerkung: Die Abbildung wurde mit der Auswertungssoftware zum ET 6-6-R (Copyright © 2013 Pearson Assessment & Information GmbH, Frankfurt/M. Alle Rechte vorbehalten.) erstellt.

Grenzsteine[↑]**.** Roxana hat in allen Entwicklungsbereichen sämtliche überprüften Grenzsteine für den Alterszeitpunkt „48 Monate" erreicht. Somit weist das Grenzstein-Kriterium bei der aktuellen Testung keine allgemeinen und spezifischen Entwicklungsverzögerungen aus. Roxana konnte zwar drei Aufgaben der kognitiven Entwicklung (Nachlegen Anordnung A in 30 Sekunden; T102; Wählt Objekte nach Form, Farbe, Größe aus, 3 Dimensionen; T118; Gibt aus einer Menge genau vier Gegenstände; T120) sowie eine Aufgabe der Sprachentwicklung (Benennt Gegensätze/Äquivalente; T155) nicht lösen, die als Grenzstein für den Alterszeitpunkt „60 Monate" fungieren. Dies ist jedoch zum aktuellen Lebensalterszeitpunkt Roxanas von 53 Monaten für sich genommen zunächst nicht bedeutsam.

Qualitative Analyse. In der *Körpermotorik* (vgl. Abb. 43) zeigte Roxana bereits das Rückwärtsgehen (T027) sowie die Ballfertigkeiten des Fangens eines großen Balls vor der Brust (T028) und mit den Händen (T029), außerdem konnte Sie einen kleinen Ball koordiniert einhändig werfen (T031). Darüber hinaus war ein Schlusssprung vorwärts (T030) zu beobachten. Probleme hatte Roxana noch beim Fangen eines kleinen Balls (T032, T034). Immer noch bereitete ihr das einbeinigen Stehen (T033) Probleme, das wie schon bei der Testung ein Jahr zuvor nur auf dem linken Bein gelang. Aus diesem Grund war auch das einbeinige Hüpfen (T036) noch nicht möglich. Auch das Balancieren vorwärts (T035) und rückwärts (T037) gelang Roxana noch nicht. Insgesamt konnte Roxana die leichten Aufgaben erfüllen, während eher schwierige Aufgaben nicht erfüllt wurden. Der aktuelle Entwicklungsstatus der Körpermotorik ist somit als regelgerechte Entwicklung interpretierbar.

Aufgaben		P_i	KM	HM	KOG	SPR	Nein
52. Geht vier Kontakte rückwärts (T027).		0.94	☑				☐
53. Fängt großen Ball vor der Brust (T028).	**G-60-KM	0.92	☑				☐
54. Fängt großen Ball mit den Händen (T029).		0.58	☑				☐
55. Hüpft im Schlusssprung vorwärts (T030).	*G-48-KM	0.94	☑				☐
56. Wirft einhändig, koordiniert und kräftig (T031).		0.85	☑				☐
57. Fängt kleinen Ball von der Daumenseite her (T032).		0.57	☐				☑
58. Steht auf einem Bein (beidseitig) (T033).		0.78	☐				☑
59. Fängt kleinen Ball von der Kleinfingerseite her (T034).		0.17	☐				☑
60. Balanciert Ferse-an-Spitze auf einem Seil (T035).		0.71	☐				☑
61. Hüpft einbeinig auf der Stelle (beidseitig) (T036).		0.61	☐				☑
62. Balanciert rückwärts auf einem Seil, Spitze-an-Ferse (T037).		0.29	☐				☑

Abbildung 43: Erfüllte und nicht erfüllte Testaufgaben von Roxana (4;5 J.) in der *Körpermotorik*, ermittelt für Kinder der Altersgruppe von 48 bis 60 Monaten.

Anmerkungen: P_i = Aufgabenschwierigkeit†; KM = Körpermotorik; HM = Handmotorik; KOG = kognitive Entwicklung; SPR = Sprachentwicklung. Die Abbildung wurde mit der Auswertungssoftware zum ET 6-6-R (Copyright © 2013 Pearson Assessment & Information GmbH, Frankfurt/M. Alle Rechte vorbehalten.) erstellt.

In der *Handmotorik* (vgl. Abb. 44) konnte Roxana nun bereits einen Stift mit den Fingerspitzen (Dreipunktgriff, rechtshändig) führen, auch wenn die Gesamtausführung aufgrund der öfter zu beobachtenden „schwebenden Hand“ noch nicht den Kriterien der Aufgabe „Koordinierte Stiftführung mit den Fingerspitzen“ (T073) entsprach. Es gelang Roxana jedoch, in dieser Stifthaltung die Spuren A (T069) und B (T070) mit dem Stift nachzufahren. Die Spuren C (T071) und D (T072), bei denen Änderungen der Bewegungsrichtung des Stifts notwendig sind, wurden von Roxana noch nicht gekonnt. Trotz der weiterentwickelten Stifthaltung gelang es ihr auch noch nicht, eine Kreisfläche vollständig oder sogar sauber auszumalen (T068, T074). Ebenfalls konnte sie immer noch keinen scharfen Knick an einem Papier mit den Fingerspitzen herstellen (T065), allerdings gelang es nun, kleine Würfel koordiniert von Gefäß zu Gefäß schütten (T066). Es gelang Roxana wie ein Jahr zuvor schon, einen kleinen Würfel mit den Fingerspitzen aufzunehmen und präzise zu führen (T064) sowie Perlen auf eine Schnur aufzufädeln (T067). Spezifische Hinweise auf die handmotorischen Entwicklungsprobleme Roxanas liefert neben den Stiftfertigkeiten wiederum diejenige leichte Testaufgabe „Scharfer Knick" (T065; $P_i = .72$), bei der eine koordinierte Bewegung unter Beteiligung der höhergelegenen Gelenke Schulter, Ellenbogen und Handgelenk heraus erzeugt werden muss.

Aufgaben		P_i	KM	HM	KOG	SPR	Nein
1. Führt kleinen Würfel in präzisem Griff (T064).		0.92		☑			☐
2. Faltet einen scharfen Knick mit den Fingerspitzen (T065).		0.72		☐			☑
3. Schüttet koordiniert von Gefäß zu Gefäß (T066).		0.79		☑			☐
4. Fädelt drei Perlen auf (T067).	*G-48-HM	0.92		☑			☐
5. Malt eine kleine Fläche vollständig aus (T068).		0.81		☐			☑
6. Führt Stift in Spur A (T069).	**G-60-...	0.81		☑			☐
7. Führt Stift in Spur B (T070).		0.59		☑			☐
8. Führt Stift in Spur C (T071).		0.46		☐			☑
9. Führt Stift in Spur D (T072).		0.42		☐			☑
10. Koordinierte Stiftführung mit den Fingerspitzen (T073).		0.88		☐			☑
11. Malt eine kleine Fläche vollständig und sauber aus (T074).		0.53		☐			☑

Abbildung 44: Erfüllte und nicht erfüllte Testaufgaben von Roxana (4;5 J.) in der *Handmotorik*, ermittelt für Kinder der Altersgruppe von 48 bis 60 Monaten.

Anmerkungen: P_i = Aufgabenschwierigkeit[†]; KM = Körpermotorik; HM = Handmotorik; KOG = kognitive Entwicklung; SPR = Sprachentwicklung. Die Abbildung wurde mit der Auswertungssoftware zum ET 6-6-R (Copyright © 2013 Pearson Assessment & Information GmbH, Frankfurt/M. Alle Rechte vorbehalten.) erstellt.

In der *kognitiven Entwicklung* (vgl. Abb. 45) konnte Roxana nun den Perspektivwechsel bei ausschließender Wahrnehmung (T095) vollziehen, während dies bei rotierter Wahrnehmung (T096) noch nicht gelang. Weiter konnte sie das dreiteilige Puzzle (T092) lösen, während sie das vierteilige (T097) und das fünfteilige (T099) Puzzle noch nicht bewältigte. Allerdings gelang Roxana der Nachbau der dreistufigen Treppe (T100), das Nachlegen von Anordnungen aus Plättchen in der Ebene (T102, T103, T104) jedoch noch nicht. Auch konnte sie die Aufgaben zum Kausalitätsverständnis nicht lösen: Roxana konnte weder den Zweck einer Ampel erklären (T098) noch die Bildergeschichte (T101) erfassen bzw. erläutern. Die einfachen Körperteile konnte sie sowohl herzeigen (T105) als auch benennen (T107), bei den schwierigeren Körperteilen war ihr dies jeweils (T106, T108) noch nicht möglich. Auch erfolgte noch keine korrekte Rechts-links-Unterscheidung (T111). Es gelang Roxana mittlerweile aber, einen Kopffüßler (T109) zu zeichnen, ihre Mensch-Zeichnung erfüllte jedoch noch nicht die Kriterien einer schematisch korrekten Mensch-Zeichnung (T110). Eine Eins-zu-eins-Zuordnung (T114) gelang Roxana

Aufgaben		P_i	KM	HM	KOG	SPR	Nein
12. Übernimmt räumliche Perspektive bei ausschließender Wahrnehmung (T095).	*G-48-K...	0.95			☑		☐
13. Übernimmt räumliche Perspektive bei rotierter Wahrnehmung (T096).		0.74			☐		☑
14. Löst dreiteiliges Puzzle in 60 Sekunden (T092).	*G-48-K...	0.92			☑		☐
15. Löst vierteiliges Puzzle in 60 Sekunden (T097).		0.42			☐		☑
16. Erfasst originären Zweck einer Ampel (T098).		0.52			☐		☑
17. Löst fünfteiliges Puzzle in 60 Sekunden (T099).		0.22			☐		☑
18. Baut dreistufige Treppe nach (T100).		0.49			☑		☐
19. Rekonstruiert kausale Abfolge einer Bildergeschichte (T101).		0.2			☐		☑
20. Legt Anordnung A in 30 Sekunden nach (T102).	**G-60-...	0.81			☐		☑
21. Legt Anordnung B in 60 Sekunden nach (T103).		0.6			☐		☑
22. Legt Anordnung C in 60 Sekunden nach (T104).		0.22			☐		☑
23. Zeigt Körperteile her (T105): Augen, Ohren, Nase, Mund, Beine, Arme, Hände, Bauch	**G-60-...	0.95			☑		☐
24. Zeigt Körperteile her (T106): Finger, Zähne, Knie, Ellenbogen, Kinn, Zehen		0.51			☐		☑
25. Benennt Körperteile (T107): Augen, Ohren, Nase, Mund, Beine, Arme, Hände, Bauch		0.76			☑		☐
26. Benennt Körperteile (T108): Finger, Zähne, Knie, Ellenbogen, Kinn, Zehen		0.44			☐		☑
27. Zeichnet einen Kopffüßler (T109).	**G-60-...	0.89			☑		☐
28. Zeichnet einen Menschen schematisch korrekt (T110). Es muss vorhanden sein: Kopf, Augen, Nase, Mund, Körper, Arme, Beine		0.35			☐		☑
29. Unterscheidet rechts und links (T111): "Welches ist dein linker Arm?" "Welches ist dein rechtes Bein?" "Welches ist dein linkes Ohr?"		0.38			☐		☑
30. Ordnet eins-zu-eins zu (T114).		0.83			☐		☑
31. Gruppiert Karten nach Oberbegriffen (T115).	**G-60-...	0.81			☑		☐
32. Wählt Objekte nach ihrer Form, Farbe und Größe aus: 1 Dimension (T116). "Gib mir einen Würfel!" "Gib mir etwas mit rot!"		0.99			☑		☐
33. Wählt Objekte nach ihrer Form, Farbe und Größe aus: 2 Dimensionen (T117). "Gib mir einen kleinen Würfel!" "Gib mir eine Kugel mit blau!" "Gib mir eine Kugel ohne rot!"		0.97			☑		☐
34. Wählt Objekte nach ihrer Form, Farbe und Größe aus: 3 Dimensionen (T118). "Gib mir die kleine blaue Kugel!" "Gib mir einen großen Würfel ohne grün!" "Gib mir zwei, die genau gleich sind!"	**G-60-...	0.89			☐		☑
35. Gruppiert funktionsverbundene Gegenstände (T119).		0.87			☑		☐
36. Gibt aus einer Menge genau vier Gegenstände (T120).	**G-60-...	0.74			☐		☑
37. Ertastet Formen durch Stoff hindurch (T121).		0.76			☐		☑
38. Reiht Kugeln nach Größe (T122).		0.54			☐		☑
39. Benennt Kreis, Quadrat und Dreieck geometrisch korrekt (T123).		0.55			☑		☐
40. Erkennt drei von vier Formen wieder (T126).		0.73			☐		☑
41. Erkennt drei Geräusche wieder (T128).		0.68			☑		☐
42. Spricht Silben nach (Übungsreihe): ga - do le- ma							
43. Spricht 2 Silben nach (T129): la - ko si - ra		0.95			☑		☐
44. Spricht 3 Silben nach (T130): me - da - ri su - ka - be	**G-60-...	0.84			☑		☐
45. Spricht 4 Silben nach (T131): bo - se - di - la ki - do - sa - pe		0.52			☐		☑
46. Reproduziert drei Bildmotive aktiv (T133): Auto, Hund, Banane, Flugzeug, Schuh	**G-60-...	0.89			☑		☐

Abbildung 45: Erfüllte und nicht erfüllte Testaufgaben von Roxana (4;5 J.) in der *kognitiven Entwicklung*, ermittelt für Kinder der Altersgruppe von 48 bis 60 Monaten.

Anmerkungen: P_i = Aufgabenschwierigkeit[↑]; KM = Körpermotorik; HM = Handmotorik; KOG = kognitive Entwicklung; SPR = Sprachentwicklung. Die Abbildung wurde mit der Auswertungssoftware zum ET 6-6-R (Copyright © 2013 Pearson Assessment & Information GmbH, Frankfurt/M. Alle Rechte vorbehalten.) erstellt.

nach wie vor nicht, die Kategorisierung von Objekten gelang nach einer (T116) sowie nach zwei (T117) Dimensionen, nicht jedoch nach drei (T118) Dimensionen. Bildkarten konnte Roxana nach Oberbegriffen gruppieren (T115) und nun auch funktionsverbundene Gegenstände zuordnen (T119). Das Anreichen einer Menge von vier Gegenständen (T120) gelang Roxana nicht, ebenso konnte sie nach wie vor noch nicht Formen in den Schlangen durch Stoff hindurch ertasten und anschließend wiedererkennen (T121). Auch die Kugelreihe (T122) wurde von Roxana noch nicht reproduziert. Kreis, Quadrat und Dreieck konnte Roxana geometrisch korrekt benennen (T123). Außerdem löste sie nun mehrere Aufgaben zum auditiven Gedächtnis (T128, T129, T130), lediglich das Nachsprechen von vier Silben (T131) gelang ihr in diesem Bereich noch nicht. Im Bereich des visuellen Gedächtnisses konnte Roxana nun Bildmotive aus dem Gedächtnis erinnern und benennen (T133), das Wiedererkennen abstrakter Formen (T126) gelang ihr nicht. Nach wie vor lassen sich die von Roxana nicht gekonnten Aufgaben nicht einem spezifischen inhaltlichen Bereich zuordnen, es liegen kognitive Entwicklungsverzögerungen vor, die unterschiedliche Leistungen betreffen und daher als „global" zu interpretieren sind.

In der *Sprachentwicklung* (vgl. Abb. 46) konnte Roxana weiterhin Sechs-bis-Acht-Wort-Äußerungen bei altersgemäßer Grammatik (T153) bilden und außerdem zwei Pronomen korrekt verwenden (T152). Außerdem gelang es ihr nun, alle zehn überprüften Farben korrekt zu benennen (T154). Es gelang ihr jedoch immer noch nicht, sprachliche Gegen-

Aufgaben		P_i	KM	HM	KOG	SPR	Nein
48. Benennt Farben korrekt (T154): Rot, Grün, Blau, Gelb, Schwarz, Weiß (alle) Orange, Rosa, Braun, Lila (2 von 4)		0.65				☑	☐
49. Benennt sechs Gegensätze/Äquivalente (T155). 1. "Der Himmel ist oben, aber der Boden ist...?" (unten) 2. "Im Sommer ist es warm, aber im Winter ist es...?" (kalt) 3. "Ein Stein ist hart, aber ein Kissen ist...?" (weich) 4. "Wenn ich gehe bin ich langsam, aber wenn ich renne bin ich...?" (schnell) 5. "Mit den Augen kann ich sehen, aber mit den Ohren kann ich...?" (hören) 6. "Wenn ich rufe bin ich laut, aber wenn ich flüstere bin ich...?" (leise) 7. "Ein Flugzeug kann fliegen, aber eine Eisenbahn kann...?" (fahren) 8. "Ein Vogel kann fliegen, aber ein Fisch kann...?" (schwimmen)	**G-60-...	0.83				☐	☑
50. Bildet vier korrekte Pluralformen (T156).		0.71				☐	☑
51. Bildet vier korrekte Vergangenheitsformen (T157).		0.6				☐	☑
63. Verwendet zwei verschiedene Pronomen (T152).	*G-48-SPR	0.88				☑	☐
64. Formuliert Sechs-bis-Acht-Wort-Äußerungen (T153).	**G-60-...	0.83				☑	☐

Abbildung 46: Erfüllte und nicht erfüllte Testaufgaben von Roxana (4;5 J.) in der *Sprachentwicklung*, ermittelt für Kinder der Altersgruppe von 48 bis 60 Monaten.

Anmerkungen: P_i = Aufgabenschwierigkeit[↑]; KM = Körpermotorik; HM = Handmotorik; KOG = kognitive Entwicklung; SPR = Sprachentwicklung. Die Abbildung wurde mit der Auswertungssoftware zum ET 6-6-R (Copyright © 2013 Pearson Assessment & Information GmbH, Frankfurt/M. Alle Rechte vorbehalten.) erstellt.

sätze/Äquivalente (T155) zu formulieren, ebenso konnte sie noch nicht vier korrekte Pluralformen von Nomen (T156) und auch keine vier korrekten Vergangenheitsformen von Verben (T157) anhand der Abbildungen aus dem Auswahlbuch bilden. Roxanas Entwicklungsquotient[↑] in der Sprachentwicklung liegt im unteren Normbereich und ist aufgrund der erzielten Ergebnisse als regelgerecht zu bewerten.

In der *sozial-emotionalen Entwicklung* konnte mit dem Elternfragebogen des ET 6-6-R wiederum eine altersgerechte Entwicklung Roxanas beschrieben werden. Die Fragen, welche das Befolgen sozialer Regeln sowie die Selbstständigkeit betreffen, dokumentieren jedoch einige von Roxana noch nicht absolvierte Entwicklungsschritte. Außerdem fällt auf, dass Roxana keinen besten Freund hat.

Im *Untertest Nachzeichnen* (vgl. Abb. 47) konnte Roxana auf dem Bogen 1 („Linien") jeweils Punkte für die Waagerechte (T159) und die Senkrechte (T160) erzielen, eine ausreichend präzise Reproduktion der Diagonalen (T161) und des Kreuzes (T162) gelang ihr noch nicht. Auf dem Bogen 2 („Formen") erzielte sie Punkte für den Kreis (T163) und das Quadrat (T164), nicht jedoch für die schwierigeren Formen Dreieck (T165) und

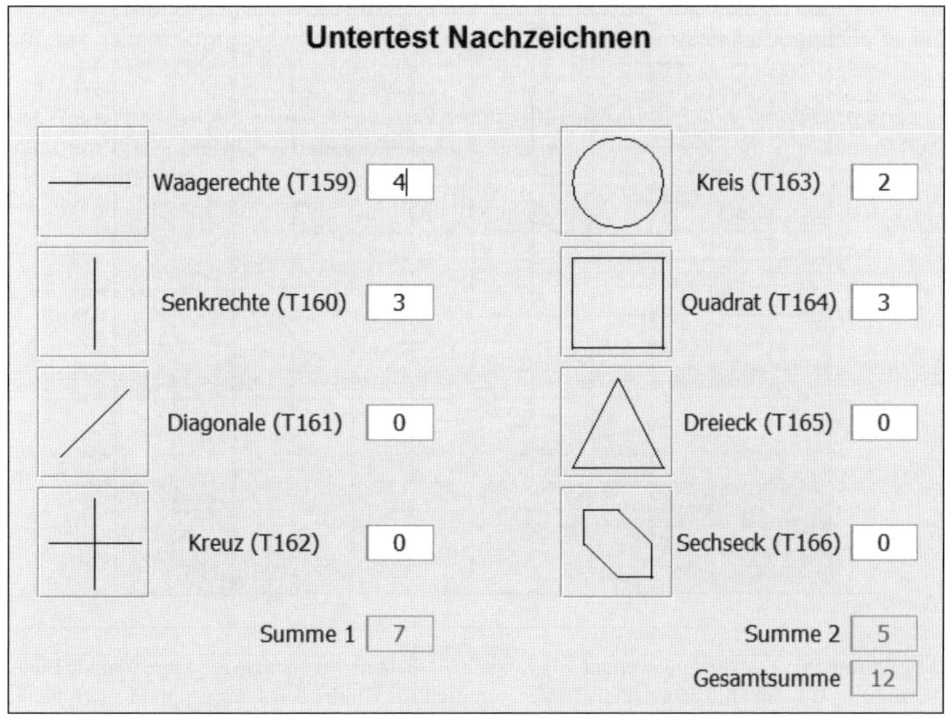

Abbildung 47: Rohwert-Ergebnisse von Roxana (4;5 J.) im *Untertest Nachzeichnen*, ermittelt für Kinder der Altersgruppe von 48 bis 60 Monaten.

Anmerkung: Die Abbildung wurde mit der Auswertungssoftware zum ET 6-6-R (Copyright © 2013 Pearson Assessment & Information GmbH, Frankfurt/M. Alle Rechte vorbehalten.) erstellt.

Sechseck (T166). Unter Berücksichtigung der zuvor beschriebenen Einschränkungen der Stiftführung (s. Handmotorik) konnte Roxana jedoch eine Leistung erbringen, die insgesamt altersgemäß ist und vor dem Hintergrund der gegenständlichen Qualität ihrer Mensch-Zeichnung (s. kognitive Entwicklung) eine unauffällige Entwicklung der zeichnerisch-konstruktiven Fertigkeiten darlegt.

4.1.4 Darstellung des Entwicklungsverlaufs

Wie in Abbildung 48 veranschaulicht wird, hat Roxana im Verlauf der Frühförderung zwischen dem vierten und fünften Lebensjahr mehrere Entwicklungsrückstände↑ aufholen können:

- In der *Körpermotorik* gelang eine Veränderung um drei EQ↑-Punkte von ursprünglich einem EQ von 5 auf einen EQ von 8 (PR↑ 4,8 auf 25,3). Aktuell liegt somit ihr aktueller Entwicklungsstatus im unauffälligen Bereich.

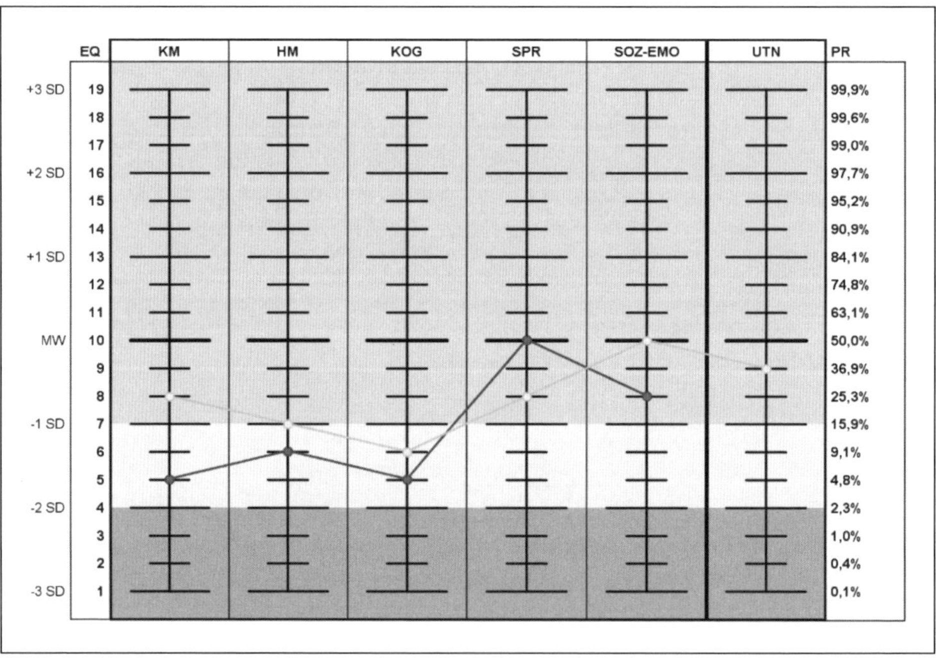

Abbildung 48: Entwicklungsverlauf von Roxana für die Alterszeitpunkte 3;5 Jahre (dunkle Linie) und 4;5 Jahre (helle Linie), ermittelt für Kinder der Altersgruppe von 36 bis 42 Monaten und 48 bis 60 Monaten.

Anmerkungen: KM = Körpermotorik; HM = Handmotorik; KOG = kognitive Entwicklung; SPR = Sprachentwicklung; SOZ-EMO = sozial-emotionale Entwicklung; UTN = Untertest Nachzeichnen. Die Abbildung wurde mit der Auswertungssoftware zum ET 6-6-R (Copyright © 2013 Pearson Assessment & Information GmbH, Frankfurt/M. Alle Rechte vorbehalten.) erstellt.

- Der Bereich der *Handmotorik* veränderte sich um einen EQ-Punkt von ursprünglich einem EQ von 6 auf einen EQ von 7 (PR 9,1 auf 15,9). Aktuell liegt ihr Entwicklungsstatus jedoch immer noch im Risikobereich.
- In der *kognitiven Entwicklung* erfolgte ebenfalls eine Veränderung um einen EQ-Punkt von einem EQ von 5 auf einen EQ von 6 (PR 4,8 auf 9,1). Da in diesem Bereich aufgrund der Verweigerung Roxanas die erste Testung nur eingeschränkt aussagekräftig war, sollte die Steigerung des Entwicklungsquotienten nur vorsichtig interpretiert werden. Aktuell liegt der Entwicklungsstatus im Risikobereich.
- In der *Sprachentwicklung* reduzierte sich der EQ von 10 auf 8 (PR 50,0 auf 25,3). Dabei stimmt der mit 4;5 Jahren ermittelte Wert besser mit den aus der Verhaltensbeobachtung geschilderten Auffälligkeiten Roxanas in der Sprachentwicklung überein. Aktuell liegt Roxanas Entwicklungsstatus jedoch im unauffälligen Bereich.
- In der *sozial-emotionalen Entwicklung* erhöhte sich der EQ von 8 auf 10 (PR 25,3 auf 50,0). Auch hier haben sich Entwicklungsfortschritte eingestellt, wobei aktuell ein unauffälliges Ergebnis vorliegt.

Maßnahmen und Empfehlungen. Roxana konnte im letzten Jahr unter der heilpädagogischen Förderung gute Entwicklungsfortschritte erzielen. Nach wie vor bestehen jedoch förderbedürftige Rückstände in den Bereichen der Handmotorik und der kognitiven Entwicklung. Zusätzlich sind spezifische Einschränkungen im Sozialverhalten Roxanas zu verzeichnen, welche ihre Bildungs- und Entwicklungschancen nach wie vor einschränken. Unter Berücksichtigung des Alters Roxanas, ihres aktuellen Entwicklungsstatus und des Entwicklungsverlaufs unter der Frühförderung sollte die regelgerechte Einschulung mit 6;6 Jahren angestrebt werden. Eine Fortführung der heilpädagogischen Förderung unter begleitender Elternarbeit ist hierfür weiterhin erforderlich und wurde vom Kostenträger auch gewährt.

4.2 Fallbeispiel 6: Alessandro, 4;8 und 5;7 Jahre, Entwicklungsverzögerung bei Mukoviszidose, Abklärung des Förderbedarfs, Entwicklungsverlaufskontrolle

4.2.1 Vorgeschichte

Problembereich. Alessandro wird erstmalig im Alter von 4;8 Jahren in einem Frühförderzentrum vorgestellt. Er ist an Mukoviszidose↑ erkrankt und weist in diesem Zusammenhang Entwicklungsverzögerungen auf, die auch in der Vergangenheit bereits durch eine Frühförderung behandelt wurden. Infolge eines Umzugs der Familie erfolgt ein Wechsel des Förderleistungserbringers, zudem wechselt Alessandro die Kindertagesstätte. Aufgrund der Berufstätigkeit der Mutter sollen zügig die Förder- und Integrationsmaßnahmen am neuen Wohnort fortgesetzt werden. Somit wird der aktuelle Förderbedarf abgeklärt und nach neun Monaten erneut überprüft.

Familiäre und soziale Rahmenbedingungen. Alessandro lebt seit Kurzem mit seiner Mutter, deren neuem Lebenspartner sowie seinem um ein Jahr älteren Bruder Luca in einem Mehrfamilienhaus zentrumsnah in einer Kleinstadt. Beide Kinder verfügen über ein behagliches eigenes Kinderzimmer mit altersentsprechender Ausstattung. Die Mutter (36 Jahre alt) nimmt aktuell eine neue Beschäftigung auf und ist für 30 Stunden in der Woche als Kassiererin in einem Supermarkt tätig. Der neue Lebensgefährte der Mutter (34 Jahre alt) arbeitet seit mehreren Jahren als Installateur in einem Handwerksbetrieb. Alessandros Bruder Luca besucht ebenso wie Alessandro seit dem vierten Lebensjahr ganztags eine Kindertagesstätte, jedoch sind die Kinder in verschiedenen Einrichtungen untergebracht. Alessandro besucht eine Regelgruppe, die mit drei Erzieherinnen in Teilzeitstellen besetzt ist. Die Familie verbringt ihre gemeinsame Freizeit in der Regel zusammen. Die heimische Situation mit dem Lebenspartner der Mutter wird als harmonisch beschrieben, er zeigt Interesse an den Kindern und verbringt mit und ohne die Mutter regelmäßig Zeit mit ihnen, sowohl in den Kinderzimmern als auch bei Spielplatz- und Schwimmbadbesuchen oder auf Ausflügen.

Zusammenfassung der Vorbefunde. Alessandros Mutter zeigte in beiden Schwangerschaften ausgeprägtes Schwangerschaftserbrechen. Die Entbindung Alessandros erfolgte als Spontangeburt in der 40. Schwangerschaftswoche mit einem Geburtsgewicht von 3.120 g, einer Körperlänge von 51 cm sowie einem Kopfumfang von 34,5 cm. Die APGAR↑-Werte betrugen nach fünf und zehn Minuten 10/10, der Nabelschnur-pH↑ betrug 7,37. Auffällig war ein erbsbreiartiges Fruchtwasser, der postpartale↑ Verlauf war ansonsten unauffällig. Im Neugeborenen-Screening wurde bereits der Verdacht einer zystischen Fibrose↑ gestellt. Nach weiteren Untersuchungen wurde die Diagnose Mukoviszidose↑ bestätigt und eine entsprechende Therapie eingeleitet.

Alessandros Längenwachstum war dem Altersdurchschnitt entsprechend (P↑50) und unauffällig, sein Körpergewicht lag meist etwas unter dem Altersdurchschnitt (P25–50), auch sein Kopfumfang erreichte bei mehreren Untersuchungen Normalwerte. Im zweiten Lebensjahr erlitt Alessandro einen Sturz, infolge dessen eine Stirnplatzwunde genäht werden musste. Im dritten Lebensjahr erkrankte er einmalig an Scharlach. In den Wintermonaten leidet Alessandro häufig an pulmonalen↑ Infekten. Im vierten Lebensjahr erfolgten eine Operation von Nasen- und Rachenpolypen sowie eine Verkleinerung der Tonsillen↑. Ebenfalls wurden Alessandro Paukenröhrchen↑ beiderseits eingelegt. Es wurden bereits ein Seh- und ein Hörtest durchgeführt, die ohne auffälligen Befund blieben.

Alessandro hat mit 13 Monaten das Laufen gelernt, die Sauberkeitsentwicklung war im fünften Lebensjahr abgeschlossen. Bereits bei der im Alter von 24 Monaten durchgeführten Kinder-Vorsorgeuntersuchung↑ U7 fiel eine leicht verzögerte allgemeine Entwicklung bei deutlicher Verzögerung der Sprachentwicklung auf, Alessandro brabbelte bis dahin lediglich unverständlich. Im Anschluss an seine Aufnahme in einen Kindergarten im vierten Lebensjahr wurde Alessandro auf Zuraten der Erzieherinnen aufgrund des Verdachts auf Entwicklungsverzögerungen in einem Kinderklinik vorgestellt. Nachdem dieser Verdacht durch die Kinderklinik bestätigt wurde, erhielt Alessandro zweimal pro Woche für je drei Stunden die Unterstützung einer Integrationshilfe in der Kindergruppe. Zusätzlich wurde vom Kinderzentrum aufgrund der vorliegenden Erkrankung und des Wachstumsverlaufs eine hochkalorische Diät mit zusätzlicher Gabe von Medikamenten verordnet. Eine im Alter von 36 Monaten im Rahmen der Kinder-Vorsorgeuntersuchung U7a vom Kinderarzt empfohlene logopädische Behandlung wurde nicht eingeleitet, da die Mutter die Aussage erhalten hatte, dass eine Frühförderung und eine Logopädie nicht miteinander vereinbar seien.

Bei der jüngsten Kinder-Vorsorgeuntersuchung↑ U8, die erst etwas verspätet mit 50 Monaten durchgeführt werden konnte, wurde Alessandro als freundlicher Junge beschrieben, der sich gut mit den vorhandenen Spielsachen alleine beschäftigen konnte. Mit Ausnahme der krankheitsspezifischen Symptome ergab die körperliche Untersuchung (Hals-Nasen-Ohren- sowie Zahn-Status, Blutdruck, Herz, Extremitäten und Wirbelsäule, Neurostatus) keinen weiteren auffälligen Befund. Eine Entwicklungsüberprüfung konnte nur eingeschränkt vorgenommen werden, da Alessandro stark ablenkbar und nur eingeschränkt konzentriert bei geringer Ausdauer war. Aufträge setzte er oft nicht um, sondern begann ein eigenes Spiel mit den Testmaterialien. Die Entwicklungsbereiche wurden vom Kinderarzt wie folgt eingeschätzt:

- Die *Körpermotorik* und Koordination erschien nicht altersgerecht, Alessandro konnte sich zwar sicher im Raum bewegen, alleine die Untersuchungsliege erklettern sowie nach Angabe der Mutter eine Treppe wechselfüßig gehen, jedoch konnten Einschränkungen des Gleichgewichts beobachtet werden. So gelangen beidseits noch nicht einmal ansatzweise ein Einbeinstand oder ein einbeiniges Hüpfen.
- In der *Handmotorik* zeigte Alessandro Probleme beim Öffnen und Schließen von Knöpfen und Reißverschlüssen. Einen Stift führte er linkshändig bei fehlerhafter Stifthaltung und unsicherer Stiftführung, das Malen befand sich überwiegend im Kritzelstadium. Zwar konnte Alessandro in Ansätzen ein Kreuz und einen Kreis nachmalen, eine gegenständliche Darstellung eines Autos gelang jedoch nicht.
- *kognitive Entwicklung und Wahrnehmung:* Alessandro kennt nur die Farbe Gelb sicher, das Zählen gelingt ihm noch nicht sicher. Kreis, Viereck und Dreieck kann er ebenfalls noch nicht benennen. Dabei scheint das Instruktionsverständnis deutlich einge-

schränkt, Anweisungen müssen häufig mehrfach wiederholt werden. Insgesamt besteht eine deutliche Entwicklungsverzögerung im kognitiven Bereich, eine erhöhte Ablenkbarkeit mit eingeschränkter Konzentration, eventuell liegt eine auditive Wahrnehmungsstörung vor.

- *Sprachentwicklung:* Alessandro spricht mit undeutlicher Spontansprache bei ausgeprägter Artikulationsstörung. Der aktive Wortschatz ist stark eingeschränkt und es besteht ein Dysgrammatismus↑. Das Sprachverständnis erscheint ebenfalls eingeschränkt, insgesamt liegt eine deutliche Sprachentwicklungsverzögerung vor.

Aufgrund der deutlichen Auffälligkeiten Alessandros empfahl der Kinderarzt die Fortführung der Integrationsmaßnahme im Kindergarten, die Aufnahme einer Frühförderung, eine physiotherapeutische Atemtherapie sowie eine Logopädie als Komplexleistung. Alle Fördermaßnahmen und Therapien wurden in der Folgezeit begonnen. Zudem wurde eine pädaudiologische↑ Untersuchung zur Abklärung etwaiger Hörprobleme empfohlen, jedoch nicht durchgeführt. Die Mutter reagierte auf Nachfragen diesbezüglich ausweichend.

4.2.2 Erstvorstellung (Alter: 4;8 Jahre)

Kurz nach der ersten Vorstellung im Frühförderzentrum wurde Alessandro zu Hause in seinem Kinderzimmer mit dem ET 6-6-R untersucht. Es wurde die Altersgruppe „48 bis 60 Monate" verwendet, die seinem Lebensalter entsprach. Der Test konnte in der Zeit von 10 Uhr bis 11.20 Uhr innerhalb von 80 Minuten vollständig durchgeführt werden. Die Untersucherin schätzte dabei

- die Qualität der *sozialen Interaktion* sowie den Bereich *Motorik und Tonus* als „unproblematisch" ein;
- die Bereiche *Motivation* und *Sprachverständnis* wurden als „leicht beeinträchtigt" bewertet, dabei zeigten sich zunehmende Schwierigkeiten im Testverlauf;
- der Bereich *Konzentration/Aufmerksamkeit* wurde als „problematisch" eingeschätzt, da Alessandro durch die Spielzeuge in seinem Zimmer stark abgelenkt wurde und wiederholt intensiv auf die Aufgabenstellungen hingewiesen werden musste. Insgesamt schätzte die Untersucherin das Testergebnis jedoch als zuverlässig ein.

Abbildung 49 zeigt Alessandros Entwicklungsprofil↑, das er mit 4;8 Jahren in der Altersgruppe „48 bis 60 Monate" erzielte. Es lassen sich die wichtigsten Ergebnisse der Testung wie folgt zusammenfassen:

- *Körpermotorik:* Alessandro erzielte einen EQ↑-Wert von 4 (PR↑ 2,3). Das Testergebnis liegt im Bereich gravierender Entwicklungsdefizite.
- *Handmotorik:* Alessandro erzielte hier einen EQ-Wert von 5 (PR 4,8). Das Testergebnis liegt im Risikobereich.
- *kognitive Entwicklung:* Hier erzielte Alessandro einen Entwicklungsquotienten von 2 (PR 0,4). Dieses Ergebnis liegt im Bereich gravierender Entwicklungsdefizite.
- *Sprachentwicklung:* Alessandros EQ-Wert von 5 (PR 4,8) liegt im Risikobereich.
- *sozial-emotionale Entwicklung:* Die Elternauskunft lieferte einen Entwicklungsquotienten von 2 (PR 0,4). Dieses Ergebnis ist als Vorliegen gravierender Entwicklungsdefizite zu interpretieren.

- *Untertest Nachzeichnen:* Alessandro erzielte für keine Zeichnung einen Rohwert-Punkt, der ET 6-6-R liefert einen EQ-Wert von 6 (PR 9,1). Das Ergebnis liegt im Risikobereich. In dieser Altersgruppe ermöglich der ET 6-6-R keine differenziertere Einschätzung im unteren Leistungsbereich des Untertests Nachzeichnen. Die Tatsache, dass einem Rohwert von 0 in dieser Altersgruppe ein EQ von 6 zugeordnet wird, ist auf einen Bodeneffekt zurückzuführen.

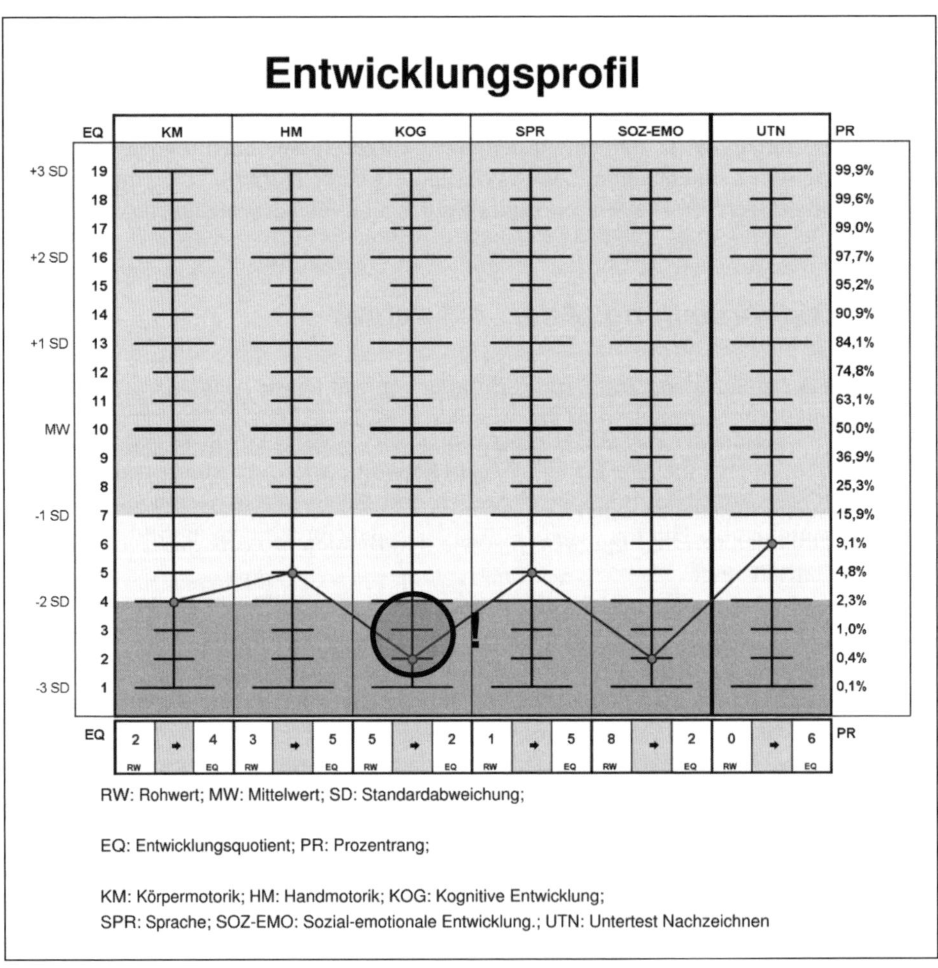

Abbildung 49: Entwicklungsprofil von Alessandro (4;8 J.), ermittelt für Kinder der Altersgruppe von 48 bis 60 Monaten. Die Testung fand im heimischen Umfeld statt; zur Diskussion etwaiger Konfundierungen[†] in der kognitiven Entwicklung s. u. „Qualitative Analyse".

Anmerkung: Die Abbildung wurde mit der Auswertungssoftware zum ET 6-6-R (Copyright © 2013 Pearson Assessment & Information GmbH, Frankfurt/M. Alle Rechte vorbehalten.) erstellt.

Analyse kritischer Differenzen↑ im Entwicklungsprofil. Die geringsten Entwicklungsquotienten↑ erzielte Alessandro in den Skalen der kognitiven Entwicklung und der sozial-emotionalen Entwicklung (jeweils EQ = 2), den höchsten Entwicklungsquotienten erzielte er in der Skala des Untertests Nachzeichnen (EQ = 6), wobei der Bodeneffekt zu berücksichtigen ist. Die maximale Differenz der EQ-Werte in seinem Entwicklungsprofil beträgt somit 4 EQ-Punkte, es liegt ein *homogenes Entwicklungsprofil* vor.

Grenzsteine↑. Alessandro erreichte alle Grenzsteine der Körper- und Handmotorik sowie der Sprachentwicklung für den Alterszeitpunkt „48 Monate", jedoch verpasste er einen der für diesen Alterszeitpunkt überprüften Grenzsteine zur kognitiven Entwicklung, und zwar die Übernahme der räumlichen Perspektive bei ausschließender Wahrnehmung (T095). Des Weiteren konnte Alessandro sämtliche Grenzstein-Aufgaben für den Alterszeitpunkt „60 Monate" aus den Bereichen der Körper- und Handmotorik sowie der Sprachentwicklung nicht lösen. Aus dem Bereich der kognitiven Entwicklung löste er bereits einen der angebotenen acht Grenzsteine für „60 Monate" („Zeigt Körperteile her"; T105). Insgesamt verhält sich das Grenzstein-Lösungsmuster konsistent zum Gesamttest-Ergebnis und stützt die im Entwicklungsprofil abgebildeten deutlichen Entwicklungsverzögerungen.

Qualitative Analyse. In der *Körpermotorik* (vgl. Abb. 50) konnte Alessandro bereits vier Kontakte rückwärtsgehen (T027) sowie im Schlusssprung vorwärts hüpfen (T030). Sämtliche überprüfte Ballfertigkeiten des Fangens sowohl eines großen (T028, T029) als auch eines kleinen (T032, T034) Balls konnte Alessandro noch nicht demonstrieren. Ebenso konnte er einen kleinen Ball noch nicht koordiniert werfen (T031). Auch die Aufgaben zur Ganzkörperkoordination im Stehen und Gehen wie das einbeinige Stehen (T033), das einbeinige Hüpfen (T036) sowie das Balancieren Ferse-an-Spitze auf einer

Aufgaben		P_i	KM	HM	KOG	SPR	Nein
52. Geht vier Kontakte rückwärts (T027).		0.94	☑				☐
53. Fängt großen Ball vor der Brust (T028).	**G-60-KM	0.92	☐				☑
54. Fängt großen Ball mit den Händen (T029).		0.58	☐				☑
55. Hüpft im Schlusssprung vorwärts (T030).	*G-48-KM	0.94	☑				☐
56. Wirft einhändig, koordiniert und kräftig (T031).		0.85	☐				☑
57. Fängt kleinen Ball von der Daumenseite her (T032).		0.57	☐				☑
58. Steht auf einem Bein (beidseitig) (T033).		0.78	☐				☑
59. Fängt kleinen Ball von der Kleinfingerseite her (T034).		0.17	☐				☑
60. Balanciert Ferse-an-Spitze auf einem Seil (T035).		0.71	☐				☑
61. Hüpft einbeinig auf der Stelle (beidseitig) (T036).		0.61	☐				☑
62. Balanciert rückwärts auf einem Seil, Spitze-an-Ferse (T037).		0.29	☐				☑

Abbildung 50: Erfüllte und nicht erfüllte Testaufgaben von Alessandro (4;8 J.) in der *Körpermotorik*, ermittelt für Kinder der Altersgruppe von 48 bis 60 Monaten.

Anmerkungen: P_i = Aufgabenschwierigkeit↑; KM = Körpermotorik; HM = Handmotorik; KOG = kognitive Entwicklung; SPR = Sprachentwicklung. Die Abbildung wurde mit der Auswertungssoftware zum ET 6-6-R (Copyright © 2013 Pearson Assessment & Information GmbH, Frankfurt/M. Alle Rechte vorbehalten.) erstellt.

Linie (T035) zeigte Alessandro noch nicht. Bei den erfüllten Aufgaben handelte es sich um die beiden leichtesten Testaufgaben zur Körpermotorik in dieser Altersgruppe (jeweils $P_i = .94$), was die Annahme einer allgemeinen Entwicklungsverzögerung stützt.

In der *Handmotorik* (vgl. Abb. 51) zeigte Alessandro bereits das Führen eines kleinen Würfels in präzisem Griff (T064), das koordinierte Schütten von Würfeln von Gefäß zu Gefäß (T066) sowie das Auffädeln der Perlen (T067). Nicht beobachten ließ sich das Falten mit den Fingerspitzen (T065). Alessandro konnte auch keine der Aufgaben zu den Stiftfertigkeiten erfüllen: So löste er keine der insgesamt sechs durchgeführten Aufgaben auf dem Bogen zur Stiftführung, weder zum Ausmalen (T068, T074) noch zum Nachfahren der Spuren (T069, T070, T071, T072). Außerdem zeigte er keine koordinierte Stiftführung mit den Fingerspitzen (T073), wobei die Untersucherin protokollierte, dass die Stiftaufnahme im Faustgriff erfolgte und Alessandro die linke Hand präferierte. Auch hier konnte Alessandro die beiden leichtesten Aufgaben (T064 und T067 mit jeweils $P_i = 92$) sowie eine weitere eher leichte Aufgabe (T066 mit $P_i = .79$) erfüllen, was wiederum als eine allgemeine Entwicklungsverzögerung der Handmotorik interpretiert werden kann.

Aufgaben		P_i	KM	HM	KOG	SPR	Nein
1. Führt kleinen Würfel in präzisem Griff (T064).		0.92		☑			☐
2. Faltet einen scharfen Knick mit den Fingerspitzen (T065).		0.72		☐			☑
3. Schüttet koordiniert von Gefäß zu Gefäß (T066).		0.79		☑			☐
4. Fädelt drei Perlen auf (T067).	*G-48-HM	0.92		☑			☐
5. Malt eine kleine Fläche vollständig aus (T068).		0.81		☐			☑
6. Führt Stift in Spur A (T069).	**G-60-...	0.81		☐			☑
7. Führt Stift in Spur B (T070).		0.59		☐			☑
8. Führt Stift in Spur C (T071).		0.46		☐			☑
9. Führt Stift in Spur D (T072).		0.42		☐			☑
10. Koordinierte Stiftführung mit den Fingerspitzen (T073).		0.88		☐			☑
11. Malt eine kleine Fläche vollständig und sauber aus (T074).		0.53		☐			☑

Abbildung 51: Erfüllte und nicht erfüllte Testaufgaben von Alessandro (4;8 J.) in der *Handmotorik*, ermittelt für Kinder der Altersgruppe von 48 bis 60 Monaten.

Anmerkungen: P_i = Aufgabenschwierigkeit†; KM = Körpermotorik; HM = Handmotorik; KOG = kognitive Entwicklung; SPR = Sprachentwicklung. Die Abbildung wurde mit der Auswertungssoftware zum ET 6-6-R (Copyright © 2013 Pearson Assessment & Information GmbH, Frankfurt/M. Alle Rechte vorbehalten.) erstellt.

In der *kognitiven Entwicklung* (vgl. Abb. 52) konnte Alessandro aus verschiedenen thematischen Bereichen wiederum einige der leichtesten Aufgaben lösen. Aus dem Bereich der Handlungsstrategien erfüllte er zwei Puzzle-Aufgaben (dreiteiliges Puzzle, T092, $P_i = .92$; vierteiliges Puzzle, T097, $P_i = .42$). Im Bereich der Kategorisierungsleistungen gruppierte er funktionsverbundene Gegenstände (T119, $P_i = .87$). Im Bereich des Körperbewusstseins zeigte er die wichtigen Körperteile her (T105, $P_i = .95$), und im Bereich des Gedächtnisses sprach er zwei Silben nach (T129, $P_i = .95$). Insgesamt lässt sich auch hier das Lösungsmuster als eine allgemeine kognitive Entwicklungsverzögerung interpretie-

Aufgaben		P_i	KM	HM	KOG	SPR	Nein
12. Übernimmt räumliche Perspektive bei ausschließender Wahrnehmung (T095).	*G-48-K...	0.95			☐		☑
13. Übernimmt räumliche Perspektive bei rotierter Wahrnehmung (T096).		0.74			☐		☑
14. Löst dreiteiliges Puzzle in 60 Sekunden (T092).	*G-48-K...	0.92			☑		☐
15. Löst vierteiliges Puzzle in 60 Sekunden (T097).		0.42			☑		☐
16. Erfasst originären Zweck einer Ampel (T098).		0.52			☐		☑
17. Löst fünfteiliges Puzzle in 60 Sekunden (T099).		0.22			☐		☑
18. Baut dreistufige Treppe nach (T100).		0.49			☐		☑
19. Rekonstruiert kausale Abfolge einer Bildergeschichte (T101).		0.2			☐		☑
20. Legt Anordnung A in 30 Sekunden nach (T102).	**G-60-...	0.81			☐		☑
21. Legt Anordnung B in 60 Sekunden nach (T103).		0.6			☐		☑
22. Legt Anordnung C in 60 Sekunden nach (T104).		0.22			☐		☑
23. Zeigt Körperteile her (T105): Augen, Ohren, Nase, Mund, Beine, Arme, Hände, Bauch	**G-60-...	0.95			☑		☐
24. Zeigt Körperteile her (T106): Finger, Zähne, Knie, Ellenbogen, Kinn, Zehen		0.51			☐		☑
25. Benennt Körperteile (T107): Augen, Ohren, Nase, Mund, Beine, Arme, Hände, Bauch		0.76			☐		☑
26. Benennt Körperteile (T108): Finger, Zähne, Knie, Ellenbogen, Kinn, Zehen		0.44			☐		☑
27. Zeichnet einen Kopffüßler (T109).	**G-60-...	0.89			☐		☑
28. Zeichnet einen Menschen schematisch korrekt (T110). Es muss vorhanden sein: Kopf, Augen, Nase, Mund, Körper, Arme, Beine		0.35			☐		☑
29. Unterscheidet rechts und links (T111): "Welches ist dein linker Arm?" "Welches ist dein rechtes Bein?" "Welches ist dein linkes Ohr?"		0.38			☐		☑
30. Ordnet eins-zu-eins zu (T114).		0.83			☐		☑
31. Gruppiert Karten nach Oberbegriffen (T115).	**G-60-...	0.81			☐		☑
32. Wählt Objekte nach ihrer Form, Farbe und Größe aus: 1 Dimension (T116). "Gib mir einen Würfel!" "Gib mir etwas mit rot!"		0.99			☐		☑
33. Wählt Objekte nach ihrer Form, Farbe und Größe aus: 2 Dimensionen (T117). "Gib mir einen kleinen Würfel!" "Gib mir eine Kugel mit blau!" "Gib mir eine Kugel ohne rot!"		0.97			☐		☑
34. Wählt Objekte nach ihrer Form, Farbe und Größe aus: 3 Dimensionen (T118). "Gib mir die kleine blaue Kugel!" "Gib mir einen großen Würfel ohne grün!" "Gib mir zwei, die genau gleich sind!"	**G-60-...	0.89			☐		☑
35. Gruppiert funktionsverbundene Gegenstände (T119).		0.87			☑		☐
36. Gibt aus einer Menge genau vier Gegenstände (T120).	**G-60-...	0.74			☐		☑
37. Ertastet Formen durch Stoff hindurch (T121).		0.76			☐		☑
38. Reiht Kugeln nach Größe (T122).		0.54			☐		☑
39. Benennt Kreis, Quadrat und Dreieck geometrisch korrekt (T123).		0.55			☐		☑
40. Erkennt drei von vier Formen wieder (T126).		0.73			☐		☑
41. Erkennt drei Geräusche wieder (T128).		0.68			☐		☑
42. Spricht Silben nach (Übungsreihe): ga - do le- ma							
43. Spricht 2 Silben nach (T129): la - ko si - ra		0.95			☑		☐
44. Spricht 3 Silben nach (T130): me - da - ri su - ka - be	**G-60-...	0.84			☐		☑
45. Spricht 4 Silben nach (T131): bo - se - di - la ki - do - sa - pe		0.52			☐		☑
46. Reproduziert drei Bildmotive aktiv (T133): Auto, Hund, Banane, Flugzeug, Schuh	**G-60-...	0.89			☐		☑

Abbildung 52: Erfüllte und nicht erfüllte Testaufgaben von Alessandro (4;8 J.) in der *kognitiven Entwicklung*, ermittelt für Kinder der Altersgruppe von 48 bis 60 Monaten. Es wurden mehrere leichte Aufgaben nicht gelöst, die mit sprachlichen Anforderungen einhergehen.

Anmerkungen: P_i = Aufgabenschwierigkeit↑; KM = Körpermotorik; HM = Handmotorik; KOG = kognitive Entwicklung; SPR = Sprachentwicklung. Die Abbildung wurde mit der Auswertungssoftware zum ET 6-6-R (Copyright © 2013 Pearson Assessment & Information GmbH, Frankfurt/M. Alle Rechte vorbehalten.) erstellt.

ren, auch wenn teilweise Aufgaben von Alessandro nicht gekonnt wurden, die geringere faktische Schwierigkeiten (höhere Schwierigkeits-Indizes) aufweisen als das vierteilige Puzzle. So wurden beispielsweise das Auswählen von Objekten nach einer (T116, P_i = .99), nach zwei (T117, P_i = .97) sowie nach drei Dimensionen (T118, P_i = .89) nicht erfüllt. Auch andere leichte Aufgaben wie das Anfertigen eines Kopffüßlers (T109, P_i = .89), die Zuordnung eins-zu-eins (T114, P_i = .83), das Gruppieren von Bildern nach Oberbegriffen (T115, P_i = .81), das Nachsprechen von drei Silben (T130, P_i = .84) oder die aktive Reproduktion von Bildern aus dem Gedächtnis (T133, P_i = .89) gelangen Alessandro nicht. Es handelt sich hierbei jedoch durchgängig um Aufgaben, bei denen zusätzlich zu den überprüften kognitiven Leistungen entweder auch Sprach- oder motorische Fertigkeiten zum Verstehen oder zur Bearbeitung notwendig sind. Da von der Untersucherin zusätzlich das Sprachverständnis als „leicht beeinträchtigt" protokolliert wurde, könnten im spezifischen Fall von Alessandro somit Konfundierungen↑ bei der Ermittlung seines kognitiven Entwicklungsquotienten↑ vorliegen. Um das Ausmaß dieser Konfundierungen abzuschätzen, wird folgende Überlegung angestellt: Hätte Alessandro die oben aufgezählten leichten Aufgaben alle lösen können, so läge anstatt des tatsächlich protokollierten Rohwerts von fünf gelösten Aufgaben ein Rohwert von 13 gelösten Aufgaben vor. Diesem Rohwert wäre in Alessandros Altersgruppe ein EQ-Wert von 5 (PR 4,8) zugeordnet, womit immer noch deutliche Entwicklungsverzögerungen dokumentiert wären.

In der *Sprachentwicklung* (vgl. Abb. 53) erfüllte Alessandro als einzige Aufgabe die Verwendung zweier Pronomina (T152). Sechs-bis-Acht-Wort-Äußerungen bei altersgemäßer Grammatik (T153) sowie die korrekte Bildung von Pluralformen (T156) sowie Vergangenheitsformen (T157) gelangen noch nicht. Auch konnte Alessandro keine sprachlichen Gegensätze/Äquivalente (T155) formulieren und die Farben noch nicht korrekt benennen (T154). Wiederum konnte Alessandro lediglich die leichteste Aufgabe aus der Skala der Sprachentwicklung (T152, P_i = .88) erfüllen, was sich stimmig zu einer allgemeinen Verzögerung der Sprachentwicklung verhält.

In der *sozial-emotionalen Entwicklung* konnten mit dem Elternfragebogen des ET 6-6-R gravierende Entwicklungsdefizite Alessandros ermittelt werden. Positiv beantwortet wurden unter anderem die Elternfragen zum Bindungsverhalten, zur Fähigkeit des sprachlichen Ausdrucks von Erlebnissen und Emotionen sowie zur Fähigkeit der emotionalen Regulation innerhalb eines angemessenen Zeitraums. Als Entwicklungsdefizite fallen nicht absolvierte Entwicklungsschritte auf, die sich auf die Interaktion mit Gleichaltrigen sowie auf das Befolgen sozialer Regeln und Normen beziehen. Dieses Ergebnis verhält sich wiederum stimmig zu den vorliegenden Entwicklungsverzögerungen in den direkt getesteten Dimensionen, insbesondere im Bereich der kognitiven Entwicklung und Sprachentwicklung.

Aufgaben		P_i	KM	HM	KOG	SPR	Nein
48. Benennt Farben korrekt (T154): Rot, Grün, Blau, Gelb, Schwarz, Weiß (alle) Orange, Rosa, Braun, Lila (2 von 4)		0.65				☐	☑
49. Benennt sechs Gegensätze/Äquivalente (T155). 1. "Der Himmel ist oben, aber der Boden ist...?" (unten) 2. "Im Sommer ist es warm, aber im Winter ist es...?" (kalt) 3. "Ein Stein ist hart, aber ein Kissen ist...?" (weich) 4. "Wenn ich gehe bin ich langsam, aber wenn ich renne bin ich...?" (schnell) 5. "Mit den Augen kann ich sehen, aber mit den Ohren kann ich...?" (hören) 6. "Wenn ich rufe bin ich laut, aber wenn ich flüstere bin ich...?" (leise) 7. "Ein Flugzeug kann fliegen, aber eine Eisenbahn kann...?" (fahren) 8. "Ein Vogel kann fliegen, aber ein Fisch kann...?" (schwimmen)	**G-60-...	0.83				☐	☑
50. Bildet vier korrekte Pluralformen (T156).		0.71				☐	☑
51. Bildet vier korrekte Vergangenheitsformen (T157).		0.6				☐	☑
63. Verwendet zwei verschiedene Pronomen (T152).	*G-48-SPR	0.88				☑	☐
64. Formuliert Sechs-bis-Acht-Wort-Äußerungen (T153).	**G-60-...	0.83				☐	☑

Abbildung 53: Erfüllte und nicht erfüllte Testaufgaben von Alessandro (4;8 J.) in der *Sprachentwicklung*, ermittelt für Kinder der Altersgruppe von 48 bis 60 Monaten.

Anmerkungen: P_i = Aufgabenschwierigkeit↑; KM = Körpermotorik; HM = Handmotorik; KOG = kognitive Entwicklung; SPR = Sprachentwicklung. Die Abbildung wurde mit der Auswertungssoftware zum ET 6-6-R (Copyright © 2013 Pearson Assessment & Information GmbH, Frankfurt/M. Alle Rechte vorbehalten.) erstellt.

Im *Untertest Nachzeichnen* erzielte Alessandro bei allen Linien und Formen aufgrund schwerwiegender Abweichungen von den altersgemäß zu erwartenden zeichnerischen Leistungen die Bewertung „Abbruch“ und somit insgesamt Null Rohwert-Punkte. Einen Überblick über ausgewählte Zeichenleistungen Alessandros liefern die Abbildungen 54 und 55.

Maßnahmen und Empfehlungen. Die Entwicklungsdiagnostik mit dem ET 6-6-R zeigte globale Entwicklungsverzögerungen Alessandros auf, die alle Entwicklungsbereiche betreffen und einen umfassenden Förderbedarf darlegen. Zusätzlich geht die Mukoviszidose↑-Erkrankung mit einem besonderen Pflegebedarf einher. Unklar war bislang, inwieweit etwaige, noch nicht ausreichend untersuchte Hörprobleme die (Sprach-)Entwicklung beeinflusst hatten. Es wurde somit zunächst ein ärztlicher Hörtest durchgeführt, der keinen körperlichen Befund lieferte. Danach wurden eine umfassende heilpädagogische Frühförderung, eine ergänzende Logopädie sowie eine Pflegestufe mit achtstündiger täglicher Begleitung durch einen Integrationshelfer beantragt und bewilligt (Pflegestufe 1). Die Förderung erfolgte überwiegend im häuslichen Bereich, ergänzt durch zusätzliche Einheiten in der Kindergartengruppe. Die folgenden Förderziele wurden definiert:

- *Motorik:* Förderung der Ganzkörperkoordination durch Klatsch-, Lauf- und Hüpfspiele, Bewegungsparcours; Aufbau und Vertiefung von Körperkraft, Reaktionsvermögen und Ausdauer durch Zieh- und Schiebe-Übungen sowie Stopp-and-go-Spiele nach Instrumenten oder Musik; Differenzierung der Handmotorik durch Fingerübungen und Knetspiele; Förderung der Auge-Hand-Koordination durch Malen und Bas-

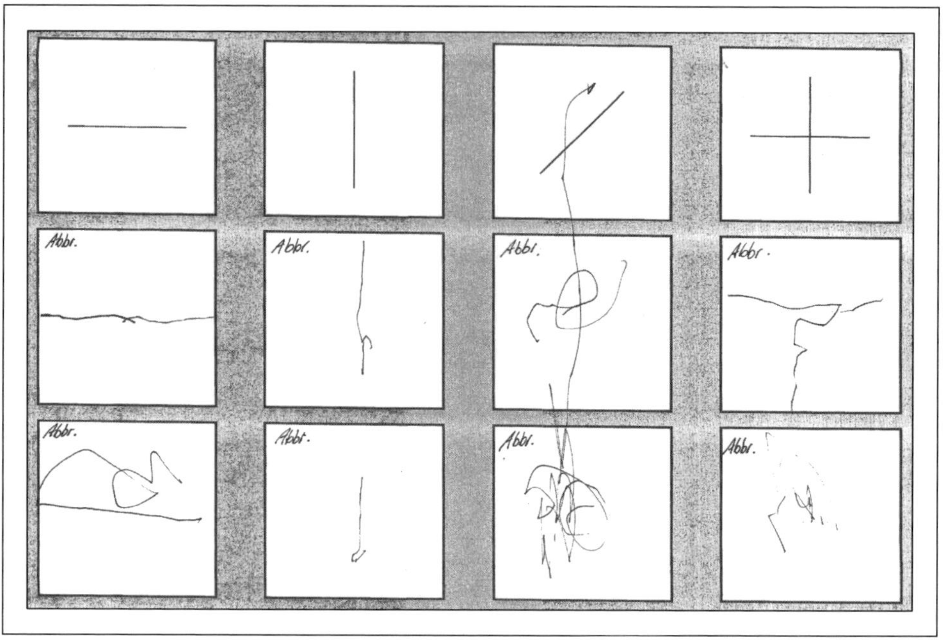

Abbildung 54: Alessandros (4;8 J.) Zeichenleistungen auf dem Bogen 1: Linien, ermittelt für Kinder der Altersgruppe von 48 bis 60 Monaten. Es wurden keine Rohwert-Punkte erzielt, die Stiftführung erfolgte im Faustgriff, linkshändig.

Anmerkung: Die Abbildung wurde mit der Zeichenvorlage aus dem Untertest Nachzeichnen des ET 6-6-R (Copyright © 2013 Pearson Assessment & Information GmbH, Frankfurt/M. Alle Rechte vorbehalten.) erstellt.

teln, insbesondere Einüben der Stifthaltung und -führung sowie des Umgangs mit einer Schere; lebenspraktische Übungen, wie beispielsweise zur Nahrungszubereitung. Des Weiteren wurden die grafomotorischen Fertigkeiten anhand von Arbeitsblättern erweitert.

- *Wahrnehmung und Kognition:* Differenzierung der propriozeptiven[↑] und tiefensensiblen Wahrnehmung durch Sandwich-Übungen; Körperpositionen nachstellen; Hinführung zum gegenständlichen Malen durch Sprechzeichnen; Förderung des visuellen Gedächtnisses anhand von Legespielen, Farbreihen, Kim-Spielen; Erweiterung der auditiven Merkfähigkeit durch Hörspiele, Hör-Kims[↑], Wort- und Zahlenreihen; Rhythmusförderung durch Sing-, Tanz-, Klatsch- und Bewegungsspiele; Förderung kognitiver Strategien durch Nachbauen, Nachlegen und zielgerichtetes Gestalten; Förderung des Zahl-, Mengen- und Formverständnisses sowie Training der Ausdauer und Konzentration.
- *Sprache:* Förderung der Artikulation; Erweiterung des passiven und aktiven Wortschatzes. Training des Instruktionsverständnisses sowie Einüben grammatischer Strukturen durch alltagsbegleitendes Sprechen.

- *Sozialentwicklung:* Hinführung zu altersgemäßen Spielen; Erweiterung des sozialen Regelverständnisses; Heranführung an Spielgruppen und kooperatives Spiel sowie Einüben angemessenen Konfliktlöseverhaltens.
- *Elternarbeit:* Stärkung der Erziehungskompetenz; Unterstützung und Vernetzung zu weiteren Hilfsangeboten sowie Begleitung beim Aufsuchen von Institutionen.

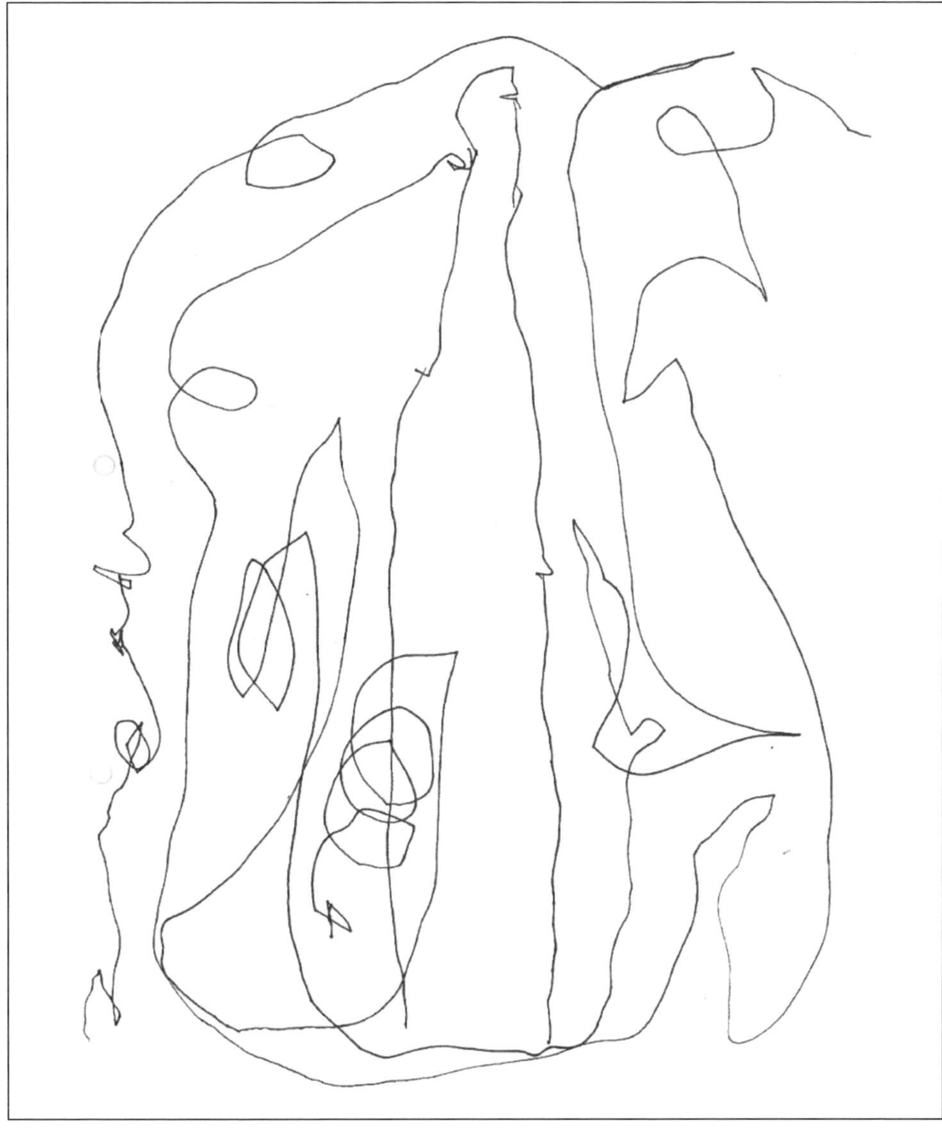

Abbildung 55: Alessandros (4;8 J.) Versuch einer Mensch-Zeichnung, ermittelt für Kinder der Altersgruppe von 48 bis 60 Monaten. Es sind weder ein Kopffüßler (T109) noch eine schematisch korrekte Mensch-Zeichnung (T110) erkennbar, die Stiftführung erfolgte linkshändig im Faustgriff.

4.2.3 Zweitvorstellung (Alter: 5;7 Jahre)

Die zweite Vorstellung Alessandros im Frühförderzentrum erfolgte elf Monate später, er war nun 5;7 Jahre alt. Es sollten der aktuelle Entwicklungsstatus sowie der Entwicklungsverlauf innerhalb des Förderzeitraums erhoben werden, um die Notwendigkeit einer weiteren heilpädagogischen Förderung zu beurteilen. Hierfür wurde der ET 6-6-R in der Altersgruppe „60 bis 72 Monate" durchgeführt, was dem Lebensalter Alessandros entspricht. Es werden in dieser Altersgruppe viele Aufgaben durchgeführt, die bereits bei der ersten Testung angeboten wurden, aber auch einige neue Aufgaben. Aus diesem Grund ist es wichtig, dass der Einfluss von Erinnerungseffekten↑ bei der zweiten Testung dadurch gering gehalten wird, dass ein ausreichender zeitlicher Abstand zwischen den beiden Untersuchungen eingehalten wird. Dies ist mit elf Monaten hinreichend gewährleistet.

Mit einem Alter von 67 Monaten befindet sich Alessandro etwas oberhalb der Mitte (~66 Monate) des Altersintervalls der Altersgruppe. Es liegen diesbezüglich also ähnliche Umstände vor wie bei der ersten Testung, auch dort lag er mit einem Alter von 56 Monaten etwas oberhalb der Mitte des Alterszeitraums seiner Altersgruppe (~54 Monate). Leichte Ergebnistendenzen, welche durch etwaig verschiedene Testzeitpunkte innerhalb der jeweiligen Altersintervalle hervorgerufen werden könnten, sind somit bei Alessandro nicht zu erwarten. Somit liegen günstige Ausgangsbedingungen hinsichtlich der Vergleichbarkeit der beiden Testungen vor. Auch die zweite Testung fand bei Alessandro zu Hause statt, dieses Mal jedoch in der reizärmeren Umgebung der Küche.

Während der Untersuchung zeigte sich Alessandro interessiert und motiviert. Der ET 6-6-R konnte innerhalb von 65 Minuten in der Tageszeit von 9.30 Uhr bis 10.35 Uhr vollständig und aussagekräftig durchgeführt werden. Somit gelang die zweite Testung erheblich zügiger als die Testung elf Monate zuvor.

Die Untersucherin protokollierte zum Testverlauf

- die Qualität der *sozialen Interaktion* als „sehr gut" und stufte
- die *Motivation*, das *Sprachverständnis* und den Bereich *Motorik und Tonus* als „unproblematisch" ein.
- Alessandros *Konzentration/Aufmerksamkeit* wurde aufgrund eines Abfallens in der zweiten Testhälfte als „leicht beeinträchtigt" bewertet.

Wie schon bei der ersten Testung zeigten sich Belastungen hinsichtlich der Konzentration und Aufmerksamkeit Alessandros. Dadurch wurde es im Testverlauf zunehmend notwendig, Alessandro zu motivieren und zu fokussieren. Insgesamt war das Testergebnis davon jedoch nicht wesentlich beeinträchtigt.

Abbildung 56 zeigt das Entwicklungsprofil↑, das Alessandro im Alter von 5;7 Jahren in der Altersgruppe „60 bis 72 Monate" erzielte. Die wichtigsten Ergebnisse der Testung lassen sich wie folgt zusammenfassen:

- *Körpermotorik:* Alessandro erzielte einen EQ↑-Wert von 4 (PR↑ 2,3). Das Testergebnis liegt im Bereich gravierender Entwicklungsdefizite.

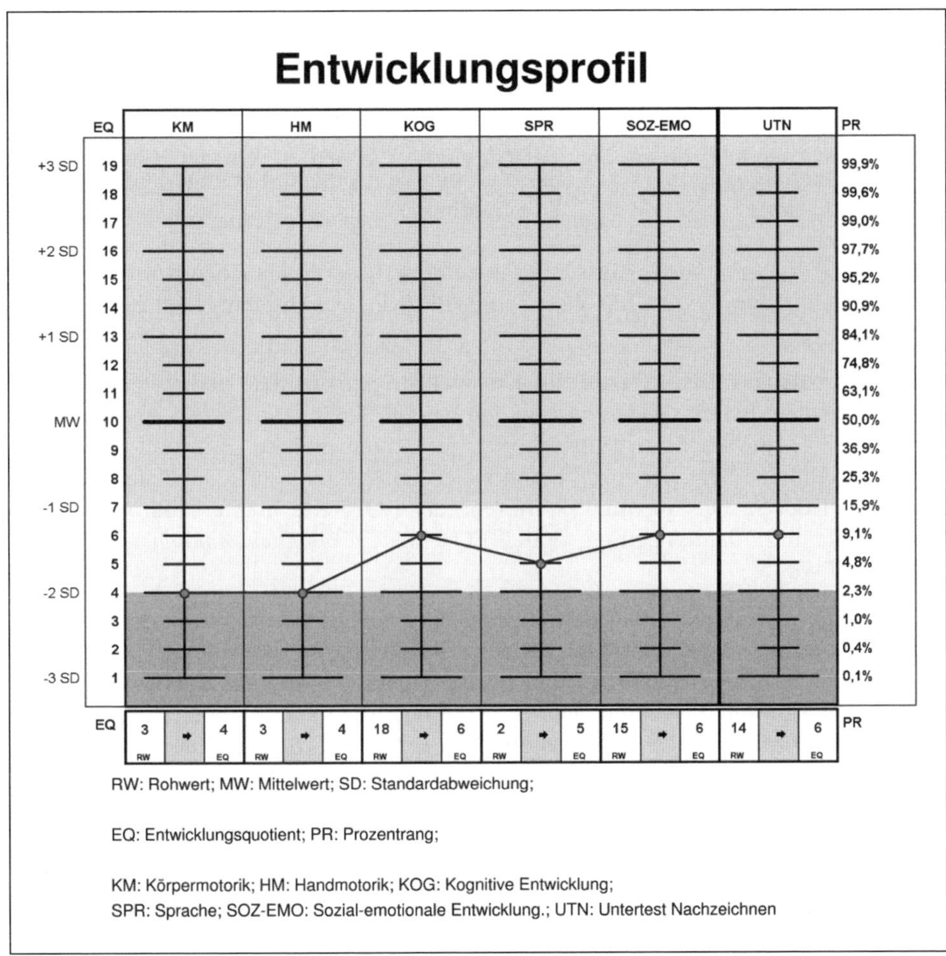

Abbildung 56: Entwicklungsprofil von Alessandro (5;7 J.), ermittelt für Kinder der Altersgruppe von 60 bis 72 Monaten.

Anmerkung: Die Abbildung wurde mit der Auswertungssoftware zum ET 6-6-R (Copyright © 2013 Pearson Assessment & Information GmbH, Frankfurt/M. Alle Rechte vorbehalten.) erstellt.

- *Handmotorik:* Auch in dieser Skala erzielte Alessandro einen EQ-Wert von 4 (PR 2,3), auch dieses Testergebnis liegt somit im Bereich gravierender Entwicklungsdefizite.
- *kognitive Entwicklung:* Alessandro erzielte in dieser Skala einen EQ-Wert von 6 (PR 9,1), dieses Testergebnis liegt im Risikobereich. Da die Untersucherin, anders als bei der ersten Testung, das Instruktionsverständnis aus der Beobachtung heraus als „unproblematisch“ einschätzte, kann davon ausgegangen werden, dass keine sprach-

bedingten Ergebnisverzerrungen in der kognitiven Entwicklung eingetreten sind und somit ein aussagekräftiges Testergebnis in der Skala kognitive Entwicklung vorliegt.

- *Sprachentwicklung:* Alessandro erzielte in diesem Bereich einen EQ-Wert von 5 (PR 4,8), auch dieses Ergebnis liegt im Risikobereich.
- *sozial-emotionale Entwicklung* (Elternauskunft): Alessandro erzielte in dieser Skala einen EQ-Wert von 6 (PR 9,1). Das Ergebnis auf dieser Skala liegt somit im Risikobereich.
- *Untertest Nachzeichnen:* Alessandro erzielte in dieser Skala einen Rohwert von 14 Punkten und damit einen EQ-Wert von 6 (PR 9,1). Das Ergebnis liegt im Risikobereich.

Analyse kritischer Differenzen↑ im Entwicklungsprofil. Die geringsten Entwicklungsquotienten↑ erzielte Alessandro in den beiden Skalen zur Körper- und Handmotorik (EQ=4), die höchsten Entwicklungsquotienten erzielte er in den Skalen der kognitiven Entwicklung, der sozial-emotionalen Entwicklung sowie im Untertest Nachzeichnen (EQ=6). Die maximale Differenz der EQ-Werte in Alessandros Entwicklungsprofil mit 5;7 Jahren beträgt somit 2 EQ-Punkte, es liegt ein *homogenes Entwicklungsprofil* vor.

Grenzsteine↑. Alessandro hat in drei der vier Entwicklungsbereiche, in denen Grenzsteine getestet werden, Grenzsteine für den Alterszeitpunkt „60 Monate" nicht erfüllt. In der Handmotorik konnte er noch nicht die Grenzstein-Aufgabe der Stiftführung in Spur A (T069) lösen, bewältigte aber im Anschluss die inhaltlich gleichartige, jedoch schwierigere Aufgabe zur Stiftführung in Spur B (T070). Dies resultiert aus der strengen, aber sachgerecht den standardisierten Beschreibungskriterien folgenden Bewertung der Aufgabe T069: Alessandro hat an einer Stelle minimal den Rand der Spur mit dem Stift berührt, während ihm dies bei der Aufgabe T70 nicht unterlief. In dieser Konstellation lässt sich das Verpassen des Grenzsteines T069 also nur sehr vorsichtig interpretieren, die Unsicherheiten Alessandros beim Führen des Stiftes in den Spuren decken sich letztlich jedoch gut mit dem EQ-Wert zur Handmotorik von 4 (PR 2,3). In der kognitiven Entwicklung werden in der Altersgruppe „48 bis 60 Monate" insgesamt acht Grenzsteine für den Alterszeitpunkt „60 Monate" überprüft, von denen Alessandro zwei nicht erfüllte: Er konnte aus einer Menge großer Würfel nicht genau vier Würfel anreichen (T120) und außerdem gelang es ihm nicht, drei von fünf Bildmotiven aktiv aus dem Gedächtnis zu reproduzieren (T133). Bei der Durchführung der Aufgabe T133 konnte Alessandro lediglich zwei Motive nennen, auf weiteres Nachfragen der Untersucherin äußerte er dann „Weiß ich nicht, bin müde!". Auch in der kognitiven Entwicklung verhält sich das Verpassen einiger Grenzsteine jedoch konsistent zum EQ-Wert von 6 (PR 9,1). Schließlich konnte Alessandro in der Sprachentwicklung die Grenzstein-Aufgabe der Sechs-bis-Acht-Wort-Äußerungen (T153) nicht erfüllen. Auch dieses Ergebnis verhält sich stimmig zu dem erzielten EQ-Wert von 5 (PR 4,8) in der Sprachentwicklung. In der kognitiven Entwicklung und in der Sprachentwicklung konnte Alessandro zusätzlich bereits einige Aufgaben lösen, die eine Grenzstein-Funktion mit 72 Monaten erfüllen (vgl. Abb. 59 und 61).

Qualitative Analyse. In der *Körpermotorik* (vgl. Abb. 57) konnte Alessandro nun einen großen Ball vor der Brust fangen (T028), was ihm bei der ersten Testung noch nicht gelang. Das Fangen des großen Balls mit den Händen (T029) sowie das Fangen des kleinen Balls (T032, T034) gelangen ihm jedoch noch nicht. Wie bereits bei der ersten Testung zeigte er wiederum den Schlusssprung (T030). Außerdem konnte Alessandro nun beiderseits das einbeinige Hüpfen auf der Stelle (T036), der balancierte Einbeinstand (T033) war jedoch nur linksseitig zu beobachten. Alessandro konnte den kleinen Ball noch nicht koordiniert einhändig werfen (T031), außerdem beherrschte er weder das Balancieren Ferse-an-Spitze vorwärts (T035) noch Spitze-an-Ferse rückwärts (T037) auf einer Linie. Alessandro konnte somit drei leichte Aufgaben lösen, während er zwei leichte Aufgaben (T031, T033) sowie die schwierigeren Aufgaben nicht erfüllte. Insgesamt kann dieses Ergebnis als allgemeine Entwicklungsverzögerung der Körpermotorik interpretiert werden, es verhält sich stimmig zum Profilwert.

Aufgaben		P_i	KM	HM	KOG	SPR	Nein
49. Fängt großen Ball vor der Brust (T028).	*G-60-KM	0.98	☑				☐
50. Fängt großen Ball mit den Händen (T029).		0.78	☐				☑
51. Hüpft im Schlusssprung vorwärts (T030).		0.97	☑				☐
52. Wirft einhändig, koordiniert und kräftig (T031).		0.93	☐				☑
53. Fängt kleinen Ball von der Daumenseite her (T032).		0.83	☐				☑
54. Steht auf einem Bein (beidseitig) (T033).	**G-72-KM	0.91	☐				☑
55. Fängt kleinen Ball von der Kleinfingerseite her (T034).		0.42	☐				☑
56. Balanciert Ferse-an-Spitze auf einem Seil (T035).		0.87	☐				☑
57. Hüpft einbeinig auf der Stelle (beidseitig) (T036).		0.88	☑				☐
58. Balanciert rückwärts auf einem Seil, Spitze-an-Ferse (T037).		0.61	☐				☑

Abbildung 57: Erfüllte und nicht erfüllte Testaufgaben von Alessandro (5;7 J.) in der *Körpermotorik*, ermittelt für Kinder der Altersgruppe von 60 bis 72 Monaten.

Anmerkungen: P_i = Aufgabenschwierigkeit[†]; KM = Körpermotorik; HM = Handmotorik; KOG = kognitive Entwicklung; SPR = Sprachentwicklung. Die Abbildung wurde mit der Auswertungssoftware zum ET 6-6-R (Copyright © 2013 Pearson Assessment & Information GmbH, Frankfurt/M. Alle Rechte vorbehalten.) erstellt.

In der *Handmotorik* (vgl. Abb. 58) konnte Alessandro, wie bereits in der ersten Testung, drei Perlen auffädeln (T067), während ihm nach wie vor das koordinierte Schütten von Perlen von Gefäß zu Gefäß nicht gelang (T066). Im Bereich der Stiftfertigkeiten waren erkennbare Fortschritte zu beobachten: Zwar gelang ihm noch keine koordinierte Stiftführung mit den Fingerspitzen (T073), aber der Stift wurde nun nicht mehr im Faustgriff geführt, sondern mit den Fingerspitzen in der Art eines unreifen Dreipunktgriffs aufgenommen. Die vorderen Fingeranteile waren bei der Stiftbewegung jedoch nicht beteiligt, sondern die Bewegungen wurden im Wesentlichen aus dem Schulter- und dem Ellenbogengelenk heraus erzeugt, gelegentlich unter geringer Beteiligung des Handgelenks. Obwohl Alessandro mit dieser Stiftführung noch keine Kreisfläche ausmalen konnte

(T068, T074), gelang ihm nun das Führen des Stifts in den Spuren B (T070) und D (T072). Dabei erschien es, als wenn durch die jeweils vorangegangenen, etwas einfacheren, jedoch nicht bewältigten, Spuren A (T069) und C (T071) ein Übungseffekt eingetreten war, der sich günstig auf die Bearbeitung der jeweils nachfolgenden Spuren B und D auswirkte. Insofern lässt sich auch Alessandros eher untypisches Muster der Aufgabenlösungen unter Berücksichtigung der zusätzlichen Beobachtungen im Sinne einer allgemeinen Entwicklungsverzögerung der Handmotorik interpretieren.

Aufgaben		P_i	KM	HM	KOG	SPR	Nein
1. Schüttet koordiniert von Gefäß zu Gefäß (T066).		0.9		☐			☑
2. Fädelt drei Perlen auf (T067).		0.98		☑			☐
3. Malt eine kleine Fläche vollständig aus (T068).		0.87		☐			☑
4. Führt Stift in Spur A (T069).	*G-60-HM	0.94		☐			☑
5. Führt Stift in Spur B (T070).		0.82		☑			☐
6. Führt Stift in Spur C (T071).		0.64		☐			☑
7. Führt Stift in Spur D (T072).		0.65		☑			☐
8. Koordinierte Stiftführung mit den Fingerspitzen (T073).	**G-72-...	0.92		☐			☑
9. Malt eine kleine Fläche vollständig und sauber aus (T074).		0.76		☐			☑

Abbildung 58: Erfüllte und nicht erfüllte Testaufgaben von Alessandro (5;7 J.) in der *Handmotorik*, ermittelt für Kinder der Altersgruppe von 60 bis 72 Monaten.

Anmerkungen: P_i = Aufgabenschwierigkeit[†]; KM = Körpermotorik; HM = Handmotorik; KOG = kognitive Entwicklung; SPR = Sprachentwicklung. Die Abbildung wurde mit der Auswertungssoftware zum ET 6-6-R (Copyright © 2013 Pearson Assessment & Information GmbH, Frankfurt/M. Alle Rechte vorbehalten.) erstellt.

In der *kognitiven Entwicklung* (vgl. Abb. 59) gelang Alessandro nun bereits der Perspektivwechsel bei rotierter Wahrnehmung (T096), während er bei der vorangegangenen Testung noch keinen Perspektivwechsel vollziehen konnte. Außerdem löste er zahlreiche formenbezogene Aufgaben wie das vierteilige Puzzle (T097), das Nachbauen einer dreistufigen Treppe (T100) sowie das Nachlegen von Anordnungen mit Nachlegeplättchen (T102, T103, T104). Aus diesem Themenkomplex gelang ihm lediglich das Zusammenbauen des fünfteiligen Puzzles noch nicht (T099). Außerdem konnte Alessandro im Bereich des Kausalitätsverständnisses den originären Zweck einer Ampel beschreiben (T098), die Bildergeschichte konnte er jedoch noch nicht bewältigen (T101).

Im Bereich des Körperbewusstseins konnte Alessandro alle erfragten Körperteile herzeigen (T105, T106), die sprachliche Benennung derselben Körperteile (T107, T108) beherrschte er jedoch noch nicht. Im Gegensatz zur ersten Testung fertigte er nun auch eine gegenständliche Mensch-Zeichnung an, die zumindest die Kopffüßler-Kriterien (T109) erfüllte, jedoch noch nicht das Niveau einer schematisch korrekten Mensch-Zeichnung (T110) erreichte (vgl. Abb. 60). Auch die Rechts-links-Unterscheidung an seinem Körper (T111) konnte Alessandro noch nicht vornehmen.

Aufgaben		P_i	KM	HM	KOG	SPR	Nein
10. Übernimmt räumliche Perspektive bei rotierter Wahrnehmung (T096).		0.77			☑		☐
11. Löst vierteiliges Puzzle in 60 Sekunden (T097).		0.62			☑		☐
12. Erfasst originären Zweck einer Ampel (T098).		0.68			☑		☐
13. Löst fünfteiliges Puzzle in 60 Sekunden (T099).		0.49			☐		☑
14. Baut dreistufige Treppe nach (T100).		0.77			☑		☐
15. Rekonstruiert kausale Abfolge einer Bildergeschichte (T101).		0.49			☐		☑
16. Legt Anordnung A in 30 Sekunden nach (T102).	*G-60-K...	0.97			☑		☐
17. Legt Anordnung B in 60 Sekunden nach (T103).	**G-72-...	0.88			☑		☐
18. Legt Anordnung C in 60 Sekunden nach (T104).		0.56			☑		☐
19. Zeigt Körperteile her (T105): Augen, Ohren, Nase, Mund, Beine, Arme, Hände, Bauch	*G-60-K...	0.95			☑		☐
20. Zeigt Körperteile her (T106): Finger, Zähne, Knie, Ellenbogen, Kinn, Zehen		0.72			☑		☐
21. Benennt Körperteile (T107): Augen, Ohren, Nase, Mund, Beine, Arme, Hände, Bauch	**G-72-...	0.85			☐		☑
22. Benennt Körperteile (T108): Finger, Zähne, Knie, Ellenbogen, Kinn, Zehen		0.66			☐		☑
23. Zeichnet einen Kopffüßler (T109).	*G-60-K...	0.92			☑		☐
24. Zeichnet einen Menschen schematisch korrekt (T110). Es muss vorhanden sein: Kopf, Augen, Nase, Mund, Körper, Arme, Beine		0.64			☐		☑
25. Unterscheidet rechts und links (T111): "Welches ist dein linker Arm?" "Welches ist dein rechtes Bein?" "Welches ist dein linkes Ohr?"		0.59			☐		☑
26. Gruppiert Karten nach Oberbegriffen (T115).	*G-60-K...	0.96			☑		☐
27. Wählt Objekte nach ihrer Form, Farbe und Größe aus: 1 Dimension (T116). "Gib mir einen Würfel!" "Gib mir etwas mit rot!"		1.0			☑		☐
28. Wählt Objekte nach ihrer Form, Farbe und Größe aus: 2 Dimensionen (T117). "Gib mir einen kleinen Würfel!" "Gib mir eine Kugel mit blau!" "Gib mir eine Kugel ohne rot!"		1.0			☑		☐
29. Wählt Objekte nach ihrer Form, Farbe und Größe aus: 3 Dimensionen (T118). "Gib mir die kleine blaue Kugel!" "Gib mir einen großen Würfel ohne grün!" "Gib mir zwei, die genau gleich sind!"	*G-60-K...	0.98			☑		☐
30. Gruppiert funktionsverbundene Gegenstände (T119).		0.96			☑		☐
31. Gibt aus einer Menge genau vier Gegenstände (T120).	*G-60-K...	0.97			☐		☑
32. Ertastet Formen durch Stoff hindurch (T121).	**G-72-...	0.91			☐		☑
33. Reiht Kugeln nach Größe (T122).	**G-72-...	0.9			☐		☑
34. Benennt Kreis, Quadrat und Dreieck geometrisch korrekt (T123).		0.85			☐		☑
35. Vollzieht Klasseninklusion (T124).		0.21			☐		☑
36. Erkennt drei von vier Formen wieder (T126).	**G-72-...	0.91			☑		☐
37. Erkennt drei Geräusche wieder (T128).		0.85			☑		☐
38. Spricht Silben nach (Übungsreihe): ga - do le- ma							
39. Spricht 3 Silben nach (T130): me - da - ri su - ka - be	**G-60-...	0.98			☑		☐
40. Spricht 4 Silben nach (T131): bo - se - di - la ki - do - sa - pe		0.79			☐		☑
41. Spricht 5 Silben nach (T132): le - si - ko - na - mu wa - lu - ri - ko - be		0.49			☐		☑
42. Reproduziert drei Bildmotive aktiv (T133): Auto, Hund, Banane, Flugzeug, Schuh	*G-60-K...	0.97			☐		☑

Abbildung 59: Erfüllte und nicht erfüllte Testaufgaben von Alessandro (5;7 J.) in der *kognitiven Entwicklung*, ermittelt für Kinder der Altersgruppe von 60 bis 72 Monaten.

Anmerkungen: P_i = Aufgabenschwierigkeit[1]; KM = Körpermotorik; HM = Handmotorik; KOG = kognitive Entwicklung; SPR = Sprachentwicklung. Die Abbildung wurde mit der Auswertungssoftware zum ET 6-6-R (Copyright © 2013 Pearson Assessment & Information GmbH, Frankfurt/M. Alle Rechte vorbehalten.) erstellt.

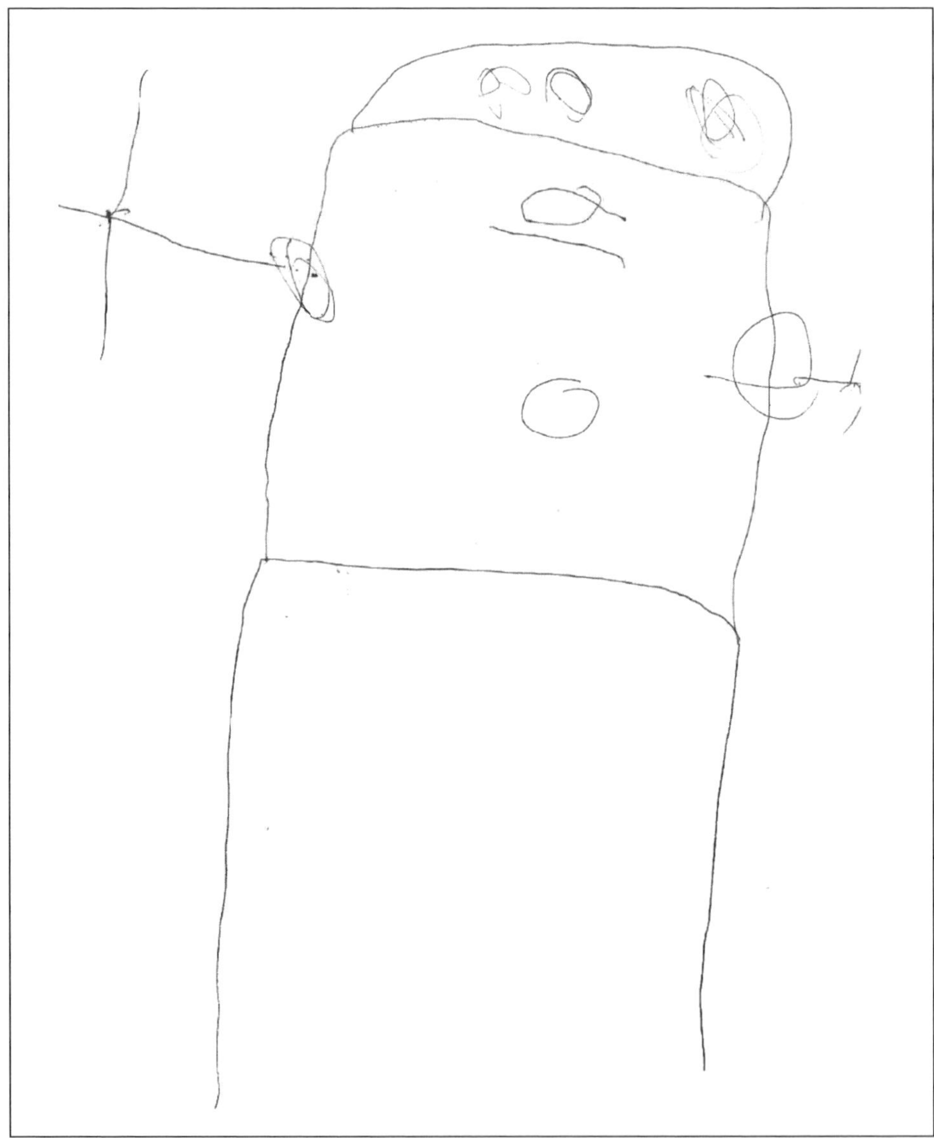

Abbildung 60: Alessandros (5;7 J.) Mensch-Zeichnung, ermittelt für Kinder der Altersgruppe von 60 bis 72 Monaten. Das Niveau eines Kopffüßlers (T109) wurde erreicht, für eine schematisch korrekte Mensch-Zeichnung (T110) fehlen noch Details sowie die figural-gegenständliche Qualität.

Im Bereich der Kategorisierungsleistungen konnte Alessandro nun Objekte unter Berücksichtigung aller drei Dimensionen Form, Farbe und Größe (T116, T117, T118) auswählen, Bildkarten nach Oberbegriffen auswählen (T115) sowie funktionsverbundene Gegenstände auf Bildkarten einander korrekt zuordnen (T119). Die Herstellung einer Menge von genau vier Würfeln (T120), das Ertasten und Zuordnen von Formen durch Stoff hindurch (T121), die Reproduktion der Kugelreihe (T122), die korrekte Benennung von Kreis, Quadrat und Dreieck (T123) sowie der Vollzug der Klasseninklusion (T124) gelangen Alessandro noch nicht. Auch im Bereich des Gedächtnisses löste Alessandro nun einige Aufgaben, die er bei der ersten Testung noch nicht löste, er konnte drei von vier Formen erinnern (T126) und drei Geräusche im Geräusche-Memory identifizieren (T128). Seine Leistung im Silbennachsprechen erhöhte sich von zwei auf drei (T130), das Nachsprechen von vier (T131) sowie fünf (T132) Silben war ihm jedoch noch nicht möglich. Auch konnte er keine drei von fünf Bildern aktiv erinnern (T133). Bei den von Alessandro gekonnten Aufgaben zur kognitiven Entwicklung handelt es überwiegend um leichte Aufgaben, sodass das Lösungsmuster gut im Sinne einer allgemeinen Entwicklungsverzögerung der kognitiven Entwicklung interpretiert werden kann. Dabei konnte er im Bereich der formbezogenen Leistungen (T097, T104) auch Aufgaben mittlerer Schwierigkeit lösen, somit liegen diesbezüglich spezifische Stärken bei Alessandro vor.

In der *Sprachentwicklung* (vgl. Abb. 61) konnte Alessandro nun Gegensätze und Äquivalente benennen (T155) sowie vier Pluralformen korrekt bilden (T156), was ihm bei der

Aufgaben		P_i	KM	HM	KOG	SPR	Nein
44. Benennt Farben korrekt (T154): Rot, Grün, Blau, Gelb, Schwarz, Weiß (alle) Orange, Rosa, Braun, Lila (2 von 4)		0.85				☐	☑
45. Benennt sechs Gegensätze/Äquivalente (T155). 1. "Der Himmel ist oben, aber der Boden ist...?" (unten) 2. "Im Sommer ist es warm, aber im Winter ist es...?" (kalt) 3. "Ein Stein ist hart, aber ein Kissen ist...?" (weich) 4. "Wenn ich gehe bin ich langsam, aber wenn ich renne bin ich...?" (schnell) 5. "Mit den Augen kann ich sehen, aber mit den Ohren kann ich...?" (hören) 6. "Wenn ich rufe bin ich laut, aber wenn ich flüstere bin ich...?" (leise) 7. "Ein Flugzeug kann fliegen, aber eine Eisenbahn kann...?" (fahren) 8. "Ein Vogel kann fliegen, aber ein Fisch kann...?" (schwimmen)	*G-60-SPR	0.98				☑	☐
46. Bildet vier korrekte Pluralformen (T156).	**G-72-...	0.9				☑	☐
47. Bildet vier korrekte Vergangenheitsformen (T157).	**G-72-...	0.87				☐	☑
48. Benennt und spezifiziert Kategorien von Menschen sprachlich mit je einem Ein-Wort-Begriff (T158). "Dies sind alles...?" 1. Menschen bzw. Leute 2. Erwachsene 3. Männer		0.32				☐	☑
59. Formuliert Sechs-bis-Acht-Wort-Äußerungen (T153).	*G-60-SPR	0.94				☐	☑

Abbildung 61: Erfüllte und nicht erfüllte Testaufgaben von Alessandro (5;7 J.) in der *Sprachentwicklung*, ermittelt für Kinder der Altersgruppe von 60 bis 72 Monaten.

Anmerkungen: P_i = Aufgabenschwierigkeit†; KM = Körpermotorik; HM = Handmotorik; KOG = kognitive Entwicklung; SPR = Sprachentwicklung. Die Abbildung wurde mit der Auswertungssoftware zum ET 6-6-R (Copyright © 2013 Pearson Assessment & Information GmbH, Frankfurt/M. Alle Rechte vorbehalten.) erstellt.

ersten Testung noch nicht gelang. Außerdem konnte er neun der zehn präsentierten Farben korrekt benennen (T154), lediglich bei der Farbe Schwarz gelang ihm dies nicht, wodurch die Aufgabe insgesamt als „nicht gekonnt" bewertet wurde. Die Bildung der Vergangenheitsformen von Verben (T157) sowie die sprachliche Spezifikation der Menschen anhand von Bildern (T158) gelangen ebenfalls nicht. Auch produzierte er keine Sechs-bis-Acht-Wort-Äußerungen (T153), was am deutlichsten Alessandros allgemeine Verzögerungen der Sprachentwicklung abbildet.

In der *sozial-emotionalen Entwicklung* konnte mit dem Elternfragebogen des ET 6-6-R gezeigt werden, dass Alessandro in der Zwischenzeit wichtige Entwicklungsschritte absolviert hat. Er folgt nun sozialen Regeln und Normen und interagiert mit Gleichaltrigen, zu denen er gezielt Kontakt aufnimmt und die er auch zu sich nach Hause einlädt. Defizite bestehen in Alessandros Selbstständigkeit sowie in der Fähigkeit der altersangemessenen sprachlichen Interaktion mit vertrauten und fremden Personen. Alessandro hat auch noch keinen besten Freund.

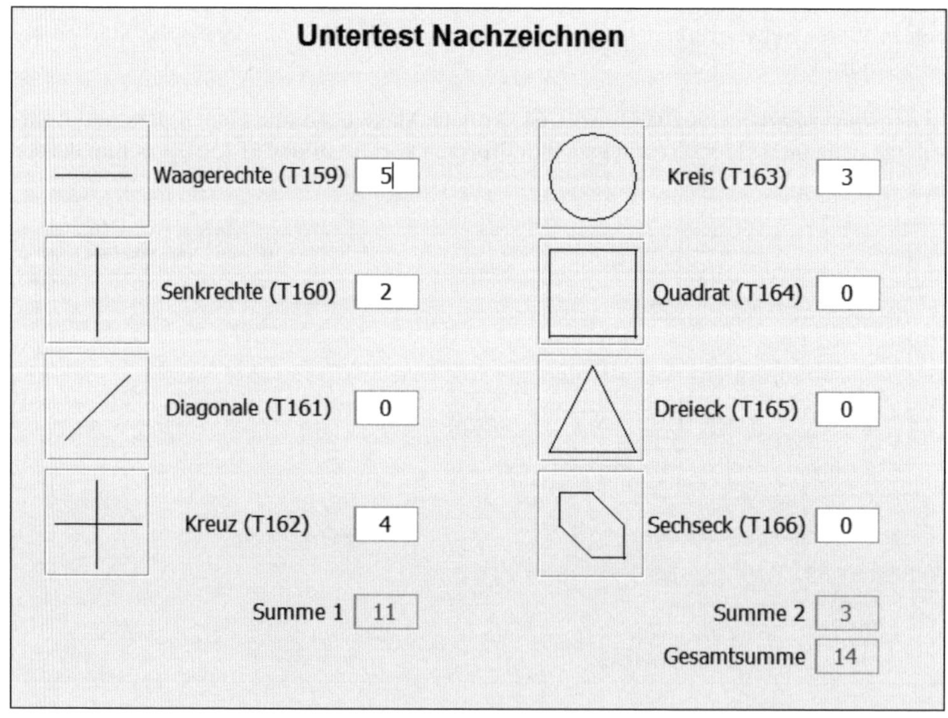

Abbildung 62: Rohwert-Ergebnisse von Alessandro (5;7 J.) im *Untertest Nachzeichnen*, ermittelt für Kinder der Altersgruppe von 60 bis 72 Monaten.

Anmerkung: Die Abbildung wurde mit der Auswertungssoftware zum ET 6-6-R (Copyright © 2013 Pearson Assessment & Information GmbH, Frankfurt/M. Alle Rechte vorbehalten.) erstellt.

Auch im *Untertest Nachzeichnen* (vgl. Abb. 62 und 63) sind Entwicklungsfortschritte erkennbar. Es gelang Alessandro nun, Linien erkennbar zu reproduzieren: Auf dem Bogen 1 („Linien") erzielte er für die Waagerechte (T159) fünf und für die Senkrechte (T160) zwei Punkte. Eine ausreichend präzise Reproduktion der Diagonalen (T161) gelang ihm nicht. Das Kreuz (T162) konnte er gut reproduzieren, wofür er vier Punkte erhielt. Auf dem Bogen 2 („Formen") erzielte Alessandro drei Punkte für den Kreis (T163), das Quadrat (T164), das Dreieck (T165) und das Sechseck (T166) fertigte er lediglich als weitgehend geschlossene, unregelmäßig geformte Kringel. Unter Berücksichtigung der zuvor beschriebenen Einschränkungen der Stiftführung (s. Handmotorik) konnte Alessandro hier eine Leistung erbringen, die seine relativen Stärken bei den formbezogenen kognitiven Leistungen (s. o.) unterstreicht.

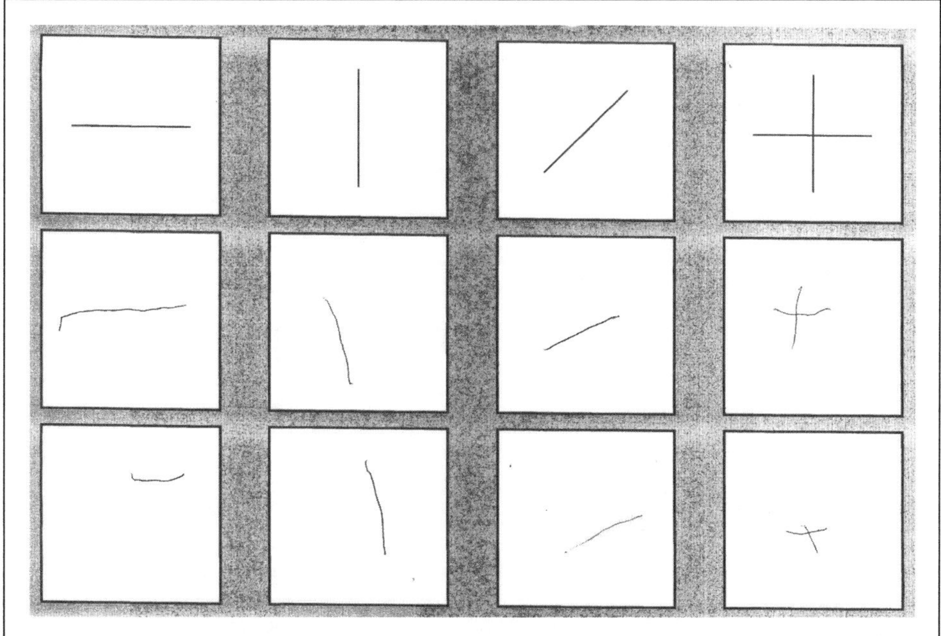

Abbildung 63: Alessandros (5;7 J.) Zeichenleistungen auf dem Bogen 1: Linien, ermittelt für die Altersgruppe von 60 bis 72 Monaten. Es wurden auf diesem Bogen 11 von 20 möglichen Rohwert-Punkten erzielt (s. Text), die Stiftführung erfolgte linkshändig in unreifem Dreipunktgriff.

Anmerkung: Die Abbildung wurde mit der Zeichenvorlage aus dem Untertest Nachzeichnen des ET 6-6-R (Copyright © 2013 Pearson Assessment & Information GmbH, Frankfurt/M. Alle Rechte vorbehalten.) erstellt.

4.2.4 Darstellung des Entwicklungsverlaufs

Wie die Entwicklungsprofile↑ in Abbildung 64 veranschaulichen, hat Alessandro im Verlauf der Frühförderung zwischen dem fünften und sechsten Lebensjahr einige Entwicklungsrückstände↑ aufholen können, während die Entwicklungsverzögerungen in einigen Bereichen eher stabil geblieben sind:

- In der *Körpermotorik* blieben die Ergebnisse auf einem EQ↑-Wert von 4 (PR↑ 2,3) über den Förderzeitraum stabil. Es liegt somit ein andauernder Entwicklungsstatus im Bereich gravierender Entwicklungsdefizite vor.
- Der Bereich der *Handmotorik* veränderte sich um einen EQ-Punkt von ursprünglich einem EQ von 5 auf einen EQ von 4 (PR 4,8 auf 2,3). Unabhängig von den beschriebenen qualitativen Entwicklungsfortschritten (s. o.) hat sich der Entwicklungsrückstand auf gleichaltrige Kinder vergrößert. Aktuell ist Alessandros Entwicklungsstatus somit vom Risikobereich in den Bereich gravierender Entwicklungsdefizite gefallen.

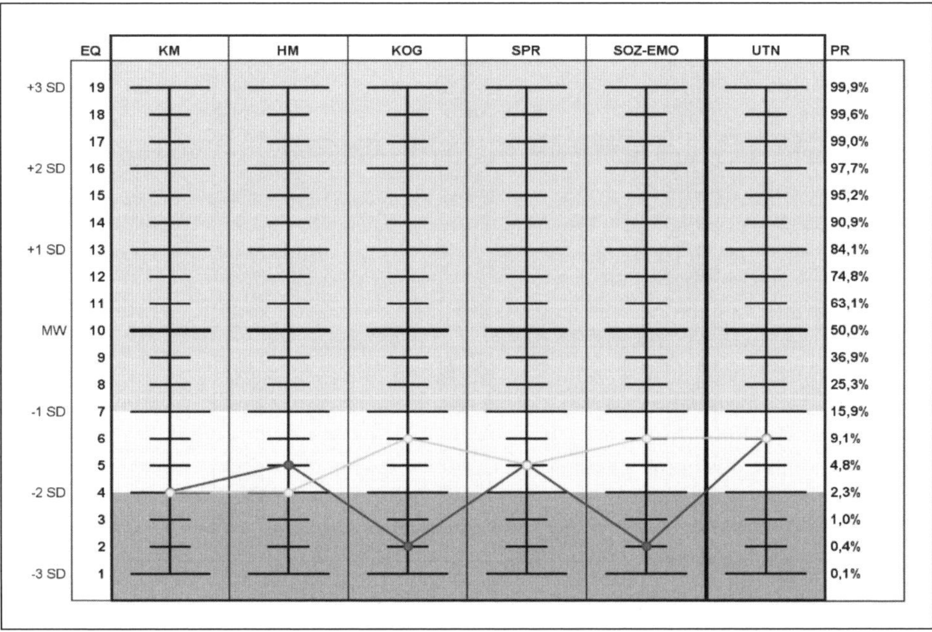

Abbildung 64: Entwicklungsverlauf von Alessandro für die Alterszeitpunkte 4;8 Jahre (dunkle Linie) und 5;7 Jahre (helle Linie), ermittelt für die Altersgruppen von 48 bis 60 Monaten sowie 60 bis 72 Monaten.

Anmerkungen: KM = Körpermotorik; HM = Handmotorik; KOG = kognitive Entwicklung; SPR = Sprachentwicklung; SOZ-EMO = sozial-emotionale Entwicklung; UTN = Untertest Nachzeichnen. Die Abbildung wurde mit der Auswertungssoftware zum ET 6-6-R (Copyright © 2013 Pearson Assessment & Information GmbH, Frankfurt/M. Alle Rechte vorbehalten.) erstellt.

- In der *kognitiven Entwicklung* erfolgte eine Veränderung um vier EQ-Punkte von einem EQ von 2 auf einen EQ von 6 (PR 0,4 auf 9,1). Da in diesem Bereich die erste Testung aufgrund der langen Testdauer, der verringerten Konzentration und Motivation Alessandros sowie der möglichen Verzerrung der Befunde aufgrund der teilweise sprachgebundenen Durchführung der Aufgaben nur eingeschränkt aussagekräftig war, sollte die Steigerung des Entwicklungsquotienten↑ vorsichtig interpretiert werden. Aktuell liegt der Entwicklungsstatus im Risikobereich.
- In der *Sprachentwicklung* blieben die Ergebnisse auf einem EQ-Wert von 5 (PR 4,8) über den Förderzeitraum stabil. Trotz der abgebildeten Fortschritte in der Sprachentwicklung (s. o.) blieb der Entwicklungsrückstand auf gleichaltrige Kinder konstant, es liegt ein andauernder Entwicklungsstatus im Risikobereich vor.
- In der *sozial-emotionalen Entwicklung* erhöhte sich der EQ von 2 auf 6 (PR 0,4 auf 9,1). Hier haben sich deutliche Fortschritte eingestellt (s. o.), wobei aktuell ein Entwicklungsstand im Risikobereich vorliegt.
- Im *Untertest Nachzeichnen* liegt über den Förderzeitraum ein konstanter EQ von 6 (PR 9,1) vor. Zwar haben sich auch hier qualitative Fortschritte eingestellt (s. o.), nach wie vor liegt jedoch der Entwicklungsstand im Risikobereich. Im Fall der zweiten Testung liegt jedoch kein Bodeneffekt mehr vor, sodass das Ergebnis mit 5;7 Monaten eine präzisere Messung darstellt.

Maßnahmen und Empfehlungen. Alessandros Entwicklungsverlauf konnte im letzten Jahr unter der heilpädagogischen Förderung positiv angeregt werden. Nach wie vor bestehen jedoch förderbedürftige Rückstände in allen überprüften Entwicklungsbereichen. Bei der Bewertung des Entwicklungsverlaufs ist zu berücksichtigen, dass unter dem Einfluss chronischer Erkrankungen wie der Mukoviszidose↑ Entwicklungsverzögerungen auftreten können, welche im Entwicklungsverlauf mit kontinuierlich zunehmenden Entwicklungsrückständen↑ gegenüber gleichaltrigen Kindern einhergehen. Aus diesem Grund bestehen die Fördererfolge bei Alessandro vermutlich nicht allein in den positiven Veränderungen der Entwicklungsquotienten↑ der kognitiven und sozial-emotionalen Entwicklung. Auch die Stabilisierungen im Entwicklungsprofil↑, das heißt das Verhindern einer weiteren Zunahme der Entwicklungsrückstände in den Bereichen der Körpermotorik, der Sprachentwicklung und spezifisch auch in den Nachzeichenleistungen, sind wahrscheinlich auf die Frühförderung zurückzuführen. Aufgrund des Förderverlaufs ist bislang nicht davon auszugehen, dass Alessandro altersgerecht eingeschult dem Regelunterricht angemessen folgen könnte. Aus diesem Grund wurde eine Fortführung der heilpädagogischen Förderung beantragt und auch bewilligt.

4.3 Fallbeispiel 7: Emma, 7;4 Jahre, Epilepsie und globale Entwicklungsverzögerung, Beschulung und sonderpädagogischer Förderbedarf

4.3.1 Vorgeschichte

Problembereich. Emma wird im Alter von 7;4 Jahren in einem Kinderzentrum vorgestellt. Emma weist globale Entwicklungsverzögerungen bei komplexer medizinischer und psychologischer Befundlage auf. Sie soll nach Wunsch der Eltern demnächst eine Förderschule für geistige Entwicklung besuchen, dort hat Emma bereits zwei Probe-Schultage absolviert. Bislang erhielt Emma zahlreiche Therapien, darunter Physio- und Ergotherapie sowie Logopädie. Eine Fragestellung richtet sich auf den aktuellen allgemeinen Entwicklungsstand und das kognitive Leistungsniveau. Auf dieser Grundlage sollen der individuelle schulische Förderbedarf sowie ein eventuell darüber hinausgehender ergänzender Therapiebedarf abgeklärt werden.

Familiäre und soziale Rahmenbedingungen. Emma lebt als Einzelkind bei ihrer alleinerziehenden, 31-jährigen Mutter. Die Mutter ist ausgebildete Floristin und zurzeit nicht berufstätig. Emma ging als Kind aus einer kurzen Paarbeziehung der Eltern hervor. Seit mehreren Jahren haben sowohl Emma als auch die Mutter nur noch sehr eingeschränkten Kontakt zum Vater.

Zusammenfassung der Vorbefunde. Emma wurde nach unklarer Schwangerschaftsdauer vermutlich etwa zwei Wochen vor dem regulären Termin als eutrophes↑ Kind mit einem Geburtsgewicht von 3.380 g, einer Körperlänge von 49 cm und einem Kopfumfang von 36 cm mit unauffälliger postpartaler↑ Anpassung (APGAR↑ 9/10/10; Nabelschnur-pH↑ 7,27) geboren. Die Schwangerschaft und die Geburt verliefen ohne Komplikationen. Nach der Geburt lagen eine Trinkschwäche sowie häufiges Erbrechen („Speikind") vor. Emma reagierte wenig bis gar nicht auf Umweltgeräusche, der Tagesablauf war hauptsächlich von der Nahrungsaufnahme im Wechsel mit Schlafphasen geprägt.

1. Lebensjahr: Bereits im ersten Lebensjahr wurden folgende Erkrankungen, Verdachtsmomente und Ausschlussbefunde diagnostiziert:

- Entwicklungsverzögerung mit hypotoner↑ Tonusstörung↑, erstmalig aufgefallen bei der kinderärztlichen Vorsorgeuntersuchung↑ U4 (R62.0);
- kontrollbedürftiges Wach-EEG↑ mit Spitzenpotenzialen linksoccipital (R94.0);
- Gastroenteritis (A09) mit Verdacht auf Kuhmilchproteinallergie;
- breite Nasenwurzel, eine humangenetische Untersuchung blieb jedoch ohne Befund.

Zunächst konnten im Zusammenhang mit dem EEG keine weiteren spezifischen Befunde abgeleitet werden, sodass bei klinischer Anfallsfreiheit keine routinemäßigen EEG-Kontrollen indiziert waren. Zur Behandlung der Tonusauffälligkeiten erfolgte eine Physiotherapie nach Vojta[↑] (vgl. Vojta & Peters, 2007). Ab dem Alter von sechs Monaten erhielt Emma eine Frühförderung.

2. Lebensjahr: Es wurden folgende Zusatzbefunde erhoben bzw. diagnostiziert:

- Hypothyreose[↑], vermutlich erworben (E03.9);
- unauffälliges Schädel-MRT[↑], regelrechte Gyrierung[↑] und Myelinisierung[↑], altersentsprechender Normalbefund des Neurokraniums[↑];
- Ausschluss einer Schallempfindungsschwerhörigkeit nach BERA[↑];
- Verhaltensprobleme mit häufigem Beißen;
- Durchschlafstörungen.

Emma erhielt eine medikamentöse Substitution der Schilddrüsenhormone sowie aufgrund der fortbestehenden Entwicklungsverzögerungen eine pädagogische Frühförderung. Außerdem besuchte Emma eine Kinderkrippe, in der sie jedoch kaum Interesse an anderen Kindern zeigte.

3. Lebensjahr: Im Alter von 26 Monaten wurde auf der Basis einer klinischen Beobachtung erstmalig der Entwicklungsstand anhand alterstypischer Fertigkeiten eingeschätzt:

- Verringerter Grundmuskeltonus mit Einschränkungen der Haltungs- und Bewegungsleistungen;
- keine wesentliche Störung der Mundmotorik, kein Speichelfluss;
- motorische, kognitive und sprachliche Leistungen, die mit einem Entwicklungsalter[↑] von etwa 15 Monaten und einem (klassischen) Entwicklungsquotienten[↑] von etwa EQ = 60–65 korrespondieren (klinische Einschätzung).

Emma besucht ab dem Alter von 29 Monaten eine Kinderkrippe mit kleiner Gruppenstärke und gutem Betreuungsschlüssel, in der sich rasch kleine Entwicklungsfortschritte einstellen. Ergänzend erhält Emma zweimal wöchentlich eine Physiotherapie sowie einmal wöchentlich eine Ergotherapie. Die Mutter nahm an einer Elternschulung nach dem Triple P[↑]-Programm teil, in deren Folge sie von einer größeren Sicherheit im Umgang mit Emma und einer Abnahme alltäglicher Verhaltensprobleme berichtete.

4. Lebensjahr: Im Alter von 37 Monaten wurde der Entwicklungsstand erneut anhand alterstypischer Fertigkeiten über die Elternangaben sowie in der klinischen Beobachtung eingeschätzt:

- Nach Angabe der Mutter kann Emma seit etwa fünf Monaten frei gehen. Sie spricht bislang kaum und wenn, dann in Ein-Wort-Äußerungen, die oft noch nicht korrekt artikuliert werden. Emma spielt mit Puppen und ist an Bilderbüchern interessiert. Sie kann selbstständig mit Löffel und Gabel essen und hilft etwas beim Anziehen.
- Beobachtung: Motorische, kognitive und sprachliche Leistungen sowie eine Sozialentwicklung, die mit einem Entwicklungsrückstand[↑] entsprechend etwa der Hälfte des Lebensalters einhergehen (Klassischer Entwicklungsquotient[↑] EQ = 50).

In der pädagogischen Frühförderung fühlt Emma sich in Anwesenheit der Mutter wohl. Emma spricht gut auf Lob an und es gelingt ihr, über eine Dauer von 20 Minuten ruhig sitzend an Förderspielen (z. B. Sing-, Atem- oder Fingerspielen) mit anderen Kindern teilzunehmen. Ab dem 38. Lebensmonat besucht Emma einen integrativen Sonderkindergarten.

7. Lebensjahr: Mit 6;8 Jahren wird Emma zur orientierenden Einschätzung der intellektuellen Leistungsfähigkeit zur testpsychologischen Überprüfung in der neuropädiatrischen Abteilung eines Kinderzentrums vorgestellt. In der Zwischenzeit sind Anfälle aufgetreten, die als generalisierte Epilepsie mit myoklonisch-astatischen Anfällen↑ (G40.4) diagnostiziert wurden. Aufgrund der Sprachentwicklungsverzögerung wurden die folgenden sprachunabhängigen Tests durchgeführt sowie folgende Ergebnisse ermittelt:

- Untertest Nonverbale Intelligenz aus der Basisdiagnostik Umschriebener Entwicklungsstörungen im Vorschulalter – Version II (BUEVA-II; Esser & Wyschkon, 2012): Als Ergebnis wurde ein T-Wert (Standardwert mit einem Mittelwert↑ von 50 und einer Standardabweichung↑ von 10) von 25 (weit unterdurchschnittlich) erzielt, was einem Prozentrang↑ kleiner als 1 entspricht.
- Snijders-Oomen-Non-verbaler Intelligenztest SON-R 2½ bis 7 (Tellegen, Laros & Petermann, 2007): In der SON-Handlungsskala wurde ein IQ↑ von 58 (weit unterdurchschnittlich; Prozentrang unter 1) und in der SON-Denkskala ein IQ von 71 (unterdurchschnittlich; Prozentrang 2,7) erzielt. Der Gesamt-Intelligenzquotient SON-IQ lag bei 60 (weit unterdurchschnittlich; Prozentrang unter 1) erzielt.

Emma zeigte sich gut motiviert bei den Durchführungen, reagierte auf Lob, strengte sich an und zeigte Freude. Insbesondere fielen Schwierigkeiten in den räumlichen Leistungen auf. Zur Behandlung der Epilepsie erfolgte fortan die Gabe von Antiepileptika↑.

Aufgrund der Entwicklungsverzögerungen, die nicht eindeutig auf eine nicht erbliche Ursache zurückgeführt werden können, erfolgte wiederholt eine umfassende humangenetische Untersuchung und Beratung. Es konnten dabei keine genetischen Ursachen für Emmas Auffälligkeiten ermittelt werden. Aufgrund der deutlichen Funktionseinschränkungen wurde im Hinblick auf einen sozialrechtlichen Nachteilausgleich ein Behindertenausweis für Emma beantragt und bewilligt.

Im Anschluss an die Untersuchungen wurde eine umfassende Behandlung mit logopädischen, ergotherapeutischen und physiotherapeutischen Elementen veranlasst.

8. Lebensjahr: Emma wurde zur Feststellung weiteren sonderpädagogischen Förderbedarfs im Alter von 7;4 Jahren durch eine Psychologin in einem Kinderzentrum begutachtet. In diesem Rahmen fanden ein biografisches Gespräch mit der Mutter, eine Verhaltensbeobachtung in der integrativen Kindergruppe sowie ein Erziehergespräch statt. Im Anschluss wurden als standardisierte testpsychologische Verfahren der ET 6-6-R und die Coloured Progressive Matrices (CPM; Bulheller & Häcker, 2002) durchgeführt.

Emma legt nach Angaben der Mutter längere Strecken in einem Reha-Buggy zurück, da ihr die Fortbewegung im Gehen aufgrund der motorischen Einschränkungen schwer fällt. In der Freizeit geht sie gerne zum Spielen nach draußen, gerne schwimmen, sieht aber auch gerne fern und spielt gerne Computerspiele. Bei aktiven Tätigkeiten sei jedoch eine im Vergleich zu Gleichaltrigen verringerte Konzentrationsfähigkeit zu beobachten, die mit verringerter Ausdauer bei der Verfolgung konkreter Vorhaben, im Spiel wie im Alltag, einhergehe. Im Haushalt half Emma im Rahmen einfacher Tätigkeiten mit, beispielsweise reichte sie Lebensmittel an oder half beim Tischabräumen. Den Toilettengang absolvierte Emma seit Kurzem eigenständig. Insgesamt zeigte sie in der letzten Zeit zunehmend häufig eine Verweigerungshaltung und hatte Schwierigkeiten, sich an Regeln zu halten. Dies wurde in der letzten Zeit auch häufiger aus der ergotherapeutischen und logopädischen Behandlung berichtet, die Emma ja bereits seit mehreren Jahren regelmäßig und durchgehend besucht: Emma zeigte sich dort antriebsarm, zeigte eine geringe Anstrengungsbereitschaft sowie die Tendenz, lustorientiert bzw. unlustvermeidend zu agieren. Im integrativen Kindergarten wurde beobachtet (und von den Betreuern bestätigt), dass Emma zwar fröhlich und gut gelaunt ist und auch gelegentlich Interesse an anderen Kindern zeigt, von sich aus jedoch eher Kontakt zu den Erziehern sucht und nur selten zu anderen Kindern der Gruppe aktiv Kontakt aufnimmt. Die Mutter berichtete zusätzlich, dass es ihr persönlich zunehmend schwerer falle, auf die Verhaltensprobleme Emmas angemessen zu reagieren. Aus diesem Grund wird Emmas Mutter seit sechs Monaten von einer Familienhelferin des Jugendamtes ein- bis zweimal pro Woche beraten und unterstützt.

4.3.2 Entwicklungsdiagnostik mit dem ET 6-6-R (Alter: 7;4 Jahre)

Zur Bestimmung des allgemeinen Entwicklungsstands wurde zunächst das *Grenzstein*[↑]*-Screening* aus dem ET 6-6-R durchgeführt. Aufgrund der deutlichen Entwicklungsverzögerungen wurde für den Screening-Einstieg in allen Entwicklungsbereichen der Alterszeitpunkt „18 Monate“ gewählt und die Grenzsteine entlang des Lebensalters so weit überprüft, bis Emma sie nicht mehr lösen konnte. Das Screening-Ergebnis veranschaulicht Abbildung 65.

In allen vier Entwicklungsbereichen wurden die Grenzsteine entlang des Lebensalters so lange getestet, bis Emma die Grenzsteine zweier aufeinanderfolgender Alterszeitpunkte nicht mehr lösen konnte. Dabei wurden folgende Ergebnisse dokumentiert:

- *Körpermotorik:* Emma löste die Grenzsteine von 18 bis 30 Monaten vollständig, der schwierigste gelöste Grenzstein war „Springt vom Boden ab, beide Füße in der Luft“ (T023). Die Grenzsteine für 36 Monate („Rennt mit Armschwung“; T024) und 42 Monate („Geht vier Kontakte Spitze-an-Hacke rückwärts“; T027) wurden nicht mehr erfüllt.
- *Handmotorik:* Es wurden die Grenzsteine von 18 bis 36 Monaten vollständig gelöst, der schwierigste erfüllte Grenzstein war „Öffnet und schließt Schraubverschluss, dreht Deckel in beide Richtungen“ (T061). Die Grenzsteine für 42 Monate („Nimmt und führt Würfel in präzisem Griff“; T064) sowie 48 Monate („Fädelt in 30 Sekunden drei Perlen auf“; T067) wurden nicht gekonnt.

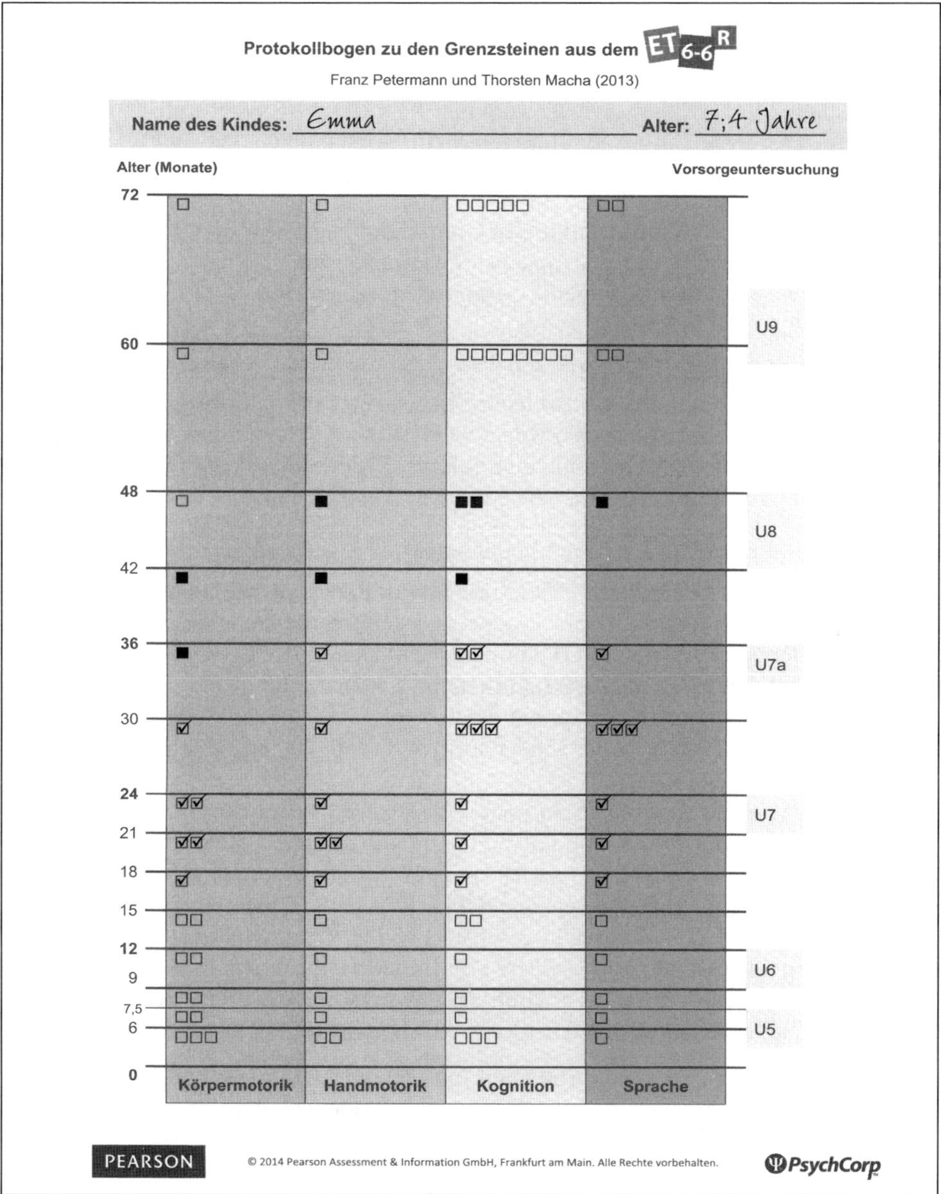

Abbildung 65: Screening-Ergebnis: Grenzstein-Profil von Emma (7;4 J.) mit Testung der Grenzsteine von 18 bis 48 Monaten.

Anmerkungen: ☑: überprüft und gekonnt; ■: überprüft und nicht gekonnt; □: nicht überprüft. Die Abbildung wurde mit dem Grenzstein-Protokollbogen des ET 6-6-R (Copyright © 2014 Pearson Assessment & Information GmbH, Frankfurt/M. Alle Rechte vorbehalten.) erstellt.

- *kognitive Entwicklung:* Es wurden alle Grenzsteine einschließlich der beiden Aufgaben für den Alterszeitpunkt 36 Monate („Puzzelt systematisch"; T090 und „Kategorisiert nach Form, Farbe und Größe (zwei Kategorien)"; T117) von Emma erfüllt. Die Grenzsteine für 42 Monate („Stapelt zehn Würfel zu einem stehenden Turm"; T094) sowie für 48 Monate („Löst 3-teiliges Puzzle in 60 Sekunden"; T092 und „Übernimmt räumliche Perspektive bei ausschließender Wahrnehmung"; T095) konnten von Emma nicht bewältigt werden.
- *Sprachentwicklung:* Emma erfüllte den Grenzstein für 36 Monate („Formuliert Drei-bis-Fünf-Wort-Sätze"; T151), der nächste Grenzstein für den Alterszeitpunkt 48 Monate („Verwendet zwei verschiedene Pronomen, (außer „ich")"; T152) wurde noch nicht erfüllt.

Mithilfe der Normtabelle 1 des ET 6-6-R (Petermann & Macha, 2015, S. 219–225) wird eine Schätzung vorgenommen, in welchem Lebensalter die schwierigsten von Emma noch gelösten Grenzstein-Aufgaben von etwa 50 % der Kinder aus der Normstichprobe gelöst wurden. Auf diese Weise kann eine *Schätzung der bereichsspezifischen Entwicklungsalter*† erfolgen. Für Aufgaben, bei denen der Alterszeitpunkt der 50. Perzentile nicht in den Normtabellen dokumentiert ist, wurde dieser Zeitpunkt anhand der charakteristischen Schwierigkeitsverläufe der Aufgaben des ET 6-6-R geschätzt:

- Der Grenzstein der *Körpermotorik* („Springt vom Boden ab, beide Füße in der Luft") entspricht der Testaufgabe T023, dieser Grenzstein wurde ungefähr mit 24 Monaten von 50 % der Kinder absolviert (Petermann & Macha, 2015, S. 219).
- Der Grenzstein zur *Handmotorik* („Öffnet und schließt Schraubverschluss, dreht Deckel in beide Richtungen") entspricht der Testaufgabe T061 und wurde ungefähr mit 21 bis 24 Monaten von 50 % der Kinder absolviert (Petermann & Macha, 2015, S. 220; Zeitpunkt geschätzt).
- Die Grenzsteine der *kognitiven Entwicklung* („Puzzelt systematisch" und „Kategorisiert nach zwei Dimensionen") entsprechen den Aufgaben T090 und T117. Diese Grenzsteine wurden ungefähr mit 20 Monaten (T090; Petermann & Macha, 2015, S. 221; Zeitpunkt geschätzt) sowie ungefähr mit 21 bis 24 Monaten (T117; Petermann & Macha, 2015, S. 222, Zeitpunkt geschätzt) von 50 % der Kinder absolviert.
- Der Grenzstein der *Sprachentwicklung* („Formuliert Drei-bis-Fünf-Wort-Sätze") entspricht der Aufgabe T151. Dieser Grenzstein wurde mit etwa 24 bis 30 Monaten von 50 % der Kinder absolviert (Petermann & Macha, 2015, S. 223).

Insgesamt wurde für Emma somit in allen Entwicklungsbereichen anhand des Grenzstein-Screenings ein *Entwicklungsalter*† von etwa 24 Monaten geschätzt. Auf der Grundlage dieses Werts lässt sich ein *klassischer Entwicklungsquotient*† von

$$EQ_{(\text{klassisch})} = \frac{EA}{LA} \times 100 = \frac{24 \text{ Monate}}{88 \text{ Monate}} \times 100 = 27$$

bestimmen. Dieser Entwicklungsquotient von 27 fällt geringer aus als die Einschätzungen zu früheren Untersuchungszeitpunkten anhand der klinischen Beobachtungen. Dies könnte auf ein Anwachsen des Entwicklungsrückstands† Emmas im Vergleich zu Gleichaltrigen zurückzuführen sein.

Mit den ergänzend durchgeführten Coloured Progressive Matrices (CPM; Bulheller & Häcker, 2002) wurden in sprachfreier Testung spezifische Teilkomponenten (Informationsverarbeitung, schlussfolgerndes Denken) der allgemeinen Intelligenz überprüft. Emma konnte drei Aufgaben lösen, das Ergebnis ist unterhalb der ausgewiesenen Testnormen-Grenze ihrer Altersgruppe. Es liegt damit ein Prozentrang↑ unterhalb von eins und somit ein weit unterdurchschnittliches Ergebnis vor. Emmas Testergebnis (Rohwert = 3) entspräche in der Altersgruppe der 3;9 bis 4;2 Jahre alten Kinder einem Prozentrang↑ von 2. Dieses Testergebnis korrespondiert mit dem Screening-Befund zur kognitiven Entwicklung des ET 6-6-R: Die von Emma im CPM erbrachte Leistung kann von Kindern durchschnittlich weit vor dem Erreichen des vollendeten vierten Lebensjahres erbracht werden.

Nachdem in der vorangegangenen testdiagnostischen Sequenz das Vorhandensein und das Ausmaß der Entwicklungsverzögerungen Emmas dokumentiert wurden, wurde zusätzlich eine umfassende Entwicklungsdiagnostik mit einer vollständigen Durchführung des ET 6-6-R an einem weiteren Termin veranlasst. Hierbei richtete sich die diagnostische Fragestellung nun nicht mehr auf die Entwicklungsdefizite, sondern auf die Ressourcen Emmas. Um Anknüpfungspunkte für die gezielte Förderung aufzuzeigen, wurde der ET 6-6-R für die Altersgruppe *„21 bis 24 Monate“* vollständig absolviert. Die Auswahl dieser Altersgruppe orientiert sich am *geschätzten Entwicklungsalter*↑ und umfasst deshalb zahlreiche Aufgaben, von denen zu erwarten ist, dass sie von Emma noch gelöst werden können. Abbildung 66 zeigt Emmas Entwicklungsprofil↑, das sie im Alter von 7;4 Jahren in der Altersgruppe „21 bis 24 Monate“ erzielte. Die Untersucherin bewertete dabei gemäß der Kriterien des ET 6-6-R

- Emmas *Motivation* sowie die *soziale Interaktion* als „unproblematisch“,
- ihre *Konzentration/Aufmerksamkeit* sowie ihr *Sprachverständnis* als „leicht beeinträchtigt“ sowie
- Emmas *Motorik und Tonus* als „problematisch“.

Es lassen sich die wichtigsten Ergebnisse des ET 6-6-R wie folgt zusammenfassen:

- *Körpermotorik:* Emma erzielte einen EQ-Wert↑ von 10 (PR↑ 50,0). Das Testergebnis liegt im unauffälligen Bereich dieser Altersgruppe (21 bis 24 Monate).
- *Handmotorik:* Emma erzielte in dieser Skala einen EQ-Wert von 11 (PR 63,1). Das Testergebnis liegt im unauffälligen Bereich dieser Altersgruppe (21 bis 24 Monate).
- *kognitive Entwicklung:* Emma erzielte in dieser Skala einen EQ-Wert von 14 (PR 90,9). Das Testergebnis liegt im unauffälligen Bereich dieser Altersgruppe (21 bis 24 Monate).
- *Sprachentwicklung:* Emma erzielte in dieser Skala einen EQ-Wert von 14 (PR 90,9). Das Testergebnis liegt im unauffälligen Bereich dieser Altersgruppe (21 bis 24 Monate).
- *sozial-emotionale Entwicklung* (Elternauskunft): Emma erzielte in dieser Skala einen EQ-Wert von 7 (PR 15,9). Das Testergebnis liegt im Risikobereich dieser Altersgruppe (21 bis 24 Monate).

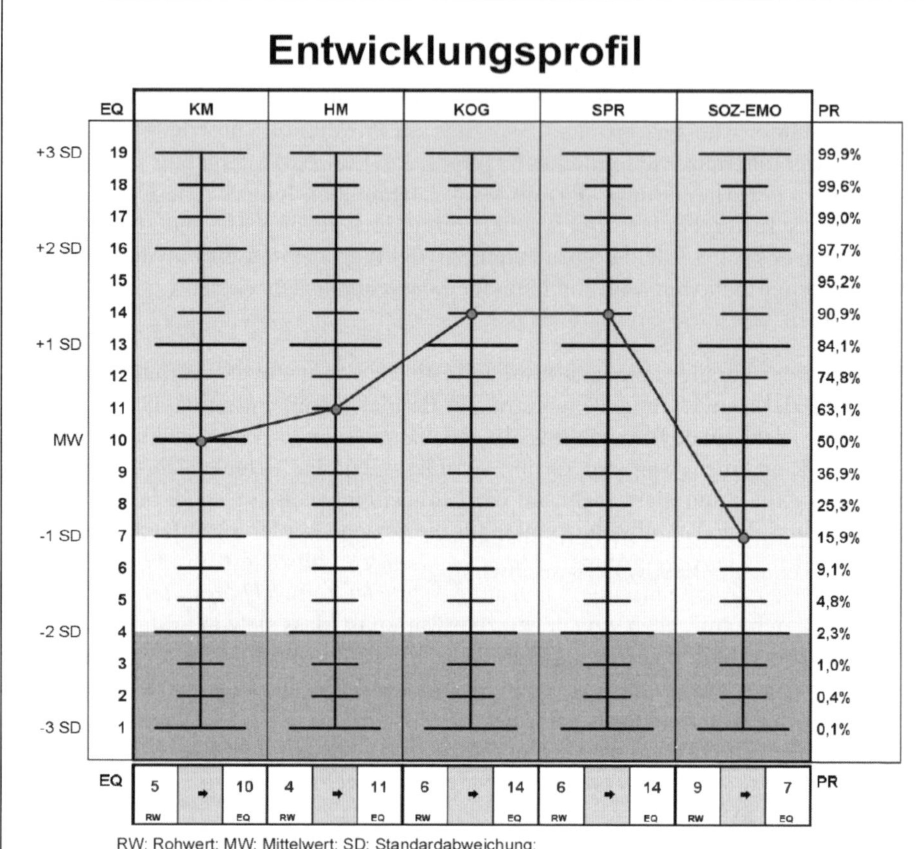

EQ: Entwicklungsquotient; PR: Prozentrang;

KM: Körpermotorik; HM: Handmotorik; KOG: Kognitive Entwicklung;
SPR: Sprache; SOZ-EMO: Sozial-emotionale Entwicklung.

Achtung: Es wurde eine nicht alterskonforme Testung (Version: 21–24 Monate) durchgeführt. Die ausgegebenen Normwerte und verbalen Interpretationen beziehen sich auf Kinder des Alters 21–24 Monate und nicht auf das tatsächliche Alter des Kindes.

Abbildung 66: Entwicklungsprofil von Emma (7;4 J.), ermittelt für Kinder der Altersgruppe von 21 bis 24 Monaten.

Anmerkung: Die Abbildung wurde mit der Auswertungssoftware zum ET 6-6-R (Copyright © 2013 Pearson Assessment & Information GmbH, Frankfurt/M. Alle Rechte vorbehalten.) erstellt.

Analyse kritischer Differenzen↑ im Entwicklungsprofil. Den geringsten Entwicklungsquotienten↑ erzielte Emma auf der Skala der sozial-emotionalen Entwicklung (EQ=7), die höchsten Entwicklungsquotienten erzielte sie auf den Skalen der kognitiven Entwicklung und Sprachentwicklung (jeweils EQ = 14). Die maximale Differenz der EQ-Werte in Emmas Entwicklungsprofil beträgt somit 7 EQ-Punkte, es liegt ein *heterogenes Entwicklungsprofil* vor. Die maximale Differenz der von der Untersucherin direkt getesteten Ergebnisse beträgt dabei lediglich 4 EQ-Punkte (Körpermotorik: EQ = 10; kognitive Entwicklung und Sprachentwicklung: EQ = 14), diese Ergebnisse sind für sich als homogen (keine deutlichen Profilschwankungen) zu interpretieren. Der deutlichste Ausschlag im Entwicklungsprofil in den unteren Leistungsbereich liegt bei der über die Mutter eingeschätzten sozial-emotionalen Entwicklung vor, was die von der Mutter, den Erziehern und Therapeuten im Rahmen der Anamnese berichteten sowie konkret beobachteten Verhaltensprobleme Emmas plausibel erklärt.

Grenzsteine[↑]**.** Sämtliche in der Altersgruppe überprüften Grenzsteine, sowohl für den Alterszeitpunkt „21 Monate" als auch für den Alterszeitpunkt „24 Monate", wurden von Emma (7;4 J.) absolviert.

Qualitative Analyse. In der *Körpermotorik* zeigte Emma mehrere Leistungen im Stehen (vgl. Abb. 67) sowie bereits das Rennen ohne Armschwung (T021). Nicht erfüllen konnte sie das Rückwärtsgehen (T018), das balancierte Anheben eines Fußes im Stand (T022) sowie das Rennen mit aktivem Armschwung (T024).

Aufgaben		P_i	KM	HM	KOG	SPR	Nein
Stehen							
16. Hebt Gegenstand auf (T017).	*G-21-KM	0.95	☑				☐
17. Geht drei Kontakte rückwärts (T018).		0.62	☐				☑
18. Dreht sich im Stand um (T019).	**G-24-KM	0.86	☑				☐
19. Schießt einen Ball (T020).	**G-24-KM	0.89	☑				☐
20. Rennt ohne Armschwung (T021).	*G-21-KM	0.95	☑				☐
21. Hebt einen Fuß, freihändig (T022).		0.35	☐				☑
22. Springt vom Boden ab (T023).		0.42	☑				☐
23. Rennt, mit Armschwung (T024).		0.4	☐				☑

Abbildung 67: Erfüllte und nicht erfüllte Testaufgaben von Emma (7;4 J.) in der *Körpermotorik*, ermittelt für Kinder in der Altersgruppe von 21 bis 24 Monaten.

Anmerkungen: P_i = Aufgabenschwierigkeit[↑]; KM = Körpermotorik; HM = Handmotorik; KOG = kognitive Entwicklung; SPR = Sprachentwicklung. Die Abbildung wurde mit der Auswertungssoftware zum ET 6-6-R (Copyright © 2013 Pearson Assessment & Information GmbH, Frankfurt/M. Alle Rechte vorbehalten.) erstellt.

In der *Handmotorik* (vgl. Abb. 68) konnte Emma bereits einen Stift aufnehmen und auf dem Papier kritzeln (T055), jedoch ohne den Stift im vorderen Bereich (T056) und mit den Fingerspitzen (T060) aufzunehmen. Es gelang ihr jedoch, andere Gegenstände mit den Fingerspitzen aufzunehmen und an vorgesehenen Orten zu platzieren (T058, T059), außerdem konnte sie mit einem Stab ein entfernt platziertes Spielzeug erreichen (T057).

Aufgaben		P_i	KM	HM	KOG	SPR	Nein
Sitzen							
1. Ergreift Stift und malt (T055).	**G-24-...	0.95		☑			☐
2. Ergreift Stift im vorderen Bereich (T056).		0.38		☐			☑
3. Benutzt Stab, um ein Spielzeug zu erreichen (T057).		0.66		☑			☐
4. Steckt mit den Fingerspitzen einen Würfel von oben in die Flasche (T058).	*G-21-HM	0.97		☑			☐
5. Steckt beide Zylinder in den Lochblock (T059).	**G-24-...	0.99		☑			☐
6. Ergreift Stift mit den Fingerspitzen (T060).		0.35		☐			☑

Abbildung 68: Erfüllte und nicht erfüllte Testaufgaben von Emma (7;4 J.) in der *Handmotorik*, ermittelt für Kinder in der Altersgruppe von 21 bis 24 Monaten.

Anmerkungen: P_i = Aufgabenschwierigkeit[†]; KM = Körpermotorik; HM = Handmotorik; KOG = kognitive Entwicklung; SPR = Sprachentwicklung. Die Abbildung wurde mit der Auswertungssoftware zum ET 6-6-R (Copyright © 2013 Pearson Assessment & Information GmbH, Frankfurt/M. Alle Rechte vorbehalten.) erstellt.

In der *kognitiven Entwicklung* (vgl. Abb. 69) zeigte Emma, dass sie das Inhalt-Behälter-Spiel spielt (T086) und auch drei Gegenstände an sich bringen und halten kann (T088). Weiter konnte sie Gegenstände stapeln (T087) und aneinanderreihen (T089) sowie das zweiteilige Puzzle zusammenfügen (T091). Das dreiteilige Puzzle löste Emma noch nicht, jedoch zeigte sie die Strategie des systematischen Ausprobierens (T090); hierbei zeigte sie nur geringe Ausdauer und Motivation und brach diese Aufgabe nach etwa 30 Sekunden ab. Dies stützt die bereits bei der testpsychologischen Untersuchung im Alter von 6;8 Jahren beobachteten Probleme im Bereich der räumlichen Leistungen.

Aufgaben		P_i	KM	HM	KOG	SPR	Nein
7. Legt einen Würfel in ein Gefäß und bringt ihn wieder heraus (T086).	*G-21-K...	0.96			☑		☐
8. Stapelt drei Würfel aufeinander (T087).	**G-24-...	0.9			☑		☐
9. Behält drei Gegenstände an sich (T088).		0.76			☑		☐
10. Reiht Gegenstände aneinander (T089).		0.72			☑		☐
11. Puzzelt systematisch (T090).		0.7			☑		☐
12. Löst zweiteiliges Puzzle in 30 Sekunden (T091).		0.59			☑		☐
13. Löst dreiteiliges Puzzle in 60 Sekunden (T092).		0.15			☐		☑

Abbildung 69: Erfüllte und nicht erfüllte Testaufgaben von Emma (7;4 J.) in der *kognitiven Entwicklung*, ermittelt für Kinder in der Altersgruppe von 21 bis 24 Monaten.

Anmerkungen: P_i = Aufgabenschwierigkeit[†]; KM = Körpermotorik; HM = Handmotorik; KOG = kognitive Entwicklung; SPR = Sprachentwicklung. Die Abbildung wurde mit der Auswertungssoftware zum ET 6-6-R (Copyright © 2013 Pearson Assessment & Information GmbH, Frankfurt/M. Alle Rechte vorbehalten.) erstellt.

In der *Sprachentwicklung* (vgl. Abb. 70) konnte Emma von der Untersucherin zuvor benannte Gegenstände im Raum (T148) und auf Bildern (T150) zeigen. Einer Zwei-Schritt-Anweisung konnte sie nur teilweise folgen (T145, T146). Emma produzierte Ein-Wort-, Zwei-Wort- sowie mehrere Drei-bis-Fünf-Wort-Äußerungen, letztere jedoch bei Verletzung grammatischer Strukturen und überwiegend undeutlich artikuliert.

Aufgaben		P_i	KM	HM	KOG	SPR	Nein
14. Zeigt auf Objekte im Raum (T148). 0. "...[die Begleitperson]?" (Übungsbeispiel) 1. "...die Tür?" 3. "...der Stuhl?" 2. "...das Fenster?" 4. "...der Tisch?"		0.58				☑	☐
15. Zeigt auf Objekte auf Bildern (T150). 1. "...die Banane?" 4. "...der Hund?" 2. "...der Schuh?" 5. "...die Katze?" 3. "...die Hose?" 6. "...das Auto?"		0.52				☑	☐
24. Befolgt verbale Zwei-Schritt-Anweisung ohne Zusatzhinweis teilweise (T145).	*G-21-SPR	0.89				☑	☐
25. Befolgt verbale Zwei-Schritt-Anweisung ohne Zusatzhinweis vollständig (T146).		0.6				☐	☑
26. Formuliert Ein-Wort-Sätze [E] (T147).	**G-24-...	0.88				☑	☐
27. Formuliert Zwei-Wort-Äußerungen (T149).		0.55				☑	☐
28. Formuliert Drei-bis-Fünf-Wort-Äußerungen (T151).		0.21				☑	☐

Abbildung 70: Erfüllte und nicht erfüllte Testaufgaben von Emma (7;4 J.) in der *Sprachentwicklung*, ermittelt für Kinder in der Altersgruppe von 21 bis 24 Monaten.

Anmerkungen: P_i = Aufgabenschwierigkeit†; KM = Körpermotorik; HM = Handmotorik; KOG = kognitive Entwicklung; SPR = Sprachentwicklung. Die Abbildung wurde mit der Auswertungssoftware zum ET 6-6-R (Copyright © 2013 Pearson Assessment & Information GmbH, Frankfurt/M. Alle Rechte vorbehalten.) erstellt.

In der *sozial-emotionalen Entwicklung* konnten mit dem Elternfragebogen des ET 6-6-R zahlreiche emotionale und Verhaltensprobleme Emmas erfasst werden. Insbesondere wird bei mehreren Fragen deutlich, dass Emma sowohl in Bezug auf die räumliche Nähe als auch auf die zeitliche Dauer einer Distanz oder Trennung sehr auf die Hauptbezugspersonen fixiert ist, während sie gleichzeitig für andere Personen, beispielsweise auch andere Kinder, eher geringes Interesse zeigt.

In allen vier getesteten Entwicklungsbereichen sowie über den Elternfragebogen konnten somit bereits erworbene sowie noch nicht erworbene Fertigkeiten von Emma abgebildet werden. Es liegen mit dem erzeugten Entwicklungsprofil† für alle Entwicklungsbereiche Orientierungspunkte für eine entwicklungsbezogene Förderung vor.

4.3.3 Maßnahmen und Empfehlungen

Aufgrund der Verhaltensprobleme Emmas und der eingetretenen Überforderung der Mutter wird ein zweiwöchiger stationärer Aufenthalt Emmas und ihrer Mutter in der Eltern-Kind-Station des Kinderzentrums veranlasst. In diesem Rahmen können die bestehenden Schwierigkeiten in der Arbeitshaltung und Anstrengungsbereitschaft Emmas differentialdiagnostisch abgeklärt werden und der Mutter störungsspezifische Erziehungsstrategien vermittelt werden. Die Mutter zeigt sich einverstanden und hierfür gut motiviert.

Emmas Entwicklungsstand sowie die bestehenden Verhaltensprobleme legen dar, dass sie in einer Regelschule nicht bzw. nicht ausreichend gefördert werden kann. Aufgrund der regionalen schulrechtlichen Bestimmungen wird Emma deshalb im Alter von 7;6 Jahren in eine Förderschule mit dem Förderschwerpunkt Geistige Entwicklung eingeschult. Dort lernt Emma in einer kleinen Gruppe von acht bis zehn Kindern, betreut von drei Lehrkräften bzw. Integrationspädagogen. In dieser Schule hat Emma bereits zwei Probe-Schultage absolviert, wobei sie sich unauffällig und aufgeschlossen zeigte. Nach einer Eingewöhnungsphase, in der Emma sich in die Klassengemeinschaft integrieren und mit den neuen Anforderungen vertraut machen kann, ist gegebenenfalls über ergänzenden Förder- und Therapiebedarf zu beraten.

Anhang

Literatur

Allman, C. & Scott, R. B. (2013). Neuropsychological sequelae following pediatric stroke: A nonlinear model of age at lesion effects. *Child Neuropsychology, 19,* 97–107. http://doi.org/10.1080/09297049.2011.639756

Arbeitsgruppe Deutsche Child Behavior Checklist (1998). *Elternfragebogen über das Verhalten von Kindern und Jugendlichen; deutsche Bearbeitung der Child Behavior Checklist (CBCL/4-18). Einführung und Anleitung zur Handauswertung mit deutschen Normen, bearbeitet von M. Döpfner, J. Plück, S. Bölte, K. Lenz, P. Melchers & K. Heim* (2. Aufl.). Köln: Arbeitsgruppe Kinder-, Jugend- und Familiendiagnostik (KJFD).

Bulheller, S. & Häcker, H. O. (Hrsg.). (2002). *Coloured Progressive Matrices. Raven's Progressive Matrices und Vocabulary Scales.* Frankfurt/M.: Pearson Assessment.

Deutsches Institut für medizinische Dokumentation und Information (Hrsg.). (2014). *Internationale statistische Klassifikation der Krankheiten und verwandter Gesundheitsprobleme, 10. Revision; German Modification (ICD-10-GM; Version 2015).* Köln: Deutscher Ärzte-Verlag.

Dilling, H., Mombour, W. & Schmidt, M. H. (Hrsg.). (2013). *Internationale Klassifikation psychischer Störungen. ICD-10 Kapitel V (F). Klinisch-diagnostische Leitlinien* (9., überarb. Aufl.). Bern: Huber.

Esser, G. & Wyschkon, A. (2012). *Basisdiagnostik Umschriebener Entwicklungsstörungen im Vorschulalter – Version II (BUEVA-II).* Göttingen: Hogrefe.

Grimm, H. (2010). *Sprachentwicklungstest für drei- bis fünfjährige Kinder (SETK 3-5)* (2., überarb. Aufl.). Göttingen: Hogrefe.

Hasmann, R., Pietzsch, T., Dörr, A., Del Fabro, N. & Hampel, O. (2015). Verhaltenstherapie in der Frühförderung. In F. Petermann (Hrsg.), *Kinderverhaltenstherapie. Grundlagen und Anwendungen* (5. überarb. u. erg. Aufl., S. 109–135). Baltmannsweiler: Schneider Verlag Hohengehren.

Hellbrügge, T. (Hrsg.). (1994). *Münchener Funktionelle Entwicklungsdiagnostik (MFED). Zweites und drittes Lebensjahr* (4. korr. u. erw. Aufl.). München: Deutsche Akademie für Entwicklungsrehabilitation.

Lenhard, W. & Lenhard, A. (2013). *Auswertungsprogramm zum ET 6-6-R.* Frankfurt/M.: Pearson Assessment.

Lidzba, K., Staudt, M., Wilke, M. & Krägeloh-Mann, I. (2006). Visuospatial deficits in patients with early left-hemispheric lesions and functional reorganization of language: Consequence of lesion or reorganization? *Neuropsychologia, 44,* 1088–1094. http://doi.org/10.1016/j.neuropsychologia.2005.10.022

Macha, T. & Petermann, F. (2013). Objektivität von Entwicklungstests. Zur Standardisierung der entwicklungsdiagnostischen Befunderhebung. *Diagnostica, 59,* 183–191. http://doi.org/10.1026/0012-1924/a000094

Macha, T., Daseking, M. & Petermann, F. (2008). Wie stark verzerren sprachgebundene Leistungstests die Leistungen sprachbeeinträchtigter Vorschulkinder? *Ergotherapie und Rehabilitation, 47,* 10–16.

Macha, T., Proske, A. & Petermann, F. (2005). Validität von Entwicklungstests. *Kindheit und Entwicklung, 14,* 150–162. http://doi.org/10.1026/0942-5403.14.3.150

Melchers, P. & Preuß, U. (Hrsg.). (2009). *Kaufman Assessment Battery for Children, Deutsche Version* (8., unveränd. Aufl.). Frankfurt/M.: Pearson Assessment.

Petermann, F. (Hrsg.). (2014). *Wechsler Nonverbal Scale of Ability (WNV) – Deutsche Bearbeitung.* Frankfurt/M.: Pearson Assessment.

Petermann, F. & Macha, T. (2013). *Entwicklungstest für Kinder von sechs Monaten bis sechs Jahren – Revision (ET 6-6-R).* Frankfurt/M.: Pearson Assessment.

Petermann, F. & Macha, T. (2015). *Entwicklungstest für Kinder von sechs Monaten bis sechs Jahren – Revision (ET 6-6-R). Manual* (2., korr. Aufl.). Frankfurt/M.: Pearson Assessment.

Remschmidt, H., Schmidt, M. H. & Poustka, F. (2012). *Multiaxiales Klassifikationsschema für psychische Störungen des Kindes- und Jugendalters nach ICD-10 der WHO. Mit einem synoptischen Vergleich von ICD-10 und DSM-IV* (6., korr. Aufl.). Bern: Huber.

Tellegen, P. J., Laros, J. A. & Petermann, F. (2007). *Non-verbaler Intelligenztest SON-R 2½-7.* Göttingen: Hogrefe.

Vojta, V. & Peters, A. (2007). *Das Vojta-Prinzip* (3., vollst. überarb. Aufl.). Heidelberg: Springer.

Testverzeichnis

BUEVA-II	Basisdiagnostik Umschriebener Entwicklungsstörungen im Vorschulalter – Version II (Esser & Wyschkon, 2012)
CBCL/4-18	Elternfragebogen über das Verhalten von Kindern und Jugendlichen (Arbeitsgruppe Deutsche Child Behavior Checklist, 1998)
CPM	Coloured Progressive Matrices (deutsche Version: Bulheller & Häcker, 2002)
ET 6-6-R	Entwicklungstest für Kinder von sechs Monaten bis sechs Jahren – Revision (Petermann & Macha, 2013)
K-ABC	Kaufman Assessment Battery for Children (deutsche Version: Melchers & Preuß, 2009)
MFED	Münchener Funktionelle Entwicklungsdiagnostik (Hellbrügge, 1994)
SETK 3-5	Sprachentwicklungstest für drei- bis fünfjährige Kinder (Grimm, 2010)
SON-R 2½-7	Snijders-Oomen Non-verbaler Intelligenztest (Tellegen, Laros & Petermann, 2007)
WNV	Wechsler Nonverbal Scale of Ability (deutsche Version: Petermann, 2014)

Glossar

Allgemeiner Entwicklungstest. Test, der die Entwicklung eines Kindes in großer inhaltlicher Bandbreite erfasst. Grundsätzlich werden die Körper- und Handmotorik, die kognitive Entwicklung und Sprachentwicklung sowie die sozial-emotionale Entwicklung eines Kindes erfasst. Einige Tests greifen zusätzlich noch weitere Bereiche wie beispielsweise Lernen, Gedächtnis, Visuomotorik oder Wahrnehmung auf.

Alterskorrektur. s. Lebensalter, korrigiertes

Anfälle, epileptisch. Krampfartige Zustände infolge synchroner Entladungstätigkeit von Nervengruppen im Gehirn (Epilepsie). Die auffällige Hirnaktivität kann auf kleine Regionen beschränkt (fokal) oder weiträumiger (generalisiert) erfolgen. Die Symptome reichen von leichten, wenige Sekunden dauernden kognitiven Abwesenheitszuständen (Absencen) bis hin zu schweren, mehrminütigen Krampfanfällen mit ausgeprägten Bewusstseinsstörungen.

Anpassungsstörung, respiratorische. Nachgeburtliche Komplikation, bei der die Aufnahme der regulären Atmung des Neugeborenen beeinträchtigt ist. Dies kann sich beispielsweise als Atemnotsyndrom, aber auch als gesteigerte Atemfrequenz (Tachypnoe[↑]) darstellen.

Antiepileptikum. Arzneimittel zur Behandlung oder Verhinderung epileptischer Anfälle[↑].

APGAR. Der APGAR-Wert wurde 1952 von der amerikanische Ärztin Virginia Apgar eingeführt und stellt ein international verbreitetes System zur Beurteilung des Zustands Neugeborener dar. Der APGAR-Wert wird in Deutschland typischerweise von der Geburtshelferin erhoben und zumeist eine, fünf sowie zehn Minuten nach der Geburt dokumentiert. Die einzelnen Buchstaben beschreiben die Bereiche Atmung, Puls (Herzaktivität), Grundtonus (und Muskelaktivität), Aussehen (Haut) und Reflexe, die jeweils mit null („Merkmal nicht vorhanden"), einem („Merkmal nicht ausgeprägt") oder zwei Punkten („Merkmal gut vorhanden") bewertet werden. Eine typische APGAR-Bewertung wird beispielsweise „APGAR 9/10/10" notiert, wobei ein APGAR unter fünf Punkten als akut lebensgefährdend gilt.

atopisches Ekzem. s. Ekzem, atopisches

Aufgabenschwierigkeit (Abk.: P_i). Maß zur objektiven Beschreibung der Lösungshäufigkeit einer Aufgabe zu einem Alterszeitpunkt oder in einem Altersintervall. Eine Aufgabenschwierigkeit von beispielsweise $P_i = .72$ im Altersintervall 18 bis 21 Monate bedeutet, dass in diesem Altersintervall 72 Prozent aller Kinder der Referenzstichprobe die Aufgabe lösen konnten. Dabei steht der Schwierigkeits-Index P_i im umgekehrten

Verhältnis zur faktischen Schwierigkeit einer Aufgabe: Je größer der Prozentsatz der Kinder, welche die Aufgabe lösen konnten, desto faktisch leichter ist die Aufgabe.

BERA. Brainstem Evoked Response Audiometry; s. Hirnstammpotenziale, akustisch evozierte

BMI. s. Body-Mass-Index

Body-Mass-Index (Abk.: BMI). Dieses Maß beschreibt das Verhältnis des Körpergewichts zur Körpergröße und hängt eng mit dem Körperfettanteil zusammen. Für Kinder und Jugendliche gelten andere Interpretationsregeln als für Erwachsene, weil sich im Laufe des Wachstums das Verhältnis von Größe zu Gewicht ständig verändert. Die Interpretation erfolgt grundsätzlich geschlechtsspezifisch.

Breitband-(Entwicklungs-)Diagnostikum. s. Allgemeiner Entwicklungstest

Differenzen, kritische. Entscheidungsregeln, wonach ab einem bestimmten Ausmaß an Unterschieden zwischen verschiedenen Testergebnissen oder Subtestergebnissen das Vorliegen dieser Differenzen als auffällig im Sinne einer seltenen oder abnormen Heterogenität bewertet wird.

Dysgrammatismus. Störung der Sprachentwicklung, bei der die Fähigkeiten der Wortbeugung sowie der Satzbildung deutlich hinter den altersentsprechenden Leistungen zurückbleiben.

dystroph, Dystrophie. In mangelndem Ernährungszustand; degeneratives Wachstum.

EEG. s. Elektroenzephalografie

Ekzem, atopisches. (auch Neurodermitis). Chronische, nicht ansteckende Hauterkrankung. Es entwickeln sich rote, schuppende und gelegentlich nässende Stellen auf der Haut, was zumeist von starkem Juckreiz begleitet ist.

Elektroenzephalografie (Abk.: EEG). Methode zur Messung der elektrischen Aktivität des Gehirns, bei der die Hirnaktivität anhand von zeitlichen Spannungsschwankungen an der Kopfoberfläche mit Elektroden erfasst wird. Die grafische Darstellung der erzielten Ergebnisse nennt man Elektroenzephalogramm.

Entwicklungsalter. Maß zur Darstellung eines Entwicklungsstandes↑, das sich an den Leistungen eines Kindes orientiert und an den Alterszeitpunkten, zu denen diese typischerweise (durchschnittlich) erworben werden. Das Vorgehen zur Berechnung eines Entwicklungsalters erfolgt oft anhand von Entwicklungssequenzen↑, die grob vereinfachend sind. Somit sind Entwicklungsalter oft recht ungenau und nur sehr eingeschränkt prognostisch valide.

Entwicklungsfolge. s. Entwicklungssequenz

Entwicklungsprofil. Form der Darstellung eines Entwicklungsstands↑, bei der die Leistungen in mehreren Entwicklungsbereichen (z. B. Motorik, Kognition, Sprache) gegenübergestellt werden, sodass individuelle Stärken und Schwächen auf einen Blick erfasst werden können.

Entwicklungsquotient (Abk.: EQ, auch EQ-Wert). Maß zur Beschreibung eines Entwicklungsstands↑. Der klassische Entwicklungsquotient setzt das Entwicklungsalter↑ (EA) zum Lebensalter (LA) eines Kindes ins Verhältnis und multipliziert diesen Wert mit 100 (EQ = EA / LA × 100). Hierbei erfolgt eine längsschnittliche↑ Orientierung an einer hypothetischen Entwicklungsabfolge, die häufig nicht ausreichend empirisch belegt ist. Aus diesem Grund stehen klassische Entwicklungsquotienten vielfach in der Kritik. Ein Wert größer als 100 beschreibt einen Entwicklungsvorsprung, ein Wert kleiner als 100 einen Entwicklungsrückstand↑ gegenüber dem Altersdurchschnitt. Moderne Testverfahren liefern häufig Entwicklungsquotienten als Standardwerte↑. Bei modernen Entwicklungsquotienten erfolgt eine querschnittliche↑ Orientierung an einer historisch aktuellen Referenz-Stichprobe (Norm-Stichprobe).

Entwicklungsrückstand. Berechnet sich typischerweise aus der Differenz aus Lebensalter und Entwicklungsalter↑, z. B. bei einem Lebensalter von 4 Jahren und einem Entwicklungsalter von 2,5 Jahren liegt ein Entwicklungsrückstand von 1,5 Jahren vor. Auch deutliche Leistungsabweichungen vom Altersdurchschnitt nach unten in einem Entwicklungstest werden als Entwicklungsrückstände interpretiert.

Entwicklungs-Screening. Kurztest, der eine Klassifikation in „entwicklungsauffällig“ oder „entwicklungsunauffällig“ ermöglicht, ohne die Testleistung weiter zu differenzieren. Ermöglicht eine rasche Identifikation deutlich entwicklungsverzögerter Kinder. Die Qualität eines Screenings wird durch seine Sensitivität↑ und Spezifität↑ beschrieben.

Entwicklungssequenz. Reihenfolge einzelner Entwicklungsschritte, bei der vorausgehende Schritte notwendige Voraussetzungen für nachfolgende Schritte darstellen. Die Tatsache, dass ein Entwicklungsschritt durchschnittlich früher absolviert wird als ein anderer Entwicklungsschritt ist noch nicht ausreichend, um von einer Entwicklungssequenz zu sprechen. Hierfür muss ein grundsätzlicher inhaltlicher, linearer Bezug der beiden Entwicklungsschritte im Sinne einer zeitlich geordneten Ursache-Wirkungs-Beziehung zueinander bestehen.

Entwicklungsstand. Aussage zur aktuellen Position eines Kindes auf dem Entwicklungskontinuum. Testverfahren bilden den Entwicklungsstand entweder längsschnittlich↑, das heißt für den Entwicklungsverlauf (z. B. als Entwicklungsalter↑) oder querschnittlich↑, das heißt im Vergleich zu gleichaltrigen Kindern durch die Verwendung von Standardwerten↑ (z. B. als Entwicklungsquotienten↑), ab.

Entwicklungs-Stufenleiter. Testform, bei der Kinder entlang eines angenommenen Entwicklungskontinuums nach definierten Einstiegs- und Abbruchregeln „entlanggetestet“ werden. Stufenleitern liegen zumeist keine empirischen Entwicklungssequenzen↑ zugrunde, vielmehr orientieren sie sich bei jeder Stufe an Durchschnittswerten großer Stichproben, ohne dass grundsätzlich eine Entwicklungsabfolge der einzelnen Stufen angenommen werden kann.

Entwicklungstest. Leistungstest, der Aussagen zum Entwicklungsstand↑ eines Kindes ermöglicht. Entwicklungstests werden aus entwicklungssensitiven Testaufgaben konstruiert, die zu klinisch aussagekräftigen Skalen (Entwicklungsbereichen) gruppiert werden.

Entwicklungs-Testbatterie. Testform, bei der die Kinder homogene Untertests absolvieren. Jeder Untertest weist inhaltlich ähnliche Aufgaben auf, die nach Bestimmung eines Einstiegspunktes in kontinuierlich steigender Schwierigkeit vorgegeben werden. Sobald ein Kind die Aufgaben nicht mehr lösen kann, erfolgt der Abbruch des Untertests. Entwicklungs-Testbatterien überprüfen nur einige ausgesuchte Leistungen eines Kindes, sie lassen sich jedoch auf Untertest-Ebene sehr reliabel konstruieren.

epileptische Anfälle. s. Anfälle, epileptisch

EQ. s. Entwicklungsquotient

Erinnerungseffekte. Einflüsse, die ein Testergebnis nach wiederholter Testung mit einem bestimmten Test verzerren können. Erinnerungseffekte liegen beispielsweise vor, wenn ein Kind sich an Testmaterialien, Aufgabentypen, konkrete Testaufgaben oder Bemerkungen und Hinweise des Untersuchers erinnern kann und deshalb bei einer wiederholten Testung nicht mit den gleichen Voraussetzungen in die Untersuchung geht wie bei der ersten Testung. Um Erinnerungseffekte gering zu halten, ist bei wiederholter Anwendung eines Verfahrens darauf zu achten, dass sie in ausreichendem zeitlichen Abstand erfolgt, im Vorschulalter beispielsweise frühestens nach einem halben bis einem Jahr. Außerdem sollten Untersucher darauf achten, bei einer Ersttestung möglichst keine erklärenden Hinweise zu Aufgabenlösungen oder Lösungsstrategien zu geben.

eutroph, Eutrophie. In gutem Ernährungszustand.

Fibrose, zystische. s. Mukoviszidose

Fötus (auch Fetus). Bezeichnung für die Frucht im Mutterleib nach der Ausbildung der Organe. Die Fetalphase beginnt etwa in der neunten Schwangerschaftswoche und endet mit der Geburt.

Frühgeborene, Frühgeburt. Kinder, die vor der vollendeten 37. Schwangerschaftswoche geboren wurden.

Frühgeborenen-Retinopathie. Netzhautschädigung bei Frühgeborenen↑ aufgrund erhöhter Sauerstoffgaben.

Fußorthese. Mechanisches Hilfsmittel zur Stabilisierung, Führung oder Korrektur des Fußes.

gelbes Kinder-Untersuchungsheft. (auch: gelbes Heft), s. Vorsorgeuntersuchungen, kinderärztliche

Grenzsteine. (auch Grenzsteine der Entwicklung). Prognostisch belastbare Leistungen und Fertigkeiten, die zu bestimmten Alterszeitpunkten erworben sein sollten, um von regelgerechter Entwicklung zu sprechen (z. B freies Gehen mit 18 Monaten). Grenzsteine markieren Spätest-Entwicklungszeitpunkte der normalen Entwicklung. Wird ein Grenzstein verpasst, so liegt bereits eine Entwicklungsverzögerung vor und es besteht das Risiko einer im weiteren Entwicklungsverlauf zunehmend abweichenden Entwicklung.

Gyrierung. Bildung der Gehirnwindungen (Sg.: Gyrus; Pl.: Gyri) im Verlauf der Hirnreifung.

Hemiparese. Auf eine Körperhälfte beschränkte, unvollständige Lähmung von Muskelgruppen oder einer Extremität. Ursachen können unterschiedliche Hirnschädigungen, beispielsweise Schlaganfälle, Hirnverletzungen, entzündliche Erkrankungen oder Tumoren sein.

Hirnstammpotenziale, akustisch evozierte. Verfahren zur Messung spezifischer Hörleistungen mit hoher Genauigkeit im Frequenzbereich von 1.000 bis 4.000 Hz. Nach einer Beschallung des Ohres mit Klicks (zumeist unter Sedierung des Patienten) werden mittels EEG↑ elektrische Potenziale von dem Ohr benachbarten Hirnregionen über die Kopfoberfläche abgeleitet.

Hirnventrikel. Hohlräume im Gehirn, die mit Hirnwasser gefüllt sind. Neben den paarig vorhandenen Seitenventrikeln in jeder Großhirnhälfte sind ein dritter Ventrikel im Zwischenhirn und ein vierter Ventrikel im Rautenhirn vorhanden. Bei Hirnverletzungen können Formveränderungen der Ventrikel eintreten.

Hör-Kim. s. Kim-Spiele

Hypertonie, hyperton. s. Muskelhypertonie

Hypothyreose. Mangelnde Versorgung des Körpers mit Schilddrüsenhormonen, zumeist in Form einer Schilddrüsen-Unterfunktion. Eine Hypothyreose kann angeboren oder erworben sein und kann bei Kindern zu umfassenden Entwicklungsverzögerungen führen.

Hypotonie, hypoton. s. Muskelhypotonie

IQ. s. Intelligenzquotient

Intelligenzquotient (Abk.: IQ). Die Bildung des Intelligenzquotienten legt den Mittelwert einer Normstichprobe mit dem IQ-Wert von 100 fest und skaliert den Bereich einer Standardabweichung mit 15 IQ-Punkten. Auf diese Weise sind Interpretationen wie unterdurchschnittlich (IQ < 85), durchschnittlich (85 ≤ IQ ≤ 115) und überdurchschnittlich (IQ > 115) möglich. Sehr geringe IQ-Werte (IQ < 70) werden als Intelligenzminderung oder intellektuelle Beeinträchtigung bezeichnet, sehr hohe IQ-Werte (IQ > 130) werden als Hochbegabung definiert.

Inventar. Testform, bei der das zu erfassende Merkmal in großer inhaltlicher Bandbreite abgebildet wird. Dadurch gelingt außerdem ein abwechslungsreicher Testverlauf.

ischämischer Schlaganfall. s. Schlaganfall, ischämischer

Kaiserschnitt. s. Sectio

Käseschmiere. (auch Fruchtschmiere). Ein weißlich-gelblicher, cremiger Überzug auf der Haut des Neugeborenen, der eine Schutzfunktion vor aggressiven Substanzen sowie bakteriellen Infektionen erfüllt. Ein Fehlen der Käseschmiere zum Zeitpunkt der Geburt ist bei sehr unreif geborenen Frühgeborenen↑ (< 28. SSW↑) sowie bei übertragenen Kindern zu verzeichnen.

Kernspintomografie. s. Magnetresonanztomografie

Kim-Spiele. Spiele, die gleichzeitig Wahrnehmungs- und Gedächtnisleistungen trainieren. Kim-Spiele sind insbesondere für die Sinnesqualitäten Sehen, Hören, Tasten, Schmecken und Riechen verbreitet.

kinästhetisch. Die Wahrnehmung von Bewegungen betreffend.

Konfundierung. Eine Ergebnisverzerrung, die durch Störeinflüsse verursacht wird. Eine Konfundierung kann beispielsweise vorliegen, wenn eine untersuchte Person eine Motorik-Aufgabe deswegen nicht löst, weil sie die sprachlich vermittelte Instruktion nicht versteht, obwohl sie die motorische Leistung grundsätzlich erbringen könnte.

korrigiertes Lebensalter. s. Lebensalter, korrigiertes

kritische Differenzen. s. Differenzen, kritische

längsschnittlich. Den zeitlichen Verlauf betrachtend, es werden Zustände mehrerer Erhebungszeitpunkte berücksichtigt bzw. verglichen. Bei einer längsschnittlichen Betrachtung eines Entwicklungsstands↑ erfolgt eine Orientierung anhand hypothetischer Entwicklungssequenzen↑ bzw. Entwicklungsfolgen (vgl. querschnittlich↑).

Lebensalter. Altersangabe, die sich auf den Geburtstermin des Kindes und das Datum zum Zeitpunkt der Altersbestimmung bezieht (vgl. Lebensalter, korrigiertes↑).

Lebensalter, korrigiertes. Altersangabe für Frühgeborene↑, für die das Ausmaß der Frühgeburt bei der Altersbestimmung berücksichtigt wird (Alterskorrektur). Wurde ein 24 Monate altes Kind (Lebensalter) um 3 Monate zu früh geboren, beträgt sein korrigiertes Lebensalter 21 Monate. Das korrigierte Lebensalter drückt den Reifestatus eines frühgeborenen Kindes besser aus als das Lebensalter; dies ist insbesondere für eine faire Entwicklungsüberprüfung von Säuglingen und Kleinkindern zu berücksichtigen. Mit zunehmendem Lebensalter kommt dem Reifungsrückstand immer weniger Bedeutung zu, sodass oft ab dem Vorschulalter keine Alterskorrektur mehr vorgenommen wird. Infolge einer Alterskorrektur sind mit ehemals frühgeborenen Kindern bei Entwicklungstests↑ häufig andere Aufgaben durchzuführen oder andere Normen zu verwenden, als wenn keine Alterskorrektur durchgeführt worden wäre.

Leistenhernie. (auch Leistenbruch). Austritt von Baucheingeweiden (Hernie) durch eine Öffnung (Bruchpforte) im Leistenkanal.

Lerneffekte. (auch: Erinnerungseffekte). Verzerrende Einflüsse auf ein Testergebnis, die dadurch entstehen, dass ein Kind bereits mit Testmaterial, Aufgabentypen oder sogar präzisen Testaufgaben vertraut ist. Hierdurch verlieren Testmaterialien oder Testaufgaben ihren Aussagewert, da sie nun kein zufälliges, repräsentatives Beispiel für einen thematischen Bereich mehr darstellen, sondern aufgrund des spezifischen Erfahrungshintergrunds des Kindes ihren objektiven Charakter verlieren. Um Lerneffekte zu reduzieren, sollten klinische Testverfahren nicht ohne begründeten Anlass durchgeführt werden. Außerdem sollte bei wiederholter Testung mit dem gleichen Verfahren der zeitliche Abstand ausreichend groß gewählt werden, beispielsweise im Vorschulalter mindestens ein halbes Jahr (vgl. auch Erinnerungseffekte↑).

Lungenreifeförderung. Bei zu erwartender Lungenunreife bei bevorstehender Frühgeburt erfolgt pränatal eine Medikamentengabe an die Mutter, wodurch die Lungenreifung des Fötus↑ angeregt wird.

Magnetresonanztomografie (Abk.: MRT). (auch Kernspintomografie). Bildgebendes Verfahren in der Medizin, mit dem die Struktur von Gewebe und die Funktion von Organen in Form von Schnittbildern dargestellt werden können.

Mediainfarkt. Häufige Form eines ischämischen Schlaganfalls↑, im Bereich der mittleren Hirnarterie (Arteria cerebri media) lokalisiert.

Mitbewegungen. (auch: Synkinese, Synkinesien). Unwillkürliche Bewegungen von nicht am eigentlichen Bewegungsablauf beteiligter Muskulatur. Mitbewegungen treten in der frühen Kindheit zunächst noch häufig aufgrund des frühen Reifestadiums des Nervensystems als normales Phänomen auf, später weisen sie oft auf neurologische Defekte (pathologische Mitbewegungen) hin. Häufig sind dann beispielsweise spiegelbildliche Bewegungen gegenüberliegender Extremitäten zu beobachten.

Mittelwert (Abk.: MW). Statistisches Maß zur Beschreibung einer Verteilung. Bei den Standardwerten↑ psychologischer Tests beschreibt der angegebene Mittelwert als arithmetisches Mittel die empirisch ermittelte durchschnittliche Testleistung.

MRT. s. Magnetresonanztomografie

Morbus Crohn. Entzündliche Darmerkrankung mit chronischem Verlauf. Typische Symptome sind Schmerzen, Durchfall, eventuell auch zusätzlich Fieber, Appetitlosigkeit, Übelkeit und Erbrechen sowie Gewichtsverlust.

Mukoviszidose. (auch zystische Fibrose). Angeborene Stoffwechselerkrankung, bei der mehrere Körpersekrete aufgrund eines reduzierten Wassergehalts zähflüssig sind. In der Folge kommt es dann zu organischen Funktionsstörungen, insbesondere auch der Lunge. Mukoviszidose ist bislang nicht heilbar und geht mit einer reduzierten Lebenserwartung einher. Betroffene Kinder zeigen häufig ein verlangsamtes Wachstum und eine verzögerte Entwicklung.

Muskelhypertonie. In Bezug auf die Muskulatur erhöhte Spannungszustände, welche die Ausführung motorischer Handlungen erschweren.

Muskelhypotonie. In Bezug auf die Muskulatur verringerte Spannungszustände, welche die Ausführung motorischer Handlungen erschweren.

MW. s. Mittelwert

Myelinisierung. Ausstattung der Nervenzellen mit Myelin (Marksubstanz). Die Myelinisierung erhöht insbesondere die elektrische Reizleitungsgeschwindigkeit einer Nervenzelle gegenüber nicht myelinisierten Fasern.

myoklonisch-astatischer Anfall. Epileptischer Anfall↑ mit kurzem, unvermittelt auftretendem schockartigen Muskelzucken, in dessen Folge es typischerweise zu einem Sturz durch Einknicken in den Knien kommt. Eine myoklonisch-astatische Epilepsie wird vererbt und manifestiert sich im Regelfall während der ersten fünf Lebensjahre. Davon betroffene Kinder zeigen aus Furcht vor einem Sturz häufig einen verzögerten Erwerb des freien Gehens sowie in der Folge ein unsicheres, breitbasiges Gangbild.

Nabelschnur-pH. Geburtsparameter, der unmittelbar nach der Geburt erhoben wird. Werte im Bereich von 7,1 bis 7,3 stellen den Regelfall dar, ein Wert kleiner als 7,1 wird zumeist als nicht optimale Stoffwechselversorgung des Kindes durch die Mutter unter der Geburt interpretiert.

Neurodermitis. s. Ekzem, atopisches

Neurokranium. Teil des Schädels, der das Gehirn umschließt und schützt (auch Gehirnschädel). Es besteht aus mehreren unbeweglich miteinander verbundenen Platten und Knochen.

P. s. Perzentilwert

Pädaudiologie. Medizinisches Fachgebiet zu kindlichen Hörstörungen. Da einige präzise Untersuchungsmethoden zur Hörfähigkeit die Kooperation der Kinder voraussetzen, sind häufig kindgerechte Verfahren anzuwenden, die jedoch gegenüber apparativer Diagnostik weniger objektiv sein können.

Paukenröhrchen. Künstlicher Einsatz im Trommelfell, der ein Abfließen von Flüssigkeit (z. B. Entzündungssekret) aus dem Mittelohr nach außen ermöglicht. Paukenröhrchen können bei chronischer Mittelohrentzündung indiziert sein, wenn eine Heilung durch medikamentöse Therapie nicht gelingt.

Perzentilwert (Abk.: P). Statistische Angabe, die sich beispielsweise in den kinderärztlichen Vorsorgeuntersuchungs↑-Heften findet. Dort können für die Größe, das Gewicht, den BMI↑ und den Kopfumfang eines Kindes die Perzentilwerte näherungsweise bestimmt werden. Der Perzentilwert gibt dann an, wie viel Prozent aller gleichaltrigen Kinder in Bezug auf das jeweilige Körpermaß einen geringeren Wert erzielen: Liegt das Gewicht eines untersuchten Kindes auf der 75. Perzentile (P75), bedeutet dies, dass 75 % aller gleichaltrigen Kinder ein geringeres Körpergewicht aufweisen.

P_i. s. Aufgabenschwierigkeit

Plazentainsuffizienz. Mangelnde Funktion des Mutterkuchens in der Schwangerschaft mit der Gefahr der Mangelversorgung des Kindes. Eine chronische Plazentainsuffizienz geht meist mit verlangsamtem Wachstum des Kindes einher, eine akute Plazentainsuffizienz erfordert häufig aufgrund des akuten Sauerstoffmangels des Kindes eine sofortige Einleitung der Geburt.

Pleuradrainage. Einführen eines Drainageschlauchs in den Pleuraspalt (einen engen Raum zwischen dem Lungen- und dem Rippenfell), um von dort Luft oder Flüssigkeiten, beispielsweise einen Erguss oder Blut, abzusaugen und eine Normalisierung der Atmung zu unterstützen.

Pneumothorax. Zustand, bei dem Luft in den Pleuraspalt gelangt, wodurch die Ausdehnung eines Lungenflügels oder beider Lungenflügel behindert wird und diese für die Atmung nicht oder nur noch eingeschränkt zur Verfügung stehen. Oft besteht akute Lebensgefahr.

postpartal. (auch postnatal). Nach einer Geburt stattfindend.

PR. s. Prozentrang

Prädilektionshaltung. Haltung mit einer Seitenbevorzugung. Bei Neugeborenen ist dies oft durch intrauterine Zwangshaltungen verursacht, in der Neonatalperiode kann dies häufig durch eine Lagerung entgegen der bevorzugten Haltung kompensiert werden, sodass vielfach keine Lage- und Haltungsasymmetrien zurückbleiben.

propriozeptiv. Die Wahrnehmung von Körperreizen betreffend, beispielsweise die Raumlage des Körpers, die Stellung seiner Gelenke, die Spannung der Muskulatur und der Sehnen sowie das Bewegungsempfinden (kinästhetische Reize).

Prozentrang (Abk.: PR). Bei einem normierten Test die Angabe, welcher Prozentsatz der Personen der Referenzgruppe (Normstichprobe) ein geringeres oder höchstens genau gleiches Testergebnis erzielt hat. Wichtige Prozentrang-Grenzen bei einer klinischen Testung sind PR = 15,9 (unterdurchschnittlich, auffällig) und PR = 2,3 (weit unterdurchschnittlich, deutlich auffällig).

pulmonal. Die Lunge betreffend.

querschnittlich. Einmalige Betrachtung im Sinne einer Momentaufnahme. Bei einer querschnittlichen Betrachtung eines Entwicklungsstands↑ erfolgt ein Vergleich mit einer Referenzgruppe (Normstichprobe) gleichaltriger Kinder (vgl. längsschnittlich↑).

respiratorische Anpassungsstörung. s. Anpassungsstörung, respiratorische

Schlaganfall, ischämischer. (auch Hirninfarkt, ischämischer). Häufige Form des Schlaganfalls mit einer Minderdurchblutung von Teilen des Gehirns (Ischämie), meist durch Einengungen oder Verschlüsse versorgender Hirnarterien. In der Folge resultiert eine Minderversorgung des betroffenen Areals mit Sauerstoff und Glukose, anhaltende Mangelversorgung führt zu Gewebeuntergang.

Schwierigkeit. s. Aufgabenschwierigkeit

SD. s. Standardabweichung

Sectio. (Kurzwort für Sectio Caesaria oder Kaiserschnitt). Entbindung, bei der das Kind durch einen Schnitt im Unterbauchbereich aus der Gebärmutter der Mutter geholt wird.

Seitenventrikel. s. Hirnventrikel

Sensitivität. Bezeichnung für die Zuverlässigkeit, mit der ein Screening-Verfahren auffällige Kinder auch als „auffällig“ identifizieren kann. Die Bewertung der Sensitivität muss grundsätzlich unter gleichzeitiger Berücksichtigung der Spezifität↑ desselben Tests erfolgen.

Sonografie. (auch Ultraschall-Untersuchung). Bildgebendes Verfahren, bei dem verschiedene Gewebearten der inneren Körperregionen mithilfe von Ultraschallwellen dargestellt werden können.

Spastik, spastisch. Erhöhte Eigenspannung (Tonus) der Muskulatur infolge von Schädigungen des Zentralnervensystems, wodurch die Extremitäten nicht-funktionelle Haltungs- und Bewegungsmuster zeigen.

Spezifität. Bezeichnung für die Zuverlässigkeit, mit der ein Screening-Verfahren unauffällige Kinder auch als „unauffällig" identifizieren kann. Die Bewertung der Spezifität muss grundsätzlich unter gleichzeitiger Berücksichtigung der Sensitivität↑ desselben Tests erfolgen.

SSW. (Abkürzung für Schwangerschaftswoche). Die Angabe eines Geburtszeitpunkts erfolgt in der Regel in Anlehnung an die bereits vollendeten Schwangerschaftswochen und die bereits verstrichenen Tage der aktuellen Schwangerschaftswoche. Beispielsweise bedeutet „26+3", dass die Geburt am vierten Tag der 27. Schwangerschaftswoche erfolgte. Da sich diese Berechnung zumeist auf die Angaben der Mutter zu ihrem letzten Zyklus vor der Schwangerschaft bezieht, ist diese Angabe gelegentlich ungenau.

Standardabweichung (Abk.: SD). Statistisches Maß zur Beschreibung der Streuung einer Verteilung. Die Standardabweichung bildet eine wichtige empirische Bezugsgröße bei den Standardwerten↑ psychologischer Tests.

Standardwerte. Bezeichnung für transformierte Rohwerte einer Testnormierung, die sich am Mittelwert↑ (MW) und an der Standardabweichung↑ (SD) der standardisierten Verteilung orientieren, um eine gute Vergleichbarkeit zu gewährleisten. Häufig verwendete Standardwerte im Kindesalter sind Intelligenzquotienten↑ (IQ; MW: 100; SD: 15), T-Werte (T; MW: 50; SD: 10), C-Werte (C; MW: 5; SD: 2) oder Entwicklungsquotienten↑ (EQ; MW: 10; SD: 3).

Stufenleiter. s. Entwicklungs-Stufenleiter

Sylvische Furche. Ausgedehnte, beidseitig vorhandene, seitliche außenliegende Furche des Großhirns. Sie trennt anatomisch den Scheitellappen vom Schläfenlappen.

Tachypnoe. Erhöhte Atemfrequenz.

Testbatterie. s. Entwicklungs-Testbatterie

Tonsillen. (auch Mandeln). Lymphatische Organe im Mund- und Rachenbereich.

Tonusstörung. Beeinträchtigung im Zusammenhang mit der Körperspannung (Muskeltonus). Die Körperspannung kann erhöht (Hypertonie) oder verringert (Hypotonie) sein, woraus häufig Probleme bei motorischen Handlungen resultieren.

Triple P. (engl.: dreifaches P=Positive Parenting Program). Bei diesem Programm zur Förderung der Erziehungskompetenz werden von den Eltern Prinzipien der Lernpsychologie und der Kinderverhaltenstherapie für die Interaktion zwischen Eltern und Kind eingeübt. Hierdurch werden der Umgang mit problematischen Verhaltensweisen des Kindes erlernt und Entwicklungsfortschritte des Kindes unterstützt.

U-Untersuchung. s. Vorsorgeuntersuchungen, kinderärztliche

vestibulär. Den Gleichgewichtssinn betreffend.

Vojta-Therapie. Physiotherapie nach dem Neurologen Václav Vojta zur Behandlung von Störungen des Zentralnervensystems und des Haltungs- und Bewegungsapparats. Durch Druckstimulation spezifischer Körperstellen werden dabei grundlegende Bewegungsreaktionen hervorgerufen. Auf diese Weise sollen Neubahnungen innerhalb des Zentralnervensystems oder Verbesserungen des funktionalen Zusammenwirkens neuromotorischer Einheiten unterstützt werden. Die Vojta-Therapie wird vielfach kritisiert, weil Säuglinge unter der Therapie oft intensiv schreien und dadurch sowohl für die Kinder als auch für die Eltern erhebliche Belastungen entstehen.

Vorsorgeuntersuchungen, kinderärztliche. (auch U-Untersuchungen). Regelmäßige ärztliche Maßnahmen zur Früherkennung von Krankheiten und Entwicklungsauffälligkeiten bei Kindern. Die Kinder-Vorsorgeuntersuchungen U1 bis U9 finden zwischen den ersten Lebenstagen und dem sechsten Lebensjahr statt und werden im „gelben Kinder-Untersuchungsheft" dokumentiert, welches bei den Eltern verbleibt. Die U-Untersuchungen werden zu folgenden Alterszeitpunkten durchgeführt: U1 = 2. bis 4. Lebensstunde, U2 = 3. bis 10. Lebenstag, U3 = 4. bis 5. Lebenswoche, U4 = 3. bis 4. Lebensmonat, U5 = 6. bis 7. Lebensmonat, U6 = 10. bis 12. Lebensmonat, U7 = 21. bis 24. Lebensmonat, U7a = 34. bis 36. Lebensmonat, U8 = 46. bis 48. Lebensmonat und U9 = 60. bis 64. Lebensmonat. Zusätzlich werden die ergänzenden Untersuchungen U10 (7. bis 8. Lebensjahr), U11 (9. bis 10. Lebensjahr) sowie die Jugenduntersuchungen J1 (13. bis 15. Lebensjahr) und J2 (17. bis 18. Lebensjahr) angeboten.

Zirkumzision. Männliche Beschneidung, bei der die Vorhaut des Penis teilweise oder vollständig entfernt wird. Sie wird meist aus religiösen und kulturellen Gründen und nur selten mit medizinischer Indikation durchgeführt.

zystische Fibrose. s. Mukoviszidose